W0258941

50 JAHRE KONGRESS FÜR INNERE MEDIZIN 1882—1932

50 JAHRE KONGRESS FÜR INNERE MEDIZIN 1882–1932

VON

GEORG KLEMPERER
IN BERLIN

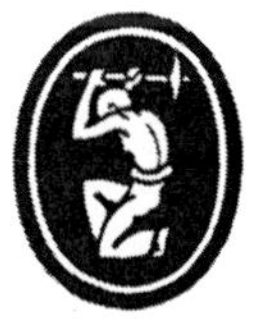

MÜNCHEN
VERLAG VON J. F. BERGMANN
1932

ISBN-13: 978-3-642-89948-5 e-ISBN-13: 978-3-642-91805-6
DOI: 10.1007/978-3-642-91805-6

Alle Rechte, insbesondere das Recht
der Übersetzung in fremde Sprachen, vorbehalten

I. Die Gründung und erste Tagung.

Die Gründung des Kongresses für innere Medizin ist das Werk des Berliner Klinikers Ernst Leyden. Aber was von den grossen Gestaltungen der Weltgeschichte gilt, dass sie oft von einem Manne erschaffen, doch aus dem Geist einer Zeit und ihrer besonderen Konstellation geboren sind, das erkennen wir auch in dem kleineren Organismus unseres Kongresses. Die Gründung einer Vereinigung, welche den Zusammenhalt und die Arbeit der Vertreter der inneren Medizin zur Darstellung bringen sollte, lag vor 50 Jahren gewissermaßen in der Luft. Es gab damals nur eine einzige Zusammenfassung und Gesamtdarstellung medizinischer Arbeit in der seit 1829 bestehenden Versammlung deutscher Naturforscher und Ärzte, welche alljährlich die Vertreter verschiedener medizinischer Arbeitsgebiete in Sektionen vereinigte. Hier gab es auch eine Sektion für innere Medizin, aber sie führte ein wenig beachtetes Dasein und vermochte weder im Sinne einer Vereinigung noch der besonderen Interessenvertretung eine erhebliche Bedeutung auszuüben. Demgegenüber hatten sich die Einzelgruppen der Augenärzte und der Chirurgen zu selbständigen Gesellschaften zusammengetan. Ihr Drang nach Emanzipation war gerechtfertigt durch den ausserordentlichen Aufschwung, den diese Disziplinen genommen hatten, die Ophthalmologie durch Helmholtzs Augenspiegel, den Graefes Genie in glänzender Weise verwertet hatte, die Chirurgie durch Listers Antisepsis, die im deutsch-französischen Kriege ihre glänzende Bewährung gefunden hatte. Langenbeck, der unbestrittene Führer der deutschen Chirurgie, war der Gründer des Chirurgen-Kongresses. Auch die innere Medizin besass ein anerkanntes Haupt, einen Kliniker, der in einer fast universellen Weise verschiedene Richtungen wissenschaftlicher Forschung beherrschte und in seiner ärztlichen Persönlichkeit die Einheit der ärztlichen Kunst zu vertreten schien, das war der Berliner Kliniker Theodor Frerichs. Er hatte schon 1851 als junger Kliniker in Kiel ausgesprochen, „dass es Aufgabe der inneren Klinik sei, ihre Selbständigkeit gegenüber den Vertretern verwandter Disziplinen, Anatomen, Chemikern, Histologen und Physiologen zu bewahren und in dem immer klarer hervortretenden Bewusstsein dessen, was der Heilkunde not tut, in eigenen Leistungen die Lehre von den Krankheiten und ihrer Heilung zu begründen.“ Dann hatte er 1861, als Breslauer Kliniker, die Schwierigkeit der äusseren und inneren Situation der inneren Medizin scharf hervorgehoben: wie es die Richtung ihrer Studien mit sich brachte, konnte sie aus ihrem viel durchforschten Gebiet weniger zum ganzen beitragen als die Hilfswissenschaften. In der Literatur führten daher die letzteren fast ausschliesslich das Wort. Im Leben wurde das Feld ihrer Tätigkeit überwuchert von fremden Elementen, welche aus dem immer grösseren Riss zwischen Wissenschaft und Praxis üppig emporschossen. Schon 1851 hatte Frerichs die Aufgabe der klinischen Medizin programmatisch zusammengefasst. „Sie hat die Ergebnisse, welche auf verschiedenem Wege der Forschung erzielt werden, in einen Brennpunkt zu konzentrieren, sie hat die Einseitigkeiten der Standpunkte, welche die Arbeitsteilung mit sich bringt, zu versöhnen und zu ergänzen." Aber er war zufrieden, die von ihm erkannte Wahrheit zur Richtschnur der eigenen Betätigung in der Literatur und im klinischen Unterricht zu machen. Jedes propagandistische Streben lag seinem kühlen Wesen fern. Nun trat ihm ein jüngerer Kollege zur Seite, der gleich ihm durchdrungen war von dem Einheitsgedanken der Medizin, und der Geltungsdrang und organisatorische Fähigkeit genug besass, um dem Gedanken die äussere Form praktischer Verwirklichung zu verleihen. Leyden verstand es, den Meister Frerichs, dessen überragende Grösse er willig anerkannte, aus der freiwilligen Isolierung, in die er sich zurückgezogen hatte, hervorzuziehen, indem er ihn bewog, an die Spitze der Unternehmungen zu treten, die die Vertreter der inneren Medizin zur korporativen Vertretung vereinigen sollten. Zuerst wurde 1879 die Zeitschrift für innere Medizin gegründet, in deren Einleitung Frerichs die Gefahr betont, dass die innere Medizin in den Hintergrund zu treten beginne, und dass die Abhängigkeit der Spezialfächer und damit der innere Zusammenhang derselben zu verschwinden drohe. „Die innere Medizin müsse die Grundlage der Heilkunde bleiben, sie muss stets den Blick auf das Ganze gerichtet halten und darf sich von keiner Einzelrichtung in der Wissenschaft beherrschen lassen." Der zweite Schritt Leydens war die Gründung des Berliner Vereins für innere Medizin, in dem unter der Führung der Kliniker zahlreiche praktische Ärzte sich um das wiederum von Frerichs vorgetragene Einheitsbanner der Medizin versammelten. Diese Gründung geschah im bewussten Gegensatz zu der grossen Berliner Medizinischen Gesellschaft, die unter Rudolf Virchows tatkräftiger Leitung die Ärzte beherrschte, in der aber die innere Medizin gegenüber den Spezial-Disziplinen, insbesondere der pathologischen Anatomie, sehr wenig zur Geltung kam. Nun plante der tatenfrohe Gründer des Vereins, den Gedanken der Organisation der inneren Medizin auf ganz Deutschland zu übertragen. Das Gelingen schien von vornherein gesichert, da Frerichs die Führung übernahm. Mit sicherem Takte wählte Leyden unter den deutschen Klinikern die besten Namen, um die Gesamtheit zu gewinnen, vor allem den damals 60jährigen Kussmaul, den weithin anerkannten Vertreter süddeutschen Wesens, der durch seine wissenschaftlichen Verdienste, durch seine Vorherrschaft in der Praxis, und nicht zuletzt durch seine unbedingte Sachlichkeit die Gewähr für die Berechtigung und die Solidität des Kongress-Projektes sicherte. Es war ein beträchtlicher Schaden für den Kongress, dass Kussmaul, ungeachtet seiner prinzipiellen Zustimmung und trotzdem er seinen Namen dem Einladungsschreiben nicht versagte, sich nicht entschliessen konnte, an den Kongressen persönlich teilzunehmen. An zweiter Stelle hat Karl Gerhardt die Einladung unterschrieben. Von sicherem Ansehen in der klinischen Wissenschaft, vertrat auch er als geborener Pfälzer die süddeutsche Tradition. Sein jedem Schein abholdes Wesen wie die aufrechte Gradheit und Sachlichkeit seiner Persönlichkeit trugen nicht wenig dazu bei, die werbende Kraft der Kongressidee unter Ärzten und Klinikern zu vermehren. Gerhardt hat mit vieler Würde dem ersten Kongress neben Frerichs präsidiert und nach dessen Tode als erster Nachfolger den vierten Kongress geleitet. Als letzter Gründer fungierte der alte Seitz, der damals als emeritierter Giessener Kliniker und viel konsultierter Arzt in Wiesbaden lebte und berufen schien, die Brücke zwischen der akademischen Klinik und den praktischen Ärzten zu bilden.

Die Einladung forderte zu regelmäßig wiederkehrenden Tagungen auf, in welchen „durch persönlichen Verkehr von klinischen Lehrern und Ärzten, von Forschern und Praktikern die wissenschaftlichen und praktischen Interessen der inneren Medizin gefördert werden sollten." Die Veranstaltung von Referaten, Vorträgen und Demonstrationen sollte diesem Zwecke dienen. Als Tagungsort war Wiesbaden gewählt worden; die therapeutische Tradition des altberühmten Heilbades betonte die praktisch-ärztlichen Ziele des Kongresses, die geographische Lage in der unmittelbaren Nähe des Mains diente dem Einigungsgedanken und war geeignet, das Misstrauen gegen etwaige Berliner Zentralisierungspläne von Anfang an zu entwaffnen.

Der 20. April 1882 sah bei der Geburtsstunde des Kongresses 188 Teilnehmer vereinigt. Von den deutschen Klinikern waren neben Frerichs, Leyden und Gerhardt, Ebstein-Göttingen, Liebermeister-Tübingen, Rühle-Bonn, Mannkopff-Marburg, Nothnagel-Jena, Weber-Halle und Riegel-Giessen erschienen. Elf deutsche Kliniken fehlten. Aus dem deutschsprechenden Ausland waren Immermann-Basel, Lichtheim-Bern, Rosenstein-Leiden vertreten. Dazu die Polikliniker v. Dusch-Heidelberg, Edlefsen-Kiel, Jürgensen-Tübingen. Von den Leitern grosser Krankenhäuser waren Aufrecht-Magdeburg, Curschmann-Hamburg, Riess-Berlin erschienen. Als Vertreter der benachbarten Disziplinen sah man die Pharmakologen Binz-Bonn, Jaffé-Königsberg, Rossbach-Jena, die Physiologen Külz-Marburg und Preyer-Jena, die Pathologen Rindfleisch-Würzburg, Marchand-Giessen, Klebs-Zürich, von jüngeren Gelehrten Ewald und Fraentzel-Berlin, Finkler-Bonn, Penzoldt-Erlangen, Matterstock-Würzburg, Rosenbach-Breslau, Fr. Schultze-Heidelberg und als Jüngsten den 26jährigen Assistenten der Königsberger Klinik, der sich durch die Darstellung der Oxybuttersäure im diabetischen Urin schon damals bekannt gemacht hatte, Oskar Minkowski. Dazu eine Anzahl praktischer Ärzte, grossenteils aus der näheren Umgebung, vielfach aus Badeorten.

Die Weihe erhielt der Kongress durch die Ansprache, die der erste Präsident Friedrich Theodor Frerichs zu seiner Eröffnung hielt. Sie ist von zeitloser Bedeutung als der klassische Ausdruck der Zielsetzungen für die Wissenschaft und Praxis der inneren Medizin. Für den Kongress ist sie alle Zeit maßgebend geblieben. Immer von neuem finden sich ihre Gedanken in den Reden der Nachfolger abgewandelt. Die Geschichte unseres Kongresses kann nicht würdiger eröffnet werden als durch wörtliche Wiedergabe dieser Rede:

„Was wir hier wollen, was uns hier zusammengeführt hat, wird im wesentlichen Ihnen allen bekannt sein; es handelt sich um die Stellung der inneren Medizin zu den übrigen Gebieten der Heilkunde in ihrer wissenschaftlichen Bearbeitung wie in ihrer Vertretung nach aussen.

Im Laufe der letzten Jahrzehnte haben sich, wie es schon im Altertum unter den Alexandrinischen Ärzten und zur Zeit Galens in Rom vorübergehend vorgekommen ist, immer mehr die Einzelfächer der Heilkunde abgesondert, um als Wissenschaft wie im praktischen Leben selbständig aufzutreten, in gesonderten Zeitschriften und Versammlungen die Früchte ihrer Arbeit zu erörtern, getrennt von dem Mutterboden, dem sie entstammten.

Und sie hatten dazu ihre Berechtigung.

Ist doch der Umfang der ärztlichen Wissenschaft soweit gewachsen, dass kein Einzelner das Ganze in allen seinen Teilen umfassen und beherrschen kann.

Die Zeiten sind längst vorüber, wo ein Boerhave, Fr. Hoffmann, Peter Frank die gesamte Heilkunde in sich verkörpern konnten, und wenn schon Seneca klagte: „literarum quoque intemperantia laboramus“, so können wir heute fragen, ob noch einer von uns imstande sei, auch nur die Hälfte der ärztlichen Weltliteratur zu lesen und in sich zu verarbeiten?

Wenn schon durch diese Fülle des Stoffes eine gewisse Teilung der Arbeit geboten wurde, so kommt noch, was mehr ins Gewicht fällt, hinzu, dass der gesonderte Ausbau der Einzelfächer in der Tat durch dauernde, zum Teil unvergängliche Leistungen bewiesen hat, wie fruchtbringend die geteilte Arbeit werden könne. Ich brauche Sie hier nicht darauf hinzuweisen, welche Fortschritte die Neuropathologie, die Elektrotherapie, die Augenheilkunde, die Gynäkologie, die Dermatopathologie, die Otiatrik usw. in unserer Zeit gemacht haben, welche praktischen Ergebnisse sie lieferten und wie sehr sie dazu beitrugen, über bis dahin dunkle Gebiete der Heilkunde Licht zu verbreiten.

Wir erkennen dies alles gern und freudig an, können und dürfen indes die Schattenseiten nicht übersehen, welche diese Absonderung zur Folge hatte, können die Nachteile nicht verkennen, welche nicht bloss die Spezialfächer in der Theorie und Praxis bedrohen, sondern auch die innere Heilkunde, deren Grenzen sich immer mehr verwischen, deren Stellung und Bedeutung für die Wissenschaft und das Leben gefährdet erscheint.

Man entfernt sich mehr und mehr von der durch die innere Medizin vertretenen Einheitsidee des menschlichen Organismus, von den allgemeinen Gesetzen, welche die Lebensvorgänge des Individuums bestimmen, nach welchen deren Bestehen und Vergehen geregelt wird. Man hat, wie der Dichter sagt: „alle Teile in der Hand, fehlt leider nur das geistige Band.“

Die innere Heilkunde ist berufen, diese Einheitsidee festzuhalten und auszubauen; durch eigene Arbeit und selbständiges Schaffen, jedoch auch durch willige Verwertung der Bausteine, welche die Einzelfächer und Hilfswissenschaften uns heranbringen. Die innere Heilkunde ist und bleibt der segenspendende Strom, von welchem die Spezialfächer wie Bäche sich abzweigen und gespeist werden, die aber im Sande verrinnen und versiegen werden, wenn sie sich abtrennen.

Das ist die hohe Mission der Wissenschaft, welche wir hier vertreten; in derselben liegen die schweren Aufgaben, an deren Lösung wir alle Kräfte unseres Lebens zu setzen haben.

Sie ist des Schweisses der Edlen wert.

Wie wir unserer Aufgabe, welche allgemeines Wissen und allgemeine Bildung, sowie spezielle Kenntnisse von grossem Umfange voraussetzt, gerecht werden sollen, darüber dürfte unter uns Klinikern kaum eine wesentliche Meinungsverschiedenheit bestehen.

Die Zeiten sind verstrichen, wo Systeme und Schulen die Anschauungen beherrschten, wo allgemeine, aus fremden Gebieten, wie der Philosophie oder einzelnen Naturwissenschaften entlehnte Ideen den Tatsachen Gewalt antun konnten, den freien Blick beschränkten, die Auffassung bestimmten.

Die Vorgänge des gesunden Lebens bilden den Ausgangspunkt unserer Arbeit; auf sie führen wir die tausendfachen Störungen zurück, welche uns in der leidenden Menschenwelt entgegentreten.

Wir messen mit diesem Maßstabe die Vorgänge des kranken Lebens und kein Fortschritt der Einsicht in die Verrichtungen des gesunden Organismus darf uns entgehen oder von uns unbeachtet bleiben.

Die Grundlage unserer Forschung, der eigentliche Born unserer Erkenntnis, ist aber und bleibt für immer die Beobachtung am kranken Menschen; sie allein entscheidet in letzter Instanz die Fragen, welche uns entgegentreten. — Ich meine hier nicht die einfache Beobachtung, wie sie von altersher bestand, sondern diejenige, welche im Laufe der letzten Dezennien geschärft und erweitert wurde durch physikalische, chemische, experimentelle Handhaben.

Wir begrüssen mit Freude die Errungenschaften der pathologischen Anatomie, Chemie, experimentellen Pathologie, welche wertvolle, zum Teil unschätzbare, grundlegende Tatsachen uns lieferten und den Aufbau unserer Wissenschaft erheblich förderten; allein wir bleiben Herren im eigenen Hause, bedürfen keiner Vormundschaft und nur unsere eigene Erfahrung und Einsicht darf entscheiden, was für uns dauernden Wert habe und was hinfällig sei.

Die innere Heilkunde hat genugsam erfahren, welche Folgen die Fremdherrschaft brachte, mochte sie ausgeübt werden von der Philosophie, der Physik, der pathologischen Anatomie, der Chemie oder schliesslich der experimentellen Pathologie; sie alle sind nicht dazu angetan, unser Haus zu bauen, wir müssen es selber tun, wenn es fest und dauerhaft werden soll.

Das gleiche gilt von der Therapie; so unschätzbar auch die Arbeiten der neueren experimentellen Pharmakologie sind, welche für unser Handeln oft erst den wissenschaftlichen Boden schafften, so wertvoll die der Elektrotherapie, der Balneologie usw.: im grossen und ganzen bleibt doch immer der klinischen Erfahrung die Entscheidung vorbehalten, welche Wege wir wandeln sollen.

Dies sind, meine Herren, in knappen Worten zusammengefasst, die Grundsätze, welche, soweit ich zu urteilen vermag, bei der Bearbeitung des grossen Feldes der inneren Heilkunde uns leiten sollten, welche den Maßstab abgeben dürften, nach welchem die Leistungen gemessen, ihre Bedeutung geschätzt wird.

Die deutsche Heilkunde steht auf eigenem Grund und Boden, sie folgt seit Dezennien nicht fremden Einflüssen und Eingebungen; sie ist mindestens ebenbürtig derjenigen aller anderen Kulturvölker, deren Impulse uns nicht leiten, für uns nicht maßgebend sind, so gern wir sie auch anerkennen, wie sie es nach unserem Ermessen verdienen.

Wir sind hier zusammengekommen, uns zu verständigen über Fragen, welche die deutsche Heilkunde bewegen: wir wollen Erfahrungen austauschen, Ideen anregen und auch ausführen, wir wollen endlich auch unsere gemeinsamen berechtigten Interessen vertreten.

Ich freue mich, hier versammelt zu sehen eine Reihe von Männern, deren Namen überall gelten, wo es eine wissenschaftliche Heilkunde gibt, welche täglich all ihr Können und Tun daransetzen, unsere Arbeit zu fördern.

Dies berechtigt uns zu der Hoffnung, dass das Werk, welches wir heute beginnen, ein segensreiches sein werde, dass es fortwirken möge von Jahr zu Jahr, auch über die Zeit hinaus unseres irdischen Daseins, wenn wir Älteren längst hinabgestiegen sein werden „quo pius Aeneas, quo divus Tullus et Ancus".

Ist es diese Rede, welche dem ersten Kongress historische Bedeutung sichert, so bleibt er fernerhin für alle Zeiten denkwürdig dadurch, dass in der ersten Sitzung der damalige Regierungsrat im Reichsgesundheitsamt, Dr. Robert Koch in einem Vortrag über die Ätiologie der Tuberkulose die Entdeckung des Tuberkelbacillus demonstrierte, die er kurz vorher in der Berliner Physiologischen Gesellschaft bekanntgegeben hatte. Erst durch Kochs Vortrag auf dem Kongress drang die Kunde der grossen Entdeckung in weitere Kreise. Noch nach vielen Jahren erhielt sich unter den Ärzten die Kunde, dass damals in Wiesbaden der Medizin ein helles Licht entzündet worden sei. Von der Forschersonne des Kochschen Genies fiel damals ein Strahl auf den jungen Kongress, so reich, dass er ihm für lange Zeiten hohe Geltung und Anerkennung verlieh.

Im übrigen suchte der Kongress das Programm der Einladung zu verwirklichen, indem er in seinen Referaten wissenschaftliches Verständnis zu vermehren und praktische Richtlinien zu geben trachtete. Referate über den Morbus Brightii suchten die klinischen Erscheinungen durch die anatomischen Befunde aufzuklären, Referate über die antipyretischen

Behandlungsmethoden der Festlegung therapeutischer Regeln zu dienen. Bemerkenswert waren die ausführlichen Diskussionen, .an denen sich besonders die älteren Kliniker ausführlich beteiligten. Es fanden ausserdem Einzelvorträge statt und man kann mit stillem Neid berichten, dass die Gesamtzahl derselben nur 11 betrug. Die Redner hatten Zeit, in grosser Ausführlichkeit ihre Befunde darzulegen und ihre Anschauungen zu entwickeln. An die Vorträge schlossen sich eingehende Besprechungen, vielfach wurde ernsthafte Kritik geäussert.

Als bedeutungsvoll ist die Mitteilung Heucks, später in Mannheim, von der gelungenen Resektion eines Pylorus-Carcinoms auf der Heidelberger chirurgischen Klinik hervorzuheben. Der spätere Wiener Kliniker Nothnagel, damals noch in Jena, sprach über die Wirkung des Morphins auf den Darm, der Greifswalder Neurologe Eulenburg, später Nervenarzt in Berlin, bekannt geworden durch die Herausgabe der Realenzyklopädie, über subkutane Injektionen von Silbersalzen, der Erlanger Kliniker Leube über Umwandlung von Rohrzucker in Traubenzucker, Fr. Schultze, damals in Heidelberg, trug über Tetanie und mechanische Erregbarkeit der Nieren, Ungar, damals Assistent der Bonner Klinik, über Bedeutung der Leydenschen Kristalle vor. Experimente über Gewebsnekrose durch Harnsäure-Injektion berichtete der Göttinger Kliniker Ebstein, während Finkler (Bonn) einige Versuche über Stoffwechsel im Fieber vortrug. Der Bonner Hygieniker Finkelnburg warnte vor hypnotischen Experimenten, auf Grund einer Beobachtung offensichtlicher Schädigung eines Psychopathen, während der Jenaer Physiologe Preyer für das weitere Studium und die therapeutische Verwertung der Hypnose in nervenärztlicher Tätigkeit eintrat, ohne damals unter den anwesenden Neurologen Gegenliebe zu finden.

Die Bedeutung der ersten Tagung lag nur zum Teil in dem wissenschaftlichen Inhalt der Darbietungen; mehr noch in der von allen Teilnehmern freudig empfundenen Tatsache, dass hier ein fester Rahmen für künftige Fortentwicklung geschaffen war. Man durfte auf die Werbekraft des Kongresses hoffen, der allmählich die Arbeit der gesamten inneren Klinik Deutschlands zur Darstellung bringen würde. Schon die erste Tagung hatte ausserdem gezeigt, dass wesentliche persönliche Wirkungen von der neuen Vereinigung ausgingen. Für die klinischen Lehrer bildete sich ein Ort interakademischer Aussprache, gewissermaßen eine Gesamtfakultät der deutschen inneren Medizin, eine Gelegenheit zugleich, den akademischen Nachwuchs alljährlich zu schauen und zu beurteilen. Die Jüngeren aber fanden die Möglichkeit, die angesehenen Meister des Faches persönlich kennenzulernen. Zwischen der Gesamtheit der akademischen Lehrer und den ärztlichen Praktikern bildeten sich freundliche persönliche Beziehungen. Es ist in dem Gedächtnis der Überlebenden festgehalten, dass die taktvoll zurückhaltende Art und das gewinnende Wesen des Begründers wesentlich zu dem harmonischen Gelingen und Ausklingen der Tagung beitrug. Es wird besonders überliefert, dass der erste Sitzungstag mit Leydens 50. Geburtstag zusammenfiel, und dass auf dem Festmahl, das die Mitglieder vereinigte, des doppelten Geburtstages herzlich gedacht wurde. Wenn auch mit den Jahren das persönliche Element vor den sachlichen Interessen zurückgetreten ist, so ist doch durch alle Jahre die Note der freundschaftlichen Kollegialität und der persönlichen Verbundenheit mehr wie in anderen Vereinigungen spürbar geblieben.

* * *

Von den 188 Teilnehmern des ersten Kongresses sind heute nur noch drei am Leben: Aufrecht, Friedrich Schultze, Ungar. Es dürfte dem Gefühl der Pietät entsprechen, wenn wir vom Leben dieser Veteranen berichten und es wird wohl allgemein interessieren, die Eindrücke, welche sie selbst von dem ersten Kongress bewahrt haben, hier wiederzugeben:

Emanuel Aufrecht, geboren 1844, promoviert 1866 in Berlin, wirkte seit 1868 in Magdeburg als praktischer Arzt, seit 1879 Oberarzt der inneren Abteilung des dortigen Altstädter Krankenhauses, hat wesentliche pathologisch-anatomische Arbeiten über Nierenkrankheiten publiziert und in Nothnagels grossem Sammelwerk über Spezielle Pathologie und Therapie die Lungenentzündungen bearbeitet. Er hat als erster das Chinin als Spezificum bei Pneumonie empfohlen. Seit 1913 lebt er im Ruhestand in Leobschütz in Schlesien. In den letzten Jahren ist er von neuem mit einigen therapeutischen Publikationen hervorgetreten.

Auf meine Bitte hat Herr Geheimrat Aufrecht aus seiner Erinnerung an den ersten Kongress mir folgendes mitgeteilt:

> Ihrem Wunsche, Ihnen meine Erinnerungen an diesen ersten Kongress mitzuteilen, komme ich bereitwilligst nach, obwohl ich mir bewusst bin, dass ausser den in den gedruckten Verhandlungen enthaltenen Mitteilungen wenig allgemein Interessierendes zu berichten ist. Der Kongress ist eben sehr harmonisch verlaufen. Das war hauptsächlich Leyden zu verdanken. Es wurde bekannt, dass ihm der Hauptanteil an der Gründung und dem Zustandekommen des Kongresses zu danken war. Hoch anerkannt wurde auch sein Zurückstehen bei der Vorstandswahl.
>
> Der Clou des Kongresses war der Vortrag von Robert Koch über die Ätiologie der Tuberkulose. Demnächst gelangte zu hoher Bedeutung die Verhandlung über die Pathologie des Morbus Brightii. Ich habe mich unter Bezugnahme auf meine eigenen Versuche und Untersuchungen an der Diskussion über beide Themata beteiligt.

Auch in den Verhandlungen späterer Kongresse hat sich Aufrecht mehrfach mit wertvollen Bemerkungen an Diskussionen beteiligt (1893 über Cholera, 1895 über akute Nephritis und über Typhlitis, 1905 über Vererbung von Tuberkulose), 1886 hat er über Myelo-Encephalitis und 1895 über Fragmentatio cordis vorgetragen.

Friedrich Schultze, geboren 1848, promoviert 1871 in Heidelberg, 1871—80 Assistent von Friedreich, 1876 habilitiert und 1880 Extraordinarius daselbst. 1887 als Kliniker nach Dorpat, 1888 nach Bonn berufen, wo er seit 1918 im Ruhestand lebt. Seine wissenschaftliche und schriftstellerische Tätigkeit gilt besonders der Neurologie, als deren hervorragendster Vertreter in der inneren Klinik er neben Friedreich, Erb und Leyden seinen historischen Platz hat.

Seine Erinnerung an den ersten Kongress hat Herr Geheimrat Schultze in den folgenden Zeilen mitgeteilt:

> Der erste Kongress für innere Medizin, dem ich als junger Heidelberger Professor beiwohnte, machte einen grossen Eindruck auf mich. War es schon reizvoll, eine so grosse Anzahl bedeutender innerer

Kliniker zusammen zu sehen, die ich vorher nur aus ihren Schriften kannte — leider fehlte Kussmaul sowie Friedreich, den seine tödliche Krankheit an das Bett fesselte, ferner Ziemssen, Naunyn und Biermer — so waren es vor allem zwei Höhepunkte der Verhandlungen, die mir in lebhafter dauernder Erinnerung geblieben sind. Gleich zuerst die formvollendete Eröffnungsrede von Frerichs, den ich bereits als Student in Berlin gehört hatte. Er gab ein heute vielleicht noch mehr als damals gültiges Programm für die Forschung und Praxis auf dem Gebiet der inneren Heilkunde und schloss in einer mir unvergesslich gebliebenen Weise mit seiner tiefen Stimme, die fast wie eine Grabesstimme ausklang, mit den Worten, dass die neue Gesellschaft noch segensreich fortwirken möge, wenn wir längst alle hinabgestiegen sind, „quo divus Aeneas, Tullus et Ancus".

Der zweite alles überstrahlende Höhenpunkt war der klassische Vortrag von Robert Koch über die Ätiologie der Tuberkulose, auf das wirksamste durch das Vorzeigen von Kulturen auf festen Nährböden unterstützt. Die sich anschliessende Erörterung entsprach nicht recht der Höhe dieses Vortrags, wohl des wichtigsten in der Geschichte der Gesellschaft überhaupt, und fesselte mich nicht sehr, bis auf die Bemerkungen von Koch selbst.

Auch die Berichte über den Morbus Brightii von dem so verdienstvollen Schöpfer des Kongresses, Leyden, und von Rosenstein brachten der Kochschen Entdeckung gegenüber kaum etwas Neues, ebensowenig wie die ausgedehnte Besprechung der antipyretischen Behandlungsmethoden in der dritten Sitzung, in der mir hauptsächlich die Ausführungen von Curschmann und von Gerhardt von Interesse waren, die sich mit meinen eigenen nicht geringen und bereits veröffentlichten Arbeiten über den Typhus und seine Kaltwasserbehandlung deckten. Wertvoll waren dann auf klinischem Gebiet der Bericht von Heuck, der einen geheilt scheinenden Fall von Pylorusresektion wegen Krebses zeigte, und Angriffe auf die Berechtigung einer solchen Operation zurückwies. Ferner zuletzt ein Vortrag von Ungar über das Asthma bronchiale und die bei dieser Krankheit von ihm gefundenen eigentümlichen Spiralen, sowie eine interessante Mitteilung von Finkelnburg über Schädigungen durch den nach der Methode von Hansen geübten Hypnotismus. Das neurologische Gebiet wurde ausser diesem Vortrag nur noch einmal sonst berührt. Auf dem Gebiet der experimentellen Forschung waren besonders die Mitteilungen von Rossbach und von Nothnagel von bedeutendem Interesse.

Alles in allem genommen nahm gleich der erste Kongress der inneren Medizin einen vortrefflichen, zum Teil einen unerreicht glänzenden Verlauf.

Professor Fr. Schultze ist eine der führenden Persönlichkeiten des Kongresses geworden; er hat sich an zahlreichen Diskussionen beteiligt und es hiesse das ganze Kapitel der Neurologie wiederzugeben, wenn man sie im einzelnen wiedergeben wollte. 1907 hat er ein grosses Referat über Neuralgien gehalten und 1909 den 26. Kongress in Wiesbaden als Vorsitzender geleitet. In seiner Eröffnungsrede hat er das Frerichssche Leitmotiv von der Antonomie und Einheitlichkeit der inneren Medizin wieder aufgenommen und es nach der Seite des medizinischen Unterrichts abgewandelt. Er fordert universalgebildete „Zentralkliniker" zur Ausbildung „allgemeiner" für die Betreuung der ganzen Menschen in Gesundheit und Krankheit geeigneter Ärzte. Heute vielleicht noch mehr als vor 23 Jahren dürften die Worte Geltung haben: „Der Universitätsunterricht kann überall nur die Grundlagen für das ärztliche Wissen und Können legen, vor allem die Methodik lehren und die Ehrfurcht vor der wissenschaftlichen Forschung. Er soll auch vor allem seine Adepten mit dem Geiste wissenschaftlicher Kritik durchdringen. Eine solche Kritik ist heute nötiger als je. Sie ist mehr als je erforderlich in der Therapie, die mit einer Flut von Heilmitteln und Heilmethoden den Arzt überschwemmt und nur zu leicht den Wert und die Bedeutung der seelischen Einwirkung, der Suggestion übersehen und unterschätzen lässt."

Neben seiner wissenschaftlichen und organisatorischen Betätigung hat sich Fr. Schultze noch besonders dadurch um den Kongress verdient gemacht, dass er mit seiner hervorragenden poetischen und rednerischen Begabung zum festlichen Verlauf der geselligen Zusammenkünfte beitrug. Seine Tischreden mit ihren geistreichen Scherzen und zündenden Pointen haben stets einen wahren Jubel hervorgerufen und sind noch heute vielen Teilnehmern in erfreulichster Erinnerung.

Emil Ungar, geb. 1849, promoviert 1873 in Bonn, 1875—1882 Assistenzarzt der Bonner med. Poliklinik unter Rühle, 1884 für innere und gerichtliche Medizin habilitiert, 1887 Extraordinarius, 1892 Kreisphysikus und Gerichtsarzt, 1912 o. Honorarprof., 1920 Ordinarius. Am 80. Geburtstag Dr. jur. h. c. Bonn. Ungars wissenschaftliche Tätigkeit hat sich auf innere Medizin und Kinderheilkunde, besonders auf gerichtliche Medizin erstreckt. Von seinen Arbeiten hat die über die tödliche Nachwirkung von Chloroforminhalationen auch in weiteren medizinischen Kreisen Beachtung gefunden. In einer Festschrift zum 80. Geburtstag schreibt Straßmann: Ungars Untersuchungen und die weiteren durch diese veranlassten Forschungen über die Schädigung von Herz, Nieren und Leber nach Chloroformnarkose haben den bald nachher in den operativen Zweigen der Medizin einsetzenden Kampf für den Äther und gegen das Chloroform und schliesslich auch den Übergang zu lokaler Betäubung entscheidend beeinflusst. Professor Ungar ist viele Jahre ein regelmäßiger Besucher des Kongresses gewesen und hat sich nach dem Vortrag auf der ersten Tagung mehrfach an Diskussionen beteiligt.

II. Organisation und Geschichte des Kongresses.

Dem Wesen einer Vereinigung entsprechend, die im wesentlichen auf wissenschaftliche Leistungen abgestellt war, konnte ihre Verfassung nur aristokratisch und oligarchisch sein. Die Leitung lag in den Händen eines aus vier Mitgliedern bestehenden Geschäftskomitees, welches im Anfang die Gründer darstellten. Ihm zur Seite stand ein 25köpfiger Ausschuss, welcher von der Mitgliederversammlung gewählt wurde; aber da die erste Wahl dem Vorschlag des Komitees entstammte und da die Neuwahlen stets dem Vorschlage des Ausschusses entsprachen, so handelte es sich in Wirklichkeit nur um Kooptationen. Die Mitgliederversammlung hat an den Einrichtungen des Kongresses nur empfangend teilgenommen; nur wenn es sich um die Wahl des Versammlungsortes handelte, kam es gelegentlich zu Diskussionen und auch zur Ablehnung von Vorschlägen des Ausschusses. In bezug auf die wissenschaftliche Leistung erwies sich das patriarchalische Regiment als nützlich und zweckentsprechend. Es gab nur einmal in den 50 Jahren eine wesentliche Veränderung, als bald nach der Wende des Jahrhunderts der Inhalt mancher Referate und Vorträge dem Hochstand des wissenschaftlichen Lebens nicht mehr ganz zu entsprechen schien. Es wurde eine Kommission zur Änderung der Statuten eingesetzt, an deren Spitze Ludolf Krehl stand. Die damals gefassten und vom Kongress 1907 genehmigten Beschlüsse machten den Ausschuss zum entscheidenden Beirat des Vorstandes, welcher die Auswahl der Referate mitzubestimmen hatte. Vor allem aber wurde die Leistung des jeweiligen Kongresses in lebendige Beziehung zu der Persönlichkeit des Vorsitzenden gesetzt; bis dahin hatte das Komitee Referate und Referenten zu bestimmen, die Auswahl der Vorträge vorzunehmen und danach den Vorsitzenden zu erwählen. So war der Leiter des Kongresses mit diesen Vorbereitungen gar nicht befasst und konnte auf die sachliche Leistung und das persönliche Niveau desselben kaum einen Einfluss nehmen.

Nach den neuen Statuten war der jeweilige Vorsitzende des Vorstandes, der nunmehr aus der Wahl des Ausschusses hervorging, gleichzeitig der Vorsitzende der nächstjährigen Versammlung. Er hatte selbst, gemeinsam mit dem Ausschuss, für Referate, Referenten und Vorträge zu sorgen und war gewissermaßen für sie verantwortlich. So wurde jeder Kongress zum Spiegelbild einer geistigen Richtung und einer ausgeprägten Individualität und es wurde der Ehrgeiz des jeweiligen Vorsitzenden, „seinem“ Kongress einen vielseitigen und befriedigenden Inhalt zu geben. Man darf heute sagen, dass der Kongress durch die neuen Statuten neues und fruchtbares Leben gewonnen hat und man darf den jetzt 70jährigen Meister, der sich um die „Umgewandung des Kongresses“ am meisten verdient gemacht hat, wohl mit Recht als den Neubegründer desselben bezeichnen.

Seine äussere Form veränderte der Kongress im Jahre 1920, als er den Namen der Gesellschaft annahm und damit die Rechte einer Körperschaft erwarb. Es bestand freilich von Beginn an ein fester Zusammenhang zwischen den einzelnen Kongressen, indem jeder Arzt Mitglied desselben sein konnte, ohne an den einzelnen Tagungen teilzunehmen. Auch dauerte der Vorstand und Ausschuss fort, unabhängig von der Einzeltagung; durch die Gründung der Gesellschaft trat aber die Zusammengehörigkeit sichtbarlich hervor und zugleich wurde das Recht der Vertretung nach aussen und der Vermögensverwaltung vor dem Gesetz erworben. Es entsprach den hochgespannten patriotischen Empfindungen der Nachkriegszeit, dass die Gesellschaft die Benennung „Deutsche“ in ihren Namen einfügte. Schon bei der Gründung wollte man den Kongress so bezeichnen, hatte aber mit Rücksicht auf die deutschsprechenden Kollegen der Nachbarländer davon abgesehen, ja man hatte aus den Statuten, in denen es im Anfang hiess: „Mitglied kann jeder deutsche Arzt werden“ diese Bezeichnung fortgelassen, um nicht nur den deutsch-österreichischen und deutsch-schweizerischen Kollegen, sondern jedem Arzt ohne Unterschied der Nation, die Mitgliedschaft zu ermöglichen. Auch heute noch öffnen die Statuten jedem Arzt die Pforten der Gesellschaft; aber ihr Name zeigt, dass sie als deutsche Körperschaft eine Vertretung deutscher Geistesarbeit darstellt.

Die Heimat und ständiger Versammlungsort des Kongresses ist Wiesbaden geblieben; nur aus besonderen Gründen fanden Ausnahmen statt; 1884 tagte der Kongress zur Feier des 25. Klinikerjubiläums seines Vorsitzenden Frerichs in Berlin, 1890 in Wien, wo der Beschluss gefasst wurde, alle zwei Jahre in einer grossen Universitätsstadt zu tagen; so fand der Kongress 1892 und 1904 in Leipzig, 1895 und 1906 in München, 1897 und 1901 in Berlin, 1899 anstatt in Wien in Karlsbad und 1908 in Wien statt. In zwei Jahren ist die Tagung ausgefallen: 1894 wegen des Ausbruchs der Cholera, 1903 wegen des in Rom abgehaltenen internationalen Kongresses.

Während des Weltkrieges wurde einmal eine ausserordentliche Tagung nach Warschau berufen. Die innere Medizin hatte durch die Seuchenabwehr und durch die Behandlung schwerer innerer Krankheiten dieselbe Wichtigkeit für das kämpfende Heer gewonnen, wie die wundenheilende Chirurgie. Es schien geraten, auch die inneren Mediziner zum Austausch ihrer Kriegserfahrungen zu versammeln; so trat der Kongress im Mai 1916 im Polytechnikum in Warschau unter dem Schutz des deutschen Okkupationsheeres zusammen. Es war ein denkwürdiger Anblick, die überwiegende Mehrzahl der Mitglieder in militärischer Uniform, viele Kliniker als beratende Generalärzte, die Jüngeren als diensttuende Lazarett- und Feldärzte, versammelt zu sehen. In der Verhandlung dieses Kriegskongresses wurde über die Schutzimpfungen gegen Cholera und Typhus (Hoffmann und Hünermann), über die Herz- und Nierenerkrankungen (Wenkebach und Hirsch) sowie über die hauptsächlichen Kriegsinfektionskrankheiten: Typhus, Ruhr und Fleckfieber (Krehl, Stintzing, Mathes, Kruse, Brauer, Jürgens und Hase) berichtet. Die inhaltreichen Vorträge, sowie die Aussprachen enthielten eine Fülle von Material, welches auch für die Friedensverhältnisse für alle Zeiten lehrreich bleibt.

Nach dem Krieg schien das wissenschaftliche Leben zuerst unterbrochen, aber auch hier setzten sich die Bemühungen, wieder aufzubauen, bald durch; da die feindliche Besatzung in Wiesbaden die Versammlung erschwerte, wurde der Kongress 1920 in Dresden abgehalten; 1921 und 1922 fanden Tagungen in Wiesbaden statt, 1923 in Wien und 1924 in Kissingen. Seitdem ist der Kongress ununterbrochen seiner Heimat treu geblieben.

Das äussere Wachstum erkennen wir an der Zahl der eingeschriebenen und teilnehmenden Mitglieder. Der erste Kongress wurde mit 187 Mitgliedern eröffnet; von diesen lebten nach 25 Jahren noch 49, deren Bildnis bei der 25jährigen Jubiläumsfeier (1907) den Mitgliedern überreicht wurde. Heute leben von diesen 187 nur noch drei, über die oben berichtet ist. Von den Zeitgenossen der Gründung lebt noch der Senior der deutschen Kliniker, der Vorsitzende des Kongresses von 1896, Professor Bäumler in Freiburg; doch ist er erst im Jahre 1885 dem vierten Kongress als Mitglied beigetreten. Die Zahl der Mitglieder wuchs zuerst langsam, sie betrug 1886: 209, 1889: 258, 1890: 273, 1907: 458; an dem letzten Vorkriegskongress 1914 nahmen 706, an der Tagung in Warschau 979 Ärzte teil. Der erste Kongress nach dem Krieg zählte 659, 1924 waren es 886, 1930: 1075 und 1931: 1182 Mitglieder. Das ist gewiss eine schöne Zahl, doch müssen wir den Vorsitzenden der letzten Kongresse Volhard und von Bergmann Recht geben, wenn sie bemerken, dass die Mitgliedschaft einer Gesellschaft, welche die Gesamtinteressen der inneren Medizin mit unbestrittenem Erfolg vertreten hat, von Rechts wegen noch grösser sein müsste.

Das innere Wachstum der Gesellschaft prägt sich in der Zahl der gehaltenen Vorträge aus. Von den 13 Vorträgen des ersten Kongresses stieg die Zahl bis zum 25. auf 106, die Höchstziffer wurde mit 140 erreicht; allmählich sank sie auf 98. Die grosse Zahl erklärt sich aus dem wachsenden Zudrang wissenschaftlicher Arbeiter, die für ihre Erzeugnisse das Interesse der Öffentlichkeit und die Weihe der klinischen Lehrer erstreben, z. T. durch immer grössere Spezialisierung der wissenschaftlichen Teilgebiete, auf welche die Arbeit der jungen Gelehrten sich erstreckt. Sicherlich hat die grosse Mannigfaltigkeit der Einzelvorträge insofern ein gutes, als sie dem Leser der Verhandlungen ein möglichst vollkommenes Spiegelbild der Gesamtarbeit des Jahres an den deutschen Kliniken gewährt. Der Teilnehmer des Kongresses war aber manchmal kaum imstande, der verwirrenden Mannigfaltigkeit der Gaben zu folgen, zumal wenn die Kürze der Zeit die Vortragenden zu immer prägnanterem Ausdruck zwang. Hinzu kommt, dass die Einzelvorträge sehr oft hauptsächlich experimentelles Material enthielten und dadurch der gesamte Kongress gelegentlich in Gefahr geriet, in eine exklusiv-wissenschaftliche, der Praxis abgewandte Richtung gedrängt zu werden. Die Gegenwirkung bestand in der Auswahl der Referate, deren Gegenstand meist dem Interesse der ärztlichen Praxis besonders nahe stand, und für welche neben den Referenten für die Aussprache ausgewählte Redner bestellt wurden. Auch wurden ausser den Referaten vielfach Lehrvorträge vorbereitet, die den derzeitigen Stand praktisch wichtiger Fragen darlegten. In neuester Zeit hat der Gedanke der Auswahl unter den angemeldeten Vorträgen an Anhängern gewonnen, wodurch dem Vorsitzenden die Möglichkeit gegeben wird, jeweilig bestimmte Arbeitsgebiete zu bevorzugen, deren alljährlicher Wechsel jedem Kongresse neue Anziehungskraft sichert. Mehrfach wurde auch das Interesse dadurch erhöht, dass einzelne Sitzungen mit Tagungen benachbarter Spezialdisziplinen zusammen abgehalten wurden, so mit den Pathologen, Röntgenologen, Kinderärzten. Das innige Verbundensein mit der wissenschaftlichen Erforschung der Lebensvorgänge des gesunden und kranken Organismus ist das Lebensprinzip des Kongresses, zu dem er sich all die Jahre bekannt hat. Mit wechselndem Glück und Geschick haben es die Vorsitzenden verstanden, die berechtigten Anforderungen der Ärzte nach Förderung ihrer praktischen Interessen mit dem Dienst an der Wissenschaft zu vereinen.

Neben der wissenschaftlichen Arbeit hat der Kongress auch einige organisatorische Leistungen vollbracht, welche in den Verhandlungen des Ausschusses vorbereitet und von der Mitgliederversammlung gutgeheissen wurden. Es wurde unter der wesentlichen Einwirkung von Fr. Müller ein Zentralblatt für innere Medizin geschaffen, das noch heute als Kongress-Zentralblatt im 65. Band erscheint und einen vollständigen Überblick über die gesamte deutsche und ausländische innere Medizin darbietet[1]; ferner wurde eine Arzneimittelkommission gegründet, die vor dem Krieg unter dem Vorsitz des Erlanger Klinikers Fr. Pentzoldt bemüht war, durch Herausgabe von Listen die Ärzte über den Wert der Heilmittel zu beraten; nach dem Krieg hat die Kommission ein Arzneiverordnungsbuch herausgegeben, das bereits in vier Ausgaben erschienen ist und anscheinend einen gewissen Einfluss auf die praktische Gestaltung des Arzneiwesens unter den Ärzten ausgeübt hat.

Der wissenschaftliche Ernst der viertägigen Verhandlungen wurde alljährlich für einige Abendstunden durch ein Festmahl unterbrochen, das Mitglieder und Teilnehmer, Kliniker und Ärzte, Alte und Junge zu zwangloser Unterhaltung zusammenführte. Oft waren des Mahles geistige Würze kluge Trinksprüche der Vorsitzenden, oft auch reizvolle Gaben der Poesie, des Humors und der Satire seitens begabter Mitglieder. Im ersten Jahrzehnt war es der Biebricher Nervenarzt Coester[2], in den mittleren Jahren Fr. Schultze, in neuer Zeit L. Lichtwitz, die mit originellen Einfällen die Verhandlungen nicht selten satirisch umrahmten.

[1] An das Kongress-Zentralblatt schliessen sich die Jahresberichte an, die die bibliographischen Jahresregister desselben darstellen. Zuletzt ist hiervon der 12. Band über das Jahr 1930 erschienen.

[2] Es sei gestattet, aus Coesters poetischen Ergüssen einige Proben zu bewahren. Nach einer hitzigen Debatte über die Antipyrese, in welcher

Die wahre Geschichte des Kongresses, das sind die Arbeiten, welche in den 43 Bänden seiner Verhandlungen eingebucht sind. Aber man kann von diesen Arbeiten nicht berichten, ohne das Andenken der Männer zu erneuen, welche sie gefördert und geleistet haben. Vor das geistige Auge dessen, der auf die vergangenen 50 Jahre zurückblickt, tritt vor allem das Bild der Führer, welche die ersten Schritte des jungen Kongresses geleitet und ihm Ansehen und Ehre verliehen haben, Frerichs, Gerhardt und Leyden. Ihr Andenken wird vor uns lebendig, wenn wir die Worte lesen, die auf dem Kongress selbst nach ihrem Hinscheiden zu ihrer Ehre gesprochen worden sind.

Der Trauer um Frerichs gab Gerhardt 1885 in der folgenden Gedenkrede Ausdruck:

Dem medizinischen Kongresse liegt heute ausser den programmäßigen Verhandlungsgegenständen die hehre Pflicht ob, einen Toten zu ehren, — einen Toten, der unser erwählter Führer war. Der Mund, der dem ersten Kongresse mit markigen, gedankenschweren Worten seine Ziele und Aufgaben vorsteckte, ist verstummt; die Hand, die hier die Fahne der Einheit in der Medizin, der eigenen selbstbestimmten Arbeit auf dem ererbten Gebiete, der umfassenden Stellung der inneren Medizin unter den abstrebenden Spezialfächern entrollte und hoch hielt, ist erkaltet; Friedrich Theodor von Frerichs ist hinabgestiegen „quo pius Aeneas, quo divus Tullus et Ancus".

Viele werden um ihn trauern, denen er Arzt und Freund, denen er Lehrer und Mitarbeiter war. Uns kommt es vorzugsweise zu, zu gedenken, was Frerichs für die Medizin geleistet, was er dem medizinischen Kongresse war.

Die Grundbedeutung der Lebensarbeit des eigenartigen Mannes ergibt sich aus ihren Anfängen. Schon als 23jähriger veröffentlichte er 1842 eine Analyse der menschlichen Knochen. Wöhler hat dazu, wie zu seiner ganzen Richtung die Anregung gegeben. Nach zwei Jahren Praxis in seiner Vaterstadt Aurich, nach einigen literarischen Versuchen in verschiedener Richtung (bösartige Neubildungen, Staphylom, Sarcina) wandte sich Frerichs wieder in Göttingen ganz und voll der Chemie der Organe und des Stoffwandels zu.

Ende der 40er Jahre war er Mitarbeiter an Rudolf Wagners Handwörterbuch der Physiologie. Unter mehreren Artikeln chemischer Richtung, die Frerichs für das berühmte Sammelwerk lieferte, war es vorzugsweise die Schilderung der Verdauung, die durch völlige Beherrschung des Stoffes, Vielseitigkeit der Auffassung, enorme experimentelle Arbeit wie durch neue Tatsachen die Aufmerksamkeit der Zeitgenossen auf den jungen Pathologen lenkte, der hier als Lehrer und Förderer der Physiologie auftrat. — Seine aufs Grosse angelegte Natur trat schon deutlich hervor; staunenswert ist die Kenntnis der Geschichte und Literatur des Stoffs, sowie die Masse der Vivisektionen und chemischen Versuche. Aber nur die fertigen und polierten Ergebnisse werden mitgeteilt; die kleine Technik der Vorarbeiten, die Hobelspäne bleiben dem Leser erspart. Alles in solcher Knappheit, dass der Herausgeber in einer Note die Zahl der aufgewendeten Versuchstiere glaubt

der Tübinger Kliniker Liebermeister hervorgetreten war, dichtete er: „Die Du beschworen, die Fiebergeister, Banne sie wieder, lieber Meister!" Als Fürbringer einmal von der Heilung gewisser Schwächezustände gesprochen hatte, apostrophierte er ihn: „Bist Du dieses Leidens Bezwinger, Nenn ich Dich holden Wunders Fürbringer." Und dem Genossen in Apoll widmete er den Vers: „Utile et dulce Vereinigt stets Professor Schultze."

nennen zu müssen. Er betont ferner, dass der Verfasser des Artikels „Verdauung“ zwei Jahre dafür gearbeitet habe, dass er eigentlich Patholog sei.

Damit ist der wesentliche Charakter fast aller Frerichsschen Arbeiten bezeichnet. Sie betreffen die Organe und Vorgänge des Stoffwechsels, beruhen auf breiter, physiologisch-chemischer Grundlage, sind lange vorbereitet, vielseitig durchdacht, reich und inhaltsschwer. — Die Masse der aufgewendeten Vorarbeiten wird kaum bemerklich. Jede bezeichnet eine breite Stufe aufwärts, die nicht leicht von späteren Bearbeitern unbeachtet überschritten werden kann.

Die zweite grosse Arbeit folgte 1851. Sie gründete die Lehre von den Nierenkrankheiten in Deutschland, und baute viel weiter aus, was Bright begonnen. Sie lehrt Frerichs, der mit Tierexperimenten und Physiologie begann, als vielseitigen Therapeuten kennen. Die Vorrede, ein gewichtiges Programm des nunmehrigen Kieler Klinikers entwickelt die Idee der Selbstherrschaft der Medizin auf eigenem Gebiete, die er 30 Jahre später wieder hier vor Ihnen begründete. Für die Pathologie, sagt er, blühe nur dann eine bessere Zukunft, wenn bei ihrer Bearbeitung derselbe Weg nüchterner Beobachtung und streng logischer Induktion ängstlich eingehalten werde, welcher die exakten Naturwissenschaften zu ihren Erfolgen führte. Die Erscheinungen des kranken Lebens müssen mit derselben Schärfe, wie die des gesunden beobachtet werden. Statt theoretischer Erörterungen will er ein kleines Stück Arbeit vorlegen, das er strenger Kritik kundiger Männer empfiehlt.

Seine Einheitsauffassung der Brightschen Nierenkrankheit hat Probe gehalten. Die Wogen der Tagesdiskussionen schienen darüber hinwegzugehen — er schwieg —. Und die Zeit kam, da hier in diesem Kongresse sein nächster Freund und Kollege sie wieder als zu Recht bestehend verkünden konnte.

In Breslau reifte sein Werk über die Leberkrankheiten heran. Umfassende physiologische Vorbildung, folgerichtige Arbeit während langer Jahre auf ein Ziel, strenge Methode, meisterhafte Verwendung aller Hilfsmittel der Untersuchung liess in der Hand des gereiften Mannes ein Werk entstehen, das an Grösse der Auffassung, an Klarheit, an Ideenreichtum zum würdigen, allseitig bewunderten Denkmal seines Geistes geworden ist.

Dazwischen hatte er, der erste, multiple Sklerose am Krankenbette erkannt, Leucin und Tyrosin in den Ausscheidungen nachgewiesen, die Diagnose der Pulmonalstenose begründet.

Die Anforderungen des Lehrberufes, der Konsilien steigerten sich; bedächtig schob Frerichs das Erscheinen seines nächsten und letzten grösseren Werkes hinaus, aber auch diese Frucht seiner 25jährigen Arbeit in Berlin blieb uns nicht vorenthalten. Denen, die sein Jubiläum feierten, gab er als schönste Gabe sein Werk über Diabetes. Eine Garbe reifer Ähren schmückt den Umschlag. Sie hätte als Sinnbild für jedes seiner Werke dienen können. Alle waren sie reif und reich mit Früchten ernster Arbeit gesegnet.

Frerichs hat oft und erfolgreich mit Älteren und Jüngeren gemeinsam gearbeitet, so zuerst mit Woehler, dann Staedeler, zuletzt mit Brieger und Ehrlich. Zahlreiche Arbeiten sind aus seiner Schule hervorgegangen, viele seiner Schüler sind Zierden klinischer Lehrstühle geworden, zahlreichere, als aus irgendeiner anderen Schule. Sie arbeiten in seinem Sinne weiter. Wie in seinen Werken lebt der Dahingeschiedene für die medizinische Wissenschaft noch in seiner Schule.

Frerichs hat öfter seine Opferwilligkeit für allgemeine Zwecke bewährt, — so in den Lazaretten in Schleswig und in Langensalza.

Als die Bitte an ihn erging, an die Spitze dieses Kongresses zu treten, mögen die Jahre und die Anstrengungen eine der grössten Stellungen des ärztlichen Lebens ihm den Entschluss nicht leicht gemacht haben. Aber er kam — und rief uns auf mit ergreifenden Worten zum Einstehen für die Idee der Einheit des kranken Organismus, für die Bedeutung der inneren Medizin, für die Arbeit an dem kranken Menschen für den kranken Menschen, die die Ergebnisse der Beobachtung am Tier verwertet und dabei das eine Ziel selbsttätig im Auge behält. Wunderbar, was damals in seiner Rede so tief erfasste, es waren zumeist Gedanken und Worte seines Kieler Programmes. Fast ein Menschenalter hatte er sie im Sinne getragen, geläutert und erprobt. Noch zweimal rief er in den folgenden Jahren, frei von theoretischen Zweifeln, uns auf zur Betätigung an grossen, praktischen Aufgaben. Er wies ermunternd auf die Zahl und Bedeutung der Bausteine hin, die aus fast allen Werkstätten deutscher Forschung hier zusammengetragen wurden, wenn auch die Grösse der Aufgaben nur Förderung, keine Abschlüsse gestatte.

So ist der Kongress unter seiner Führung dem Ideal einer Vereinigung aller deutschen Mitarbeiter nahegekommen, und auch im Auslande nicht unbeachtet geblieben. Alle Hilfs- und Spezialfächer waren vertreten zugunsten der einen wissenschaftlichen Heilkunde.

Hat Frerichs nicht wenig zum Wachsen und Blühen des Kongresses beigetragen, so hat dieser in dankbarer Verehrung das Grösste, was er konnte, für Frerichs getan. Er folgte seinem Sterne nach Norden, und die dritte Session war dem Jubelfeste seiner Klinik gewidmet. Sie war die glänzendste von allen. Das war der Lohn der guten Tat, auf die wir wohl alle heute mit Befriedigung zurückblicken.

M. H.! Wir haben dem Lebenden die höchste Ehre erwiesen, ehren wir auch den Toten durch erheben von den Sitzen. Seine Werke werden sein Grabmal überdauern, das Werk, das er hier begann, wird über die Zeit seines irdischen Daseins hinaus, wie er voraussagte, segensreich fortwirken. Sein Bild wird verklärt bei unseren Verhandlungen uns vorschweben; wie die medizinische Wissenschaft seine Schriften, so werden wir seine Reden und sein Wirken an dieser Stätte in dankbarem und verehrungsvollem Gedenken behalten. —

Carl Gerhardt, der Vorsitzende des IV. Kongresses, starb 1902 kurz vor Vollendung des 70. Lebensjahres. Der Vorsitzende des folgenden Kongresses Merkel (Nürnberg) widmete ihm den folgenden Nachruf:

Zu der Zeit, da Rudolf Virchow als Lehrer der Würzburger Hochschule seinen wissenschaftlichen Siegeslauf eröffnete, begann Carl Gerhardt dort seine Studien.

Gerhardt war nach einer harten Jugend ein kräftiger, stiller, in sich gekehrter Mann geworden, bestimmt in seinem Wesen, bestimmt in seinem Ausdruck; oft kalt und abweisend, aber auch freundlich und warmherzig. In guten Stunden konnte man wahrnehmen, dass ein feiner wärmender Strahl seiner sonnigen Heimat ihm ins Herz gefallen war und dort eine bleibende dem Uneingeweihten nicht immer sichtbare Stätte gefunden hatte.

Dem Wesen Gerhardts entsprach es, dass er, was er anfasste, voll und grundhaltig erschöpfte und auch nur so aus der Hand gab. Wollte man eine besonders grosse wertvolle wissenschaftliche Tat von ihm suchen, man käme in Verlegenheit. Es sind die verschiedensten Sparten der Wissenschaft und Praxis, denen seine Arbeiten angehören, und seine Publikationen sind ungemein zahlreich. Die Zusammenstellung, welche Herr Fr. Müller seinem Nachrufe anfügt, führt 167 Nummern auf, welche in den verschiedenen Wochenschriften und Journalen verstreut sind. Eine seiner grössten Unternehmungen, sein Handbuch der Kinderkrankheiten, war das erste verdienstvolle deutsche Sammelwerk in diesem Zweige der Medizin. Mit Vorliebe bewegten sich seine Arbeiten auf dem Gebiete der physikalischen Untersuchungsmethoden, deren Hauptverdienst in seinem Handbuche der Auskultation und Perkussion gipfelte, das als bis jetzt unübertroffen bezeichnet werden muss. Die Laryngoskopie ward sein Arbeitsgebiet, das er in

Angriff nahm als einer der ersten Ärzte sofort nach dem Bekanntwerden der Versuche von Garcia, Czermak und Türk.

Als Laryngologe hat Carl Gerhardt die Ehre der deutschen ärztlichen Wissenschaft in trüber, kritischer Zeit dem Einbruch des Fremdlings gegenüber gewahrt und hoch gehalten! Die Komplementärräume der Brusthöhle, der Gerhardtsche Schallwechsel, die Demonstration der sichtbaren Diaphragmaränder am Brustkorbe, die Lagebestimmung der Lungenkavernen, die Diagnosen der Stimmbandlähmungen werden im klinischen Unterricht auf alle Zeiten hinaus den Namen „Carl Gerhardt" schon den Anfängern im Studium nennen! Und doch nicht einseitig nur solchen Studien galten Gerhardts Publikationen. Auch dem Stoffwechsel wandten sie sich zu. Die Schule Scheerers trug gute Früchte bei ihm.

Das Studium der Eiweisskörper im Urine führt auch an seinem Namen vorbei, die Eisenchloridreaktion im diabetischen Urine konserviert seinen Namen in der täglichen Praxis. Und Müller, Martius und von Noorden haben wohl als seine Assistenten die Anregung zu ihren Untersuchungen erhalten.

Der aufs eminent Praktische gerichteten wissenschaftlichen Tätigkeit Gerhardts entspricht es auch, dass er der Heilstättenfrage für Schwindsüchtige sich rasch zuwendete und eine besonders segensreiche Wirksamkeit in ihrem Interesse entfaltete.

Aus allem dem Gesagten tritt heraus Gerhardt als Arzt und als akademischer Lehrer, und als besonders zutreffend hebe ich die Bezeichnung eines seiner besten Schüler hervor, der ihn nennt „einen der letzten jener Grossen, welche der inneren Medizin ihr wichtigstes diagnostisches Werkzeug geschmiedet haben, die physikalischen Untersuchungsmethoden". Fügen wir noch hinzu, dass er als Süddeutscher im Herzen Deutschlands, im Süden und schliesslich in der nordischen Centrale des Vaterlandes gewirkt hat, so tritt seine Bedeutung für den Unterricht noch deutlicher hervor!

Für unseren Kongress hat Gerhardt in hervorragender Weise gewirkt. Die Einladung zum 1. Kongresse war von ihm mit unterschrieben, er wurde beim 1. Kongresse auf Frerichs Vorschlag zum stellvertretenden Vorsitzenden gewählt. Dem 4. Kongresse präsidierte er, wobei er die Gedächtnisrede auf Frerichs hielt. Beim 2. Kongresse teilte er sich mit Klebs das Referat über Diphtherie. In Vorträgen und in der Diskussion hat er öfter seine Stimme erhoben. Carl Gerhardt bleibt unvergessen!

Aus dem sehr inhaltreichen Nachruf, den Fr. Müller seinem Lehrer im 74. Bd. des Dtsch. Arch. klin. Med. gewidmet hat, möchten wir an dieser Stelle wenigstens die Schlußsätze anführen:

„Die heutige ärztliche Generation vermag sich nur schwer ein Bild zu machen von dem gewaltigen Einfluss den Schönlein als Lehrer auf die Medizin seiner Zeit ausgeübt hat, weil seine Bedeutung weniger auf einzelnen Entdeckungen als auf seiner Persönlichkeit und seinem Wirken als Lehrer beruht. Ähnlich mag es dereinst mit Gerhardt geschehen. Für uns bleibt er einer der hervorragendsten Lehrer, der in seinen Schülern die in ihm selbst lodernde Begeisterung für seinen Beruf zu wecken wusste, er bleibt für uns ein Vorbild als Arzt. Seine Grösse war begründet in seiner hohen sittlichen Weltanschauung, in seinem Charakter."

Zur Erinnerung an Leyden bringen wir die Begrüssungsrede, die kein geringerer als Naunyn in der Festsitzung des Kongresses zur Feier seines 70. Geburtstags an ihn richtete:

Es war am 20. April 1882, dass dieser unser Kongress hier in Wiesbaden seine erste Sitzung hielt, das war am 50. Geburtstage Leydens. Heute sind wir versammelt, um den Tag zu feiern, an dem Leyden sein 70. Lebensjahr vollenden wird.

Unter den Ehrungen, die Ernst von Leyden zu diesem Tage bevorstehen, nimmt das, was wir dem verehrten Mann bieten können, nur eine bescheidene Stelle ein, um so mehr müssen wir es ihm danken, dass er es nicht verschmäht hat, hierher zu kommen; ich täusche mich wohl nicht, wenn ich darin den Beweis sehe, dass von allen seinen Schöpfungen der Wiesbadener Kongress für innere Medizin Leydens Herz besonders nahe steht.

Ich übertreibe keineswegs, wenn ich unseren Kongress als Leydens Schöpfung bezeichne: Jeder, der unsere Entstehungsgeschichte kennt, weiss, dass Leyden ihn ins Leben gerufen hat, und jeder, der unserer Entwicklung gefolgt ist, weiss, dass Leyden die Seele dieses Kongresses gewesen ist, von Anfang an bis heute; dem ist längst ein sehr sprechender, ich möchte sagen aktenmäßiger Ausdruck dadurch verliehen, dass seit 1892 Leyden unserem Geschäftskomitee als ständiges konsultierendes Mitglied angehört.

Was Leyden zu dieser leitenden Rolle befähigte, war ebenso sein warmes Interesse, seine nie erlahmende Tatkraft und bis heute jugendliche Frische, mit der er sich unseren Interessen weihte, wie seine Fähigkeit, da, wo es das Wohl des Ganzen erheischt, seine Persönlichkeit zurücktreten zu lassen, jene Anspruchslosigkeit zur rechten Zeit, die beweisst, dass die Triebfedern nicht persönliche, sondern sachliche sind — hat Leyden doch erst auf dem 5. Kongresse zum ersten Male das Präsidium geführt.

So ist sicher seit dem Bestehen des Vereins an uns noch keine freudigere Aufgabe herangetreten, als die, heute unserem Begründer unseren Dank zu betätigen.

Der Kongress, vertreten durch seinen Ausschuss hat Ernst von Leyden zu seinem Ehrenmitgliede ernannt und ich bin beauftragt, hier Ihnen verehrter Herr Kollege in feierlicher Sitzung das Diplom zu überreichen.

Es sind zwei erlauchte Männer, denen wir Sie, verehrter Herr Kollege, damit anreihen: Unser ältestes Ehrenmitglied, R. Virchow, der uns zu unserer Freude nach schwerer Krankheit eben neu geschenkt ist, gehört uns in dieser Eigenschaft schon seit seinem 70. Geburtstage an. Unser anderes Ehrenmitglied ist Prinz Ferdinand in Bayern, er tat uns die Ehre an, die Ehrenmitgliedschaft anzunehmen, nachdem er auf dem Kongresse in München 1895 den Vorsitz als Ehrenpräsident geführt hat.

Es war ferner unserem Kongresse ein Bedürfnis, sich ein bleibendes Erinnerungszeichen an Leyden und an den heutigen Tag zu schaffen. Wir haben deshalb eine Jubiläumsplakette mit Ihrem Bildnis herstellen lassen, von der ich Ihnen hier das erste Exemplar überreichen darf.

Wir bringen Ihnen gern das Beste, was wir geben können, und doch bin ich nicht frei von einer Empfindung, die mich oft beschleicht, wenn ich einer verehrten Person den Dank, den ich fühle, ausdrücken will: das Gefühl verblasst im Ausdrucke und immer bleibt nichts übrig, wie die Bitte, den guten Willen für die Tat zu nehmen!

M. H.! Es sind jetzt genau 40 Jahre, dass ich Leydens Bekanntschaft machte. Es war das in der Berliner Charité; Leyden war noch Assistenzarzt bei Traube, stand aber schon vor seinem ersten Rufe als Kliniker nach Königsberg, ich war eben als Assistent bei Frerichs eingetreten und, etwas wirr und benommen von alledem, was es da zu lernen gab, klagte ich über dies und das, was mir an dem grossen Krankenhause nicht gefiel: „Was wollen Sie“, sagte Leyden, „ich finde, dass man hier sehr gut arbeiten kann“.

Es war das die gleiche Stelle, an der Leyden heute wieder wirkt, dazwischen liegen 40 Jahre und all diese Zeit und überall, wo er gewirkt hat, ist er dem Wahlspruche, der in jenem Worte liegt: „Arbeit!“ treu geblieben.

Es ist das Werk ununterbrochener mehr als 40jähriger Arbeit, auf dem Leydens Name steht! Diese 40 Jahre umfassen die Entwicklung der jungen lebensfrischen Heilkunde, wie sie in der ersten Hälfte des vergangenen Jahrhunderts auferstanden war, zur vollen Reife. Wie Leyden in erster Linie unter denen steht, welche an dieser Entwicklung mitgearbeitet haben, so spiegelt sich diese in seinem Werke auf das klarste ab: Experimentelle Untersuchungen physiologischer und allgemein pathologischer Fragen sind es, mit denen Leyden auftritt, dann folgen seine klinischen Untersuchungen und Werke, in denen mehr und mehr das Bestreben zur Geltung kommt, die Fragen der inneren Medizin selbständig auf Grund sorgfältig bearbeiteter Kasuistik zu behandeln und schliesslich das je länger je stärkere Hervortreten des therapeutischen Gedankens: ist das nicht der Werdegang unserer modernen Heilkunde, wie wir Älteren ihn noch selbst mit durchgelebt haben!

Es ist hier nicht meine Sache, nun den Wert der einzelnen Arbeiten Leydens zu preisen. Es ist die Nachwelt, die den Lorbeer reicht, die Mitwelt freut sich des Lebenden. — Ich habe nicht über Ernst von Leyden, ich habe auch nicht von ihm zu sprechen, ich kann zu ihm reden und es wäre geschmacklos, wollte ich hier seine Arbeiten aufzählen und ihm ins Gesicht sagen, wie schön sie sind.

Es ist auch nicht so der Wert der einzelnen Arbeiten und Werke, was für mich Leydens Wert ausmacht als vielmehr die Begeisterung für seine Sache, die ihn trägt, der Enthusiasmus, von dem Kant sagt, er sei „diejenige Eigenschaft des menschlichen Geistes, ohne welche nie irgendwo etwas Grosses geleistet ward!"

Der ruhigen Darstellungs- und Ausdrucksweise in Leydens Arbeiten merkt man freilich von solcher Begeisterung wenig an, man muss etwas tiefer zu sehen verstehen. Sein Problem ist der kranke Mensch und dieses sein Problem hat ihn sein Leben lang festgehalten; mit dem gleichen Eifer und Arbeitslust wie vor 40 Jahren geht er ihm noch heute nach.

Die Aufgaben, die er sich stellt, sind heute freilich ganz andere wie damals, als er in die wissenschaftliche Laufbahn eintrat: Wenn er heute nicht müde wird, immer wieder die humane Seite der ärztlichen Tätigkeit zu betonen und zu zeigen, wie viel sich leisten lässt, wenn der Arzt mit feinem Sinne jedes Fädchen aufnimmt, an das sich ein therapeutisches Bemühen knüpfen lässt, so kommt da freilich eine ganz andere Geistesrichtung zum Ausdrucke, wie in den experimentellen Untersuchungen über die Bedeutung der Hirnstränge für die Muskelkoordination, über die Temperatursteigerung durch Tetanisierung des Rückenmarkes, über den Hirndruck und in den anderen Werken seiner Jugendperiode.

In seinen eigentlich klinischen Arbeiten, seinem grossen Rückenmarkswerke und den zahllosen Arbeiten, in denen er uns so manches Gebiet neu erschloss oder als nun gesicherten klinischen Besitz erwarb, sind es wieder ganz andere Aufgaben denen er nachgeht. Immer aber, ob er nun als geschickter Experimentator der Wissenschaft dient, oder mit dem scharfen Auge und der gereiften Kritik des Klinikers die schwierigen Pfade der klinischen Forschung, ohne zu irren, beschreitet, oder ob er schliesslich seine höchste Befriedigung im Dienste der Humanität sucht, immer sind das doch nur verschiedene Seiten, von denen er sein Problem angreift; dieses ist immer dasselbe und immer geht er ganz in seiner Arbeit auf, mit der Ausschliesslichkeit, welche der Ausdruck der Begeisterung für seine Sache ist.

Der Begeisterung, ohne welche nichts Grosses geleistet wird! Und noch eine zweite schöne menschliche Eigenschaft ist bei Leyden bestimmend, das ist die Treue: die Treue im Beruf und gegen sich selbst und die Treue gegen seine Freunde. Wie er noch heute mit dem alten Eifer unserem Berufe lebt, so ist er sich treu und unverändert der gleiche geblieben. —

Schliesslich sei es gestattet, Leydens Andenken dadurch zu ehren, dass wir den Nachruf abdrucken, welcher im Oktober 1910 in der Frankfurter Zeitung veröffentlicht worden ist:

Am 5. Oktober ist Ernst von Leyden, 78 Jahre alt, gestorben. In den letzten Jahrzehnten des vorigen Jahrhunderts war er einer der ersten und populärsten Ärzte unseres Vaterlandes; vielen Tausenden hat er Rat und Hilfe gespendet; ihnen allen wird erwünscht sein, einiges über Werk und Wesen des Verstorbenen zu vernehmen.

Leyden war 1876—1907 Professor der medizinischen Klinik an der Berliner Universität, nachdem er vorher in gleicher Stellung in Königsberg und Strassburg gewirkt hatte. Der Beruf des Klinikers umfasst die Wirkungskreise des Arztes, des Lehrers und des Forschers; diesen vielseitigen Pflichten ist Leyden durch vier Jahrzehnte in hervorragender Weise gerecht geworden. Als ausübender Arzt wirkte er vorbildlich; reiches Wissen und grosse Erfahrung gaben ihm eine ausserordentliche Sicherheit; sein mildes abgeklärtes Wesen gewann ihm die Herzen. Er war ein glücklicher Diagnostiker und ein noch glücklicherer Therapeut; mit reicher Menschenkenntnis und feinem Takt wusste er seine Patienten zu lenken. In der Behandlung der Kranken bevorzugte er die einfachen Mittel und die natürlichen Heilfaktoren und machte von der Psychotherapie souveränen Gebrauch. Es war kein Wunder, dass die Kranken aus allen Schichten der Gesellschaft seinen Rat suchten; er stand als Arzt an Kaiser Friedrichs Schmerzenslager und behandelte später den russischen Kaiser Alexander III.; aber auch aus den breiten Schichten des arbeitenden Volkes drängten sich die Patienten in Leydens Sprechzimmer.

Als klinischer Lehrer hat Leyden viele Generationen von Ärzten ausgebildet; hier legte er den grössten Wert darauf, seine Schüler für ihr praktisches Wirken vorzubereiten. Ohne die unentbehrlichen wissenschaftlichen Grundlagen der ärztlichen Kunst im Unterricht zu vernachlässigen, gewöhnte er die Studenten an sorgfältigste Krankenbeobachtung und Krankenpflege und wusste sie mit allen Einzelheiten der Behandlung vertraut zu machen. Sein klinischer Vortrag war weniger durch glänzende Rhetorik und tiefgründige Gelehrsamkeit, als vielmehr durch scharfe Disposition, durchsichtige Klarheit, reiche Kasuistik und vor allem durch die stete Betonung des ärztlichen Endziels ausgezeichnet; gerade als Lehrer der Krankenbehandlung, deren mannigfaltige Mittel und Wege er in erschöpfender Weise vortrug und deren praktischen und sittlichen Wert er in fast leidenschaftlicher Weise betonte, hat Leyden auf die heranwachsenden Ärzte den grössten Einfluss ausgeübt. Über seine direkte Lehrtätigkeit hinaus ist er ein Lehrer der Ärzteschaft geworden, indem er die Bedeutung der physikalischen und diätetischen Heilmethoden in ausgedehnter literarischer Betätigung hervorhob. Wenn in der neueren Medizin Wasserbehandlung, Massage und Gymnastik, Behandlung mit Wärme und Kälte, Elektrizität und Lichtbehandlung eine so vielseitige Rolle spielen, so ist das nicht am wenigsten auf Leydens energische Propaganda zurückzuführen. Am fruchtbarsten wirkte seine Lehre im engeren Kreise seiner Assistenten, von denen nicht wenige jetzt an führenden Stellen stehen; ihnen allen war Leyden ein väterlicher Freund, Berater und Helfer; sie werden sein Andenken heilig halten und in ihren Schülern fortpflanzen.

Wenn wir Leydens Verdienste um die medizinische Wissenschaft würdigen wollen, so müssen wir die Doppelnatur des ärztlichen Forschers hervorheben, in dessen Brust zwei Seelen streiten; die eine strebt voraussetzungslos zur lichten Höhe absoluter Wahrheit, die andere wird durch die Sorge um das Einzelschicksal zum irdischen Milieu der Kompromisse herabgezogen. Der wahre Genius sprengt bald die Fesseln ärztlicher Betätigung; die Helmholtz, Koch, Ehrlich haben dem Arztsein baldiges Valet gesagt. Leyden blieb Zeitlebens ein Arzt; aber sein hochstehender Geist rang um die grössten Probleme; die Sphinx der Krebskrankheit hatte es ihm angetan. Wenn ihm auf diesem Feld auch kein Erfolg beschieden sein konnte, so darf ihm doch sein reines und edles Wollen zum Ruhme angerechnet werden. Wo ihn aber sein steter Arbeitsdrang auf die mittleren Höhen klinischer Forschung führte, ist er stets mit respektablen Erfolgen heimgekehrt, die ihn in die erste Reihe seiner Fachgenossen stellten. Er wurde der beste Kenner der Rückenmarkskrankheiten, über die er grundlegende Werke schrieb und hat auch zu der wissenschaftlichen Ergründung der Krankheiten des Herzens, der Lungen und der Nieren sehr ansehnliche und bedeutsame Beiträge geliefert.

Ernst von Leyden würde allein durch seine hervorragende Betätigung als Arzt, als Lehrer und Forscher lange in unserm Gedächtnis fortleben; aber er hat noch grössere Ansprüche an die Dankbarkeit der Überlebenden erworben durch seine Verdienste als Organisator und als Philanthrop. Von dem Drange getrieben, die Selbständigkeit der inneren Medizin zu stabilieren, hat er den Berliner Verein und den Deutschen Kongress für diese Disziplin begründet; beide Körperschaften blühen und gereichen dem medizinischen Leben zu dauerndem Nutzen. Er hat fernerhin eine grosse Reihe literarischer Unternehmungen ins Leben gerufen, deren segensreiches Fortwirken den Beweis für die Nützlichkeit ihrer Gründung liefert. Im Kampf gegen die Tuberkulose als Volkskrankheit stellte sich Leyden in die erste Reihe; er gründete die Berlin-Brandenburgische Heilstätte in Belzig, die zahlreichen Kranken Genesung gebracht hat. Sein letztes Mühen galt der Organisation einer ähnlichen Bekämpfung der Krebskrankheit.

So reich und so gross war Leydens Lebenswerk. Er hätte es nie vollbringen können, wäre nicht eine unermüdliche Arbeitslust in ihm mit schier unversiegbarer Arbeitskraft vereint gewesen, hätte nicht eine rastlose Energie seinen feurigen Geist unaufhaltsam vorwärts getrieben. Edler Ehrgeiz war der Leitstern seines Lebens; „*αἰὲν ἀριστεύειν καὶ ὑπείροχον ἔμμεναι ἄλλων*“ schrieb er einst in bewegter Stunde unter sein Bild. Grosse Herzensgüte und ein feines sittliches Empfinden lenkten seinen Ehrgeiz in die Bahn der Menschenliebe, auf der er so reichen Segen stiftete. Die erreichten Erfolge empfand er mit einer fast naiven Freude, die in seinen letzten Lebenszeiten oft stark hervortrat; persönlich blieb er auch auf der glänzenden Höhe höchst anspruchslos und seinen Freunden stets menschlich nahe. Er hatte einen besonderen Sinn für Geselligkeit und Freundschaft, dem sein vorurteilsloses Wesen und sein Mangel an jeder Schärfe zu Hilfe kam. Diese Vorzüge befähigten ihn besonders zu organisatorischer Tätigkeit, wenngleich sie auch gelegentlich zu Enttäuschungen und Missverständnissen führen mussten.

Leydens äusserer Lebensweg war stets von Sonnenglanz beleuchtet, der nur einmal verdunkelt wurde, als er frühzeitig (1864) die jugendliche Gattin verlor; sie hinterliess ihm die einzige Tochter, der er stets mit verklärter Liebe zugetan war. 1868 gewann er in Marie Oppenheim die hochstrebende gleichgestimmte Lebensgefährtin, die auf seinen Ideenkreis und seine Lebensführung entscheidenden Einfluss ausübte, und die sein schöngeschmücktes Haus zum Mittelpunkt glänzender Geselligkeit machte. Der Ehe ist ein Sohn entsprossen, dessen Heranwachsen der Vater mit grosser Zärtlichkeit bewachte. Den Höhepunkt eines an Glanz und Ehren reichen Lebens bedeutete für Leyden der 70. Geburtstag, an dem ihm Liebe und Verehrung in rauschenden Akkorden entgegenklangen. Von da an war ein langsamer Niedergang zu bemerken. 1907 legte er das klinische Lehramt nieder; die Erhebung zur Exzellenz war die letzte grosse Freude, die ihm zuteil wurde. Vor einem Jahr erlitt er einen Oberschenkelbruch, und nun trat ein schneller Verfall des hohen Geistes ein, während der rüstige Körper sich langsam verzehrte. Die Gunst des Schicksals, die ihm ein langes Leben treu geblieben ist, hat den Meister selbst nicht die Schatten gewahren lassen, die immer dunkler seinen Sinn umgaben. Mit treuer Liebe und mit antiker Würde hat ihn die Gattin bis zum Tore des Todes geleitet.

Den Begründern folgt die grosse Reihe der Kliniker und Ärzte, welche durch die Wahl des Ausschusses zur jeweiligen Leitung der Jahrestagung berufen wurden. Deren Namen seien hier in der zeitlichen Folge des Vorsitzes aufgeführt; ihre Bedeutung erhellt aus ihrer und ihrer Schüler Arbeiten, die im nächsten Abschnitt berichtet werden.

I., II., III.[1] Frerichs (Berlin) 1819—1885. IV. Gerhardt (Würzburg-Berlin) 1833—1902. V., VI., X., XV., XXIV. Leyden (Berlin) 1832—1910. VII. Leube (Würzburg) 1842—1922. VIII. Liebermeister (Tübingen) 1833—1901. IX. Nothnagel (Wien) 1841—1905. XI. Curschmann (Leipzig) 1846—1910. XII. Immermann (Basel) 1838—1902. XIII. Ziemssen (München) 1829—1901. XIV. Bäumler (Freiburg), geb. 1836, lebt in Freiburg. XVI. Moritz Schmidt (Frankfurt a. M.) 1838—1907. XVII. Quincke (Kiel) 1842—1924. XVIII. Jaksch (Prag), geb. 1855, lebt in Prag. XIX. Senator (Berlin) 1831—1909. XX. Naunyn (Strassburg i. E.) 1839—1925. XXI. Merkel (Nürnberg) 1835—1921. XXII. Erb (Heidelberg) 1840—1921. XXIII. Strümpell (Leipzig) 1853—1925. XXV. Fr. Müller (München), geb. 1858. XXVI. Fr. Schultze (Bonn), geb. 1843, lebt in Bonn. XXVII. Kraus (Berlin), geb. 1858. XXVIII. Krehl (Heidelberg), geb. 1861. XXIX. Stintzing (Jena), geb. 1854. XXX. Pentzoldt (Erlangen) 1849—1928. XXXI. Romberg (München), geb. 1865. Ausserordentliche Kriegstagung: His (Berlin), geb. 1864. XXXII. Minkowski (Breslau) 1858—1931. XXXIII. G. Klemperer (Berlin), geb. 1865. XXXIV. Brauer (Hamburg), geb. 1865. XXXV. Wenkebach (Wien), geb. 1863. XXXVI. Matthes (Königsberg) 1865—1930. XXXVII. Moritz (Köln), geb. 1861. XXXVIII. Pässler (Dresden), geb. 1866. XXXIX. Nägeli (Zürich), geb. 1868. XL. L. R. Müller (Erlangen), geb. 1870. XLI. Zinn (Berlin), geb. 1869. XLII. Volhard (Frankfurt a. M.), geb. 1872. XLIII. v. Bergmann (Berlin), geb. 1878. Hinzugefügt seien die Namen der beiden Männer, die ein früher Tod hinweggerafft hat, gerade als sie erwählt waren, den Vorsitz zu übernehmen: Lenhartz (Hamburg) 1862—1910 und Dietrich Gerhardt (Würzburg) 1867—1921.

In dem nun folgenden Arbeitsbericht werden viele Namen erscheinen von bedeutenden Klinikern, die der höchsten Ehre des Kongresses gleich würdig gewesen wären; aber namentlich in den ersten Jahren des Kongresses machte es die grosse Zahl der berechtigten Anwärter unmöglich, jedem Verdienste die Krone zu verleihen. Männer wie Rühle (Bonn), Ebstein (Göttingen), Lichtheim (Königsberg), Riegel (Giessen), Kast (Breslau), v. Mering (Halle), Ewald, A. Fränkel und Litten (Berlin), die soviel zur Blüte des Kongresses beigetragen haben, verdienen wohl, in der Ehrenreihe seiner Grossen genannt zu werden.

Neben der kleineren Zahl der führenden Geister gedenken wir der grossen Schar der dahingegangenen Mitglieder und Teilnehmer des Kongresses, auf deren rezeptiver Mitarbeit die Wirkungssphäre des Kongresses beruht; es ist auch in der Medizin der unbekannte Soldat, der praktische Arzt, der die Schlachten des Geistes geschlagen hat, indem er die Lehren und Anregungen des Kongresses in selbsttätiger Arbeit in die Praxis umzusetzen bemüht war.

---

[1] Die römischen Ziffern bezeichnen die Ordnungszahl des jeweilig geleiteten Kongresses.

III. Der Inhalt der Verhandlungen.

Wenn ich es übernommen habe, die wissenschaftliche Biographie unserer Gesellschaft zu schreiben, so glaubte ich, die Aufgabe nicht so deuten zu sollen, als wäre ein chronologisch geordneter Bericht über die Referate und Vorträge der einzelnen Tagungen erwünscht. Ich habe vielmehr den Versuch gemacht, die historische Entwicklung der Hauptkapitel der inneren Medizin in den vergangenen 50 Jahren darzustellen, so wie sie sich in den Verhandlungen der Kongresse wiederspiegelt. Dazu schien es mir ratsam, die Darbietungen der ersten Tagungen, die den Stand unseres Wissens in jener Zeit bezeichnen, in grösserer Ausführlichkeit zu berichten, aus den Verhandlungen der folgenden Jahre das Wesentliche herauszuheben, das den Fortschritt des Wissens und Könnens kündet, und die Darstellung um so kürzer zu fassen, je mehr wir uns der Jetztzeit nähern. Eine gewisse Auswahl erschien unvermeidbar; sollte ich trotz lebhafter Bemühung Wesentliches und Wertvolles übersehen haben, so bitte ich dies mit der Überfülle des Stoffes entschuldigen zu wollen.

1. Infektionskrankheiten.

A. Ätiologische und unspezifische Behandlung.

Serum-, Chemo- und Proteinkörper-Therapie.

Es war ein Zeichen grossen Mutes und Selbstvertrauens, dass der Kongress auf einer seiner ersten Tagungen (1883) als Referatthema die „Abortiv-Behandlung der Infektionskrankheiten“ wählte. Noch fehlte jede wissenschaftliche Grundlage für solche Therapie. Die bisherigen spezifischen Heilmittel (Chinin, Quecksilber, Salicylsäure) dankten ihre Anwendung nur der Empirie; der Mechanismus der Wirkung war noch ganz hypothetisch. Die Bedeutung belebter Erreger für die Krankheitsentstehung war keineswegs sichergestellt. Wohl war der Tuberkelbacillus vor einem Jahr entdeckt, aber infektiös galt noch immer für gleichbedeutend mit kontagiös. Noch hielt man ernstlich das Wechselfieber für eine durch Miasmen hervorgerufene Sympathicus-Neurose und den Typhus für ein Nervenfieber, das mit dem Stand des Grundwassers zusammenhing. Nur von der Besserung der öffentlichen und privaten Hygiene wurde die Ausrottung der akuten Infektionskrankheiten erwartet. Demgegenüber lebte in der jüngeren Generation der lebhafte Drang, mit besonderen Heilmitteln gegen die akuten Infektionen vorzugehen. „Kaum lässt sich erwarten, dass die Hygiene es dahin bringen wird, die Infektionen auszurotten. Das würde gleichbedeutend sein mit der Abschaffung des Proletariats und mit der Ausrottung jeglichen Herdes von menschlichem Schmutz und menschlichem Elend auf der ganzen Erde. Die Hygiene darf nicht warten bis zum weit entfernten Aufleuchten dieses goldenen Zeitalters. Nur in der gleichzeitigen Entfaltung von Prophylaxe und Therapie liegt das medizinische Heil der Zukunft.“ Mit diesen Worten leitet der Bonner Pharmakologe Binz sein Referat ein, dessen Inhalt von historischer Bedeutung ist. Hier wird zum ersten Male die Forderung aufgestellt, die Krankheitsursache durch ein spezifisches Gegengift zu behandeln. Mit einer Klarheit, die den positiven Kenntnissen der Zeit weit vorauseilt, stellt Binz die Chininbehandlung der Malaria als Beispiel dafür hin, wie die Krankheitserreger durch ein Gegengift im menschlichen Körper abgetötet werden, ohne diesen zu schädigen. Um die Kühnheit dieser Annahme zu würdigen, muss man bedenken, dass der Malariaerreger erst ein Jahr später entdeckt worden ist, und dass die allgemeine Meinung bis dahin die Wirkung des Chinins nur als eine Bekämpfung des Fiebers wertete. Mit grossem Scharfsinn wies Binz auf die verhältnismäßig geringe antipyretische Wirkung des Chinins in anderen Infektionskrankheiten, vor allen Dingen aber auf die sichere prophylaktische Bedeutung des Chinins bei der Bekämpfung der Malaria hin, schliesslich darauf, dass Chinin in elektiver Weise bei niederen Organismen wirke, von denen einige in Chininlösung von 100000facher Verdünnung zugrunde gingen, während andere in 0,2%iger weiterleben können. Schliesslich betont er, dass alle sogenannten Antiseptica, d. h. die „dem Leben niederster Organismen feindlichen Dinge, die Arseniksäure, das Eucalyptusöl, die Carbolsäure, die Sulfite, das Jod, das ätherische Senföl die Malaria günstig beeinflussten. Dass das Chinin sie alle übertrifft, beruht zum grössten Teil auf der relativ grösseren Toleranz der Nervencentren ihm gegenüber, auf seiner Unzerstörbarkeit im Organismus, auf seiner Unfähigkeit, chemische und wirksame Verbindungen mit den Körperzellen einzugehen. Was man bisher Spezifität des Chinins bei Malariafieber nannte und als ein unaufgelöstes X hinnahm, ist nichts als die Empfindlichkeit des Bacillus der Malaria gegen dieses Antimycoticum. Wir möchten die prophetischen Worte wiederholen, mit denen Binz eine Entwicklung der spezifischen Therapie voraussagt, auf deren Erfüllung wir auch heute noch hoffen. „Wohl ist es möglich, dass die Menschheit eher ausstirbt als der Pilz der Diphtherie und der Tuberkulose, und dass diese wie der Würgengel des Exitus unnahbar einherschreiten werden, bis erst das Ende alles Lebens auch ihnen ein Ende macht. Aber noch viel möglicher scheint es mir, dass auch Diphtherie und Tuberkulose ihr Chinin finden werden, grade wie das Sumpffieber es gefunden hat. Es mag noch geraume Zeit dauern, bis chininähnliche Substanzen zur Bekämpfung aller Infektionen gefunden werden, aber für die heutige Forschung soll es wenigstens nicht als unerreichbar gelten. Wollten wir sagen, das sind Zukunftsträume täuschenden Inhalts oder wollten wir gar prophezeien, wie das gestern nahezu geschah, eine allgemeine innere Desinfektion des Körpers werde immer vergeblich bleiben, so würden wir damit dem eigenen Anteil an dieser Arbeit den Riegel vorschieben und mit Recht würde man uns die Frage vorhalten, woher wissen Sie denn, dass das alles vergeblich bleiben wird?“

Der Schwung und die Begeisterung dieser Worte waren durch den damaligen Stand der Wissenschaft noch nicht gerechtfertigt. Aber wir möchten sie an die Spitze unseres Berichts setzen, weil sie für die geistige Atmosphäre des jungen Kongresses kennzeichnend sind. Hier wurde gewissermaßen ein Bekenntnis ausgesprochen der innigen Verbindung der Forscherarbeit mit der praktischen Medizin, der Durchdringung ärztlicher Kunst mit chemischer und bakteriologischer Arbeit. Hier wurde ein Zukunftsprogramm aufgestellt, das wahr zu machen zur Pflicht der kommenden Generation wurde. Es hat lange gedauert, bis die Erfüllung nahte, und dann geschah sie in anderer Weise, oder wenigstens in anderer Reihenfolge, als es Binz erträumt hatte.

Nicht von der Chemie kam der Fortschritt der spezifischen Therapie, sondern von der Bakteriologie. Den ersten Schritt tat Robert Koch selbst, indem er mit den Stoffwechselprodukten der Tuberkelbacillen die Tuberkulose zu heilen versuchte. Wie sich der stürmische Aufstieg und das langsame Schwinden der Tuberkulintherapie in den Verhandlungen des Kongresses spiegelt, ist im Kapitel Tuberkulose beschrieben. Die Anwendung des Tuberkulins wurde zum Muster anderer aktiver Immunisierungsmethoden, d. h. der Vaccinetherapie in verschiedenen Infektionskrankheiten, welcher zweifellose Erfolge nicht beschieden waren. In einem grossen Referat hat Schittenhelm 1920 darüber berichtet.

Von anderen Gesichtspunkten ging Kochs Mitarbeiter Behring aus, als er die spezifische Therapie der Diphtherie vorschlug; er lehrte die Naturheilung der Diphtherie nachzuahmen; nicht anders wie Jenner der Naturbeobachtung die Vorbeugung der Pocken entlehnt hatte. Die Naturheilung geschieht nach Behring durch Bildung spezifischer Gegengifte im Blutserum des infizierten Organismus. Diese Antitoxine können im Tierkörper durch Injektion von Diphtheriebacillen erzeugt werden; das Blutserum der immunisierten Tiere vermag danach als wirkliches Heilserum die menschliche Diphtherie zu verhüten und zu heilen. 12 Jahre nach Binz' Prophezeiung tritt diese spezifische Therapie der Diphtherie vor den Kongress.

Mit der Diphtherie selbst und ihrer Ätiologie hat der Kongress sich schon im Jahre 1883 beschäftigt. Schon damals hatte der Referent Gerhardt die parasitäre Ursache als sicher betrachtet, aber über den Erreger hatte er unsichere Vorstellungen. Auch er war geneigt, die Angaben von Klebs[1] zu bestätigen, dass leichtere Fälle durch Mikrosporon diphthericum, schwere durch Bacillen verursacht werden. Eine wirksame Behandlung gab es nicht. Die Isolierung der Erkrankten gilt nicht als unbedingt notwendig. Alle Hoffnung wurde auf die Hygiene gesetzt, welche die Brutstätten der Krankheit durch Verbesserung der Wohnung ausrotten und die Empfindlichkeit der Menschen durch Abhärten, durch Pflege der Mund- und Rachenhöhle, verbessern sollte. Welcher gewaltige Fortschritt, als im Jahre 1884 Löffler von der Entdeckung der Bacillen berichtet, welche in den Schnitten diptherischer Membranen dargestellt und aus denselben in Reinkultur zu züchten sind. Mit diesen Bacillen sind bei Tieren diphtherische Veränderungen nach Wahl zu erzeugen.

[1] Pathologischer Anatom in Zürich, früherer Assistent von Virchow; er hat in der Bakteriologie nicht dieselben Erfolge wie auf seinem ursprünglichen Arbeitsgebiet errungen.

Streptokokken werden als häufige Komplikation in den diphtherischen Membranen nachgewiesen. Die Notwendigkeit strengster Isolierung diphtherischer Kranken wird proklamiert.

In den Verhandlungen der nächsten Jahre kommt die Bedeutung der Löfflerschen Entdeckung noch nicht zum klaren Ausdruck. Noch 1890 nimmt der Leipziger Pädiater Heubner eine abwartende Stellung ein. In seiner Mitteilung über die Natur der diphtherischen Membran ist nur von anatomischen und mikroskopischen Feststellungen die Rede.

Erst Behrings Heilserum-Therapie lässt die ätiologische Bedeutung der Diphtheriebacillen klar hervortreten. 1895 erstattet der nunmehr in Berlin wirkende Kinderkliniker Heubner Bericht über 300 mit Heilserum behandelte Diphtheriefälle. — Die Wirkung des Serums ist vor allem abhängig von dem Tage der Einwirkung: Behandlung am ersten Tage gibt 0% Mortalität, am 2.—4. Tage 4—6%, am 5. Tage 16%, am 6.—8. Tage 25—40%, am 9. Tage 75%. Angewendet werden 600—3000 Einheiten. Schädigungen durch das Serum sind nicht beobachtet. Die günstige Wirkung erstreckt sich auf Fieber, Pulsfrequenz, Allgemeinzustand, Albuminurie, Verhütung der Larynx-Diphtherie und Verkürzung der Intubationsdauer. Die prophylaktische Wirkung des Serums ist von kurzer Dauer. In der grossen Diskussion werden die guten Erfolge bei der an sich schweren Epidemie allgemein anerkannt, ebenso die Notwendigkeit frühzeitiger Injektion. Es wird aber hervorgehoben, dass Lähmungen trotzdem vorkommen und dass auch bei gesunden Menschen in der Umgebung Kranker Diphtheriebacillen gefunden werden.

In seinem Rückblick auf die Ergebnisse dieser Diskussion erkennt der Vorsitzende Bäumler an, dass wir nunmehr in der Serumbehandlung eine ungemein wirksame Methode zur Heilung Di-Kranker besitzen; er hebt rühmend hervor, dass damit ein neues Prinzip der Behandlung einer Infektionskrankheit zum erstenmal in der Geschichte der Medizin auf rein wissenschaftlichem Wege gefunden ist, und dass dasselbe soweit möglich, seine Probe in der Praxis bestanden hat. Aber er betont auch die Bedeutung des individuellen Faktors für die Behandlung des Einzelfalls und spricht von den Grenzen, welche seiner Wirksamkeit gesteckt sind, welche in den mancherlei Eigentümlichkeiten des kranken Organismus, wie nicht minder in gleichzeitig wirkenden anderweitigen krankmachenden Einflüssen (Mischinfektionen usw.) begründet sind.

Wenn in diesem Jahr keine Zweifel an der diagnostischen Bedeutung des Löfflerschen Bacillus und der Heilkraft des Serums laut wird, so meldet sich schon im nächsten Jahr ein Kritiker, Hennig (Königsberg), welcher die bisherigen Heilungsstatistiken anzweifelt und die klinische Diagnostik weit über die bakteriologische stellt.

Für Behring selbst ist die Frage entschieden. In seinem grossen Vortrag auf dem Berliner Kongress 1897 dient ihm die unbestrittene Wirksamkeit des Diphtherie-Heilserums zur Grundlage therapeutischer Darlegungen über die Natur der spezifischen Antitoxinwirkung. Er gibt einen ausführlichen Überblick über die von ihm „experimentell begründete ätiologische Therapie“. Er weist darauf hin, dass sein Heilmittel der Natur abgelauscht ist: „natura sanat". Der lebende Organismus heilt selber die ihm geschlagenen Wunden. Er selber ist es, der lebende und tote Infektionsstoffe als Schutzmittel verwertet. ..... Es gelingt, die vom lebenden Organismus für sich selbst präparierten Schutzmittel auf andere Individuen zu übertragen und diese Schutzmittel als Heilmittel für eine schon ausgebrochene tödliche Krankheit zu gebrauchen. Mit der Entdeckung dieser Tatsache ist das ärztliche Können auch in der inneren Medizin so sehr vermehrt worden, dass der therapeutische Nihilismus nie mehr wieder sein Haupt wird erheben können.

In demselben Vortrag entwickelt Behring seine Gedanken über die Natur der Antitoxine und über die Aussichten, sie auf andere Krankheiten, besonders Tuberkulose, zu übertragen. Seine theoretischen Vorstellungen sind freilich schwer verständlich. Er hält das Antitoxin für eine physikalische Kraft, dem Magnetismus vergleichbar, er denkt an „Polarisation des Eiweisses".

Es kam aber auf diesem Kongress, auf dem Behring den endgültigen Sieg der Heilserumtherapie proklamierte, auch scharfe Kritik zu Worte. Der Berliner Pharmakologe Liebreich war der Vertreter derselben. Er bestritt, dass die praktische Anerkennung eine allgemeine sei. Er hob die Äusserungen des Wiener Pädiaters Kassowitz hervor, dass die praktischen Heilungen weniger der Serumtherapie als der verminderten Bösartigkeit der Epidemien zu verdanken seien. Er zeigte, dass beim Tetanus die therapeutische Anwendung des Heilserums vollkommen versagt hätte und hielt selbst die Tierversuche Behrings nicht für beweisend. Er verweist auf die mystischen Anschauungen Behrings, welche zur Enttäuschung führen müssen. Die Diskussion, die sich an die Vorträge von Behring und Liebreich anschliesst, bringt entscheidende Gesichtspunkte nicht bei. Zwar erwähnt Goldscheider, dass die für den experimentellen Tetanus charakteristische Veränderung der motorischen Nervenzellen beim Kaninchen durch eine der Vergiftung folgende Heilserum-Injektion verhindert werden kann bzw. rückgängig wird. Baginski tritt vom Standpunkt des ärztlichen Praktikers energisch für die tatsächlich heilende Wirksamkeit des Serums ein. Die persönliche Aussprache zwischen Behring und Liebreich beschränkt sich darauf, dass Behring seinem Gegner wirksames Antitoxin in solcher Form zur Verfügung stellt, dass er sich von der Wirkung mit Sicherheit bei Tieren überzeugen könne. Liebreich nimmt das Anerbieten gern an, aber er beruft sich noch einmal darauf, dass die bisher berichteten Tierversuche immer nur beweisen, dass die Tiere gesund bleiben, wenn man Toxin und Antitoxin vorher im Reagensglas mischt und dann einspritzt. „Wo sind aber die Fälle, in denen eine Heilung eingetreten ist, wenn das Tier nach der Einspritzung von Toxin erkrankt ist?" Liebreich schliesst mit den Worten, denen auch heute die Berechtigung nicht abgesprochen werden kann, „dass in der Medizin nicht Heilmittel, sondern nur Hilfsmittel zur Heilung gewonnen werden können."

Zur damaligen Zeit blieb Liebreichs Einspruch ohne grossen Widerhall; die Heilserumtherapie der Diphtherie schien allgemein anerkannt.

Auf ihre grossen Erfolge gestützt, ging Behring an die Ausarbeitung einer Schutzimpfungsmethode, indem er durch Injektion einer Mischung von Toxin und Antitoxin die Erkrankung zu verhindern dachte. Im Jahre 1914 trat Behring zum letzten Male vor den Kongress, die Indikation und Kontraindikation für sein neues Diphtherie-Schutzmittel auseinander zu setzen, Behring steht damals auf der Höhe seines Ruhmes. Aber er ist körperlich schwer leidend. Es ist sein Schwanengesang, wenn er die Hoffnung ausspricht, dass bei richtiger und konsequenter Durchführung seines Verfahrens die Diphtherie ebenso vermieden werden kann, wie es seit Jenner mit den Pocken überall gelungen ist, wo systematisch und sachverständig vacciniert wird. Er ist damals kritisch genug hinzuzufügen: „Ich verhehle mir nicht, dass die wissenschaftliche Begründung und die praktische Bewährung noch nicht genügende Garantien bieten für die Erfüllung dieser meiner Hoffnung in vollem Umfange schon bei meinen Lebzeiten.“ Bekanntlich ist Behring bald danach von seiner Arbeit abgerufen worden. Es blieb ihm erspart, die Zweifel an der Wirksamkeit des Heilserums zu erleben, die die schweren Di-Epidemien in der neuesten Zeit auch bei überzeugten Anhängern der spezifischen Therapie hervorgerufen haben.

Noch 1920 konnte Schittenhelm, als er über Chemo- und Immunotherapie der Infektionskrankheiten referierte, die Meinung vertreten, dass auch das an die Zelle verankerte Di-Toxin durch das Antitoxin unschädlich gemacht werden könne und dass auch in der praktischen Anwendung an der spezifischen Wirkung nicht zu zweifeln sei. Als aber 1929 von neuem die Frage der Serumtherapie und der Schutzimpfung besprochen wurde, musste der Referent Friedemann von 25 bis 35%iger Mortalität in schweren Fällen berichten. Die Gründe für das Versagen sind bisher nicht aufgeklärt. Eine hohe Wahrscheinlichkeit spricht für feste Bindung des Giftes am Gehirn, wo es bei gewöhnlicher, auch intravenöser Seruminjektion nicht mehr paralysiert werden kann. Vielleicht vermag die lumbale oder sogar occipitale Injektion grosser Dosen zu helfen.

Auch über die Erfolge der Schutzimpfung ist 1929 ein abschliessendes Urteil nicht zu erzielen gewesen; noch immer blieb zweifelhaft, welche Mischung von Gift und Gegengift die besten Erfolge gibt und ob nicht nach französischem Vorbild ein Anatoxin (Toxin, das tagelang mit schwacher Formalinlösung digeriert ist) den Vorzug verdient. Die Statistik grosser Impfzahlen spricht wohl für die Anwendbarkeit und den Nutzen der Schutzimpfung, doch sind immer noch zahlreiche Todesfälle trotz vorheriger Schutzimpfung berichtet.

Nach dem Vorbild der Diphtherie ist die Heilserum-Therapie in verschiedenen Infektionskrankheiten angewendet worden, bei der Pneumonie, der Sepsis, der Meningitis und der Dysenterie. Soweit im Kongress von diesen Beobachtungen Mitteilung gemacht wurde, finden sie sich bei den einzelnen Krankheiten berichtet. Die Erfolge sind bei keiner derselben so augenfällig gewesen, dass eine allgemeine Anerkennung erfolgt wäre, nur bei Scharlach und Masern hat sich in neuerer Zeit die Schutzimpfung, bei Scharlach die Heilserum-Behandlung nach Behrings Prinzipien anscheinend bewährt.

Im Jahre 1929 berichtet Neufeld, Direktor des Berliner Robert-Koch-Instituts, über den letzten Stand der experimentellen Grundlage der Serumtherapie. Er hebt die Unterschiede zwischen natürlicher und erworbener Immunität scharf hervor. Die Erzielung hoher Immunitäten ist von der langsamen Zufuhr des Antigens abhängig. Er referiert die Arbeiten des Ehepaars Dick in Chicago und von Dochez über die ätiologische Bedeutung der Streptokokken beim Scharlach, deren Spezifität er noch nicht als erwiesen ansieht. Die einzige Unterscheidung gegenüber anderen Streptokokken liegt im Verhalten gegenüber dem menschlichen Organismus; auch die Toxine sind variabel. Im Tierversuch lässt sich eine antiinfektiöse Immunität gegen Scharlach-Streptokokken nachweisen.

Der Münchener Pädiater Pfaundler berichtet über die wissenschaftlichen Grundlagen und praktischen Erfolge des Degkwitzschen Verfahrens der Schutzimpfung und Therapie mit Blutserum von Masernrekonvaleszenten, das seine Vorgänger schon im 18. Jahrhundert in Versuchen mit künstlicher Morbillisation hatte. Vor 30 Jahren war die Behandlung mit Rekonvalenszentenblut von dem hessischen Arzt Weissbecker und zu gleicher Zeit auf der Leydenschen Klinik in Berlin geübt worden. Das Degkwitzsche Verfahren wird von Pfaundler als wirksam und namentlich zu Zwecken der Schutzimpfung als für weiteste Verbreitung geeignet empfohlen.

Über die spezifische Schutzimpfung und Therapie bei Scharlach berichtet Schottmüller. Er bezweifelt die Spezifität der hämolytischen Streptokokken, nimmt vielmehr eine Symbiose derselben mit dem noch unbekannten Erreger an. Er zweifelt aber nicht an der spezifischen Heilwirkung des Scharlach-Streptokokken-Immunserums, dessen Spezifität insbesondere durch das Werner Schultzsche Auslöschphänomen bewiesen wird. Die Wirkungen des Heilserums auf alle klinischen Erscheinungen beim Scharlach insbesondere auch auf das Fieber und die Verlaufsdauer sind so augenfällig, dass die praktische Anwendung des Heilserums zu empfehlen ist. Auch in der Aussprache wird von zahlreichen Ärzten, die zum Teil über grosse Anwendungsziffern verfügen, die Heilwirkung des Scharlach-Heilserums hervorgehoben, wenn gleich auch kritische Stimmen laut werden, welche die geringe Mortalität nur dem leichten Auftreten der neuerlichen Epidemien zuschreiben (Jürgens).

Weit langsamer als die Heilserumtherapie hat sich die Chemotherapie entwickelt. Sie ist ganz aus dem Genie eines Mannes entstanden, Paul Ehrlich, dessen Lebenswerk 1920 von Kolle auf dem Kongress gewürdigt worden ist. Im Jahre 1910 berichtete Ehrlich über Heilversuche mit verschiedenen Arsenikalien an infizierten Tieren. Auf den Werdegang seiner chemischen Arbeiten, die bekanntlich an Uhlenhuths Atoxylversuche anknüpfen, geht er nicht ein, berichtet vielmehr von den Theorien, die er sich über die Einwirkung der Chemikalien auf die Erreger gebildet hat. Die Trypanosomen haben besondere Empfangsorgane (Chemorezeptoren) für die verschiedenen chemischen Verbindungen. Er kennt Azeticozeptoren, Jodozeptoren, Amidoxyzeptoren. Wenn Erreger durch ein Gift getötet werden, so fehlen ihnen die entsprechenden Rezeptoren. Die Gewöhnung an Gifte, die Arzneifestigkeit wird durch die Vermehrung der Rezeptoren bedingt. Auch die Körperzellen haben Rezeptoren für Gifte, mit denen sie sich verbinden und sie danach abstossen. Nach der Abstossung erzeugen die Zellen neue Rezeptoren, sogenannte Seitenketten, die ins Blut übergehen und hier als spezifizische Giftbinder (Antitoxine) kreisen. Heute mutet uns die Ehrlichsche Nomenklatur fast naiv an, aber vor 20 Jahren hielt sie das medizinische Publikum in Atem. Denn diese Konstruktionen sind die Hilfen gewesen, durch die Ehrlich zur chemischen Abwandlung und immer stärkeren Heilwirkung der als wirksam erkannten Chemikalien gekommen ist. Heute will es uns scheinen, als ob doch manchmal ein glücklicher Zufall die Hand des Entdeckers geführt hat. Ehrlichs Ideal war dasselbe, das Binz 1883 ausgesprochen hatte, die „therapia magna sterilisans". Das Endprodukt dieser jahrelangen Mühen war das Diamidodioxyarsenobenzol, damals 606, später Salvarsan genannt und als sicheres Heilmittel gegen Infektionen mit Spirillen, sowohl der Recurrens als der Syphilis und der Hühnerspirillose, erkannt, in der folgenden Zeit auch gegen die Spirillenframbösie als heilkräftig erprobt. Die Verhandlungen des Jahres 1910 haben durch diesen Vortrag und daran anschliessende spezielle Darlegungen des Mitarbeiters Hata über das Verhältnis zwischen dosis curativa und tolerata und die Mitteilungen der Praktiker über die Erfolge der Syphilisbehandlung hervorragende Bedeutung erhalten.

Aber auch die Chemotherapie hat die ausschweifenden Hoffnungen der therapia magna sterilisans nicht erfüllt. Sie hat uns ein ausgezeichnetes Heilmittel geschenkt, das insbesondere die gutartigen Spirillosen weit schneller und sicherer heilt, als es der Körper allein vermag. Bei der Syphilis ist es noch heute nicht entschieden, ob das Salvarsan wirklich die Spirillen zu töten vermag oder ob es nicht nur die Spirillen abschwächt, deren endgültige Beseitigung durch die Körperzellen erfolgt.

Von der weiteren Entwicklung der Chemotherapie, insbesondere der Wirksamkeit der Chinin-Abkömmlinge Optochin bei der Pneumonie, Eucupin bei der Sepsis, der streptokokkenfeindlichen Acridinderivate, Trypaflavin und Rivanol, sowie der Goldpräparate bei der Tuberkulose, hat der Kongress in den späteren Jahren mehrfach Kenntnis genommen. Allen diesen Mitteln, über welche bei den einzelnen Krankheiten berichtet wird, konnte ungeteilte Anerkennung bisher nicht zuteil werden.

Als ein wahrhaftes Spezificum, welches durch Vernichtung der Krankheitserreger eine wirkliche Therapia sterilisans ausübt, hat sich später das Germanin, früher Bayer 205 genannt, bei Trypanosomenkrankheiten bewährt, über dessen Wirkungsmechanismus dem Kongress 1925 von Wiechmann und Horster berichtet wurde.

Von dem dritten Weg, auf dem die Heilung der Infektionskrankheiten versucht worden ist, dem der unspezifischen Resistenzerhöhung durch Serum, Vaccinen und Chemikalien, ist auf dem Kongress nur auf einer Tagung (1920) berichtet worden, als Rudolf Schmidt (Prag) über die von ihm zuerst so genannte Proteinkörpertherapie, Königer (Erlangen) über die Bedeutung der Resistenzschwankungen vortrug und Schittenhelm das schon zitierte grosse Referat über den gegenwärtigen Stand der Immuno- und Chemotherapie erstattete. Die unspezifischen Reize, Sera, wie Eiweißspaltprodukte und viele chemischen Substanzen, erhöhen die Leistung der verschiedensten Organsysteme; in dem erkrankten Organismus werden die bereits bestehenden Abwehrmechanismen verstärkt mobilisiert. Der Grad der Wirkung hängt in weitem Maße von der konstitutionell bedingten Reaktionsfähigkeit des Körpers ab. Zur Erklärung der omnicellulären Resistenzsteigerung sind kolloid-chemische Vorstellungen und der Begriff der Katalyse herbeizuziehen, ohne dass es der Forschung bisher gelungen ist, viele grundlegende Fragen zu klären; das gilt noch mehr von der Praxis als von der Theorie. Noch heute haben die Schlussworte des Schittenhelmschen Referates volle Gültigkeit: „Es muss auf dem vorgezeichneten Weg rüstig fortgeschritten werden. Wichtige Stationen sind bereits erreicht, und in der Ferne winken Ziele, deren Grösse zu den höchsten Anstrengungen berechtigt."

Inzwischen hat eine andere Art unspezifischer Resistenzerhöhung auf einem bisher noch beschränkten Gebiet grossartige Erfolge erzielt, d. i. die Erzeugung erhöhter Körpertemperatur durch künstliche Fiebererregung.

Von der therapeutischen Verwertung künstlich hervorgerufenen Fiebers beim erkrankten Menschen ist zum erstenmal 1904 die Rede. Am Tier waren ähnliche Heilversuche schon in früheren Jahren vorgenommen und von Kast 1896 auf dem Kongress kurz erwähnt worden. Auch der Sachs-Aronsohnsche Wärmestich war schon früher zur therapeutischen Beeinflussung an infizierten Kaninchen benutzt worden. Im Jahr 1904 berichtet der Dorpater Kliniker Dehio von alten klinischen Erfahrungen, dass interkurrente Infektionen mit Typhus, Erysipel, Variola auffallende Besserungen bestehender chronischer Krankheiten zur Folge haben. Er selbst hat zu therapeutischen Zwecken Bakterienproteine, Wittesches Pepton, und zwar 3—20 ccm einer 10—20%igen Lösung, Kranken mit Syphilis, Lupus, Unterschenkelgeschwüren, aber auch mit frischer Gonorrhöe injiziert und einen auffallend günstigen Verlauf dieser Infektionen unter dem Peptonfieber beobachtet. Die Wirkung der Fieberhitze sieht er in der hypothetischen Vermehrung von Komplementen im Blutserum und der sicher nachgewiesenen Vermehrung der Leukocyten. Beide sind ein nützlicher Faktor im Kampf des Organismus gegen die Infektion.

Viele Jahre vergehen, ehe die Heilkraft künstlichen Fiebers als starke Waffe gegen eine der schwersten Krankheiten anerkannt wurde.

1918 lehrte Wagner-Jauregg, dass die Paralyse durch Malariafieber zu heilen sei. Auf dem Kongress wurde diese Grosstat zuerst im Jahr 1924 erwähnt. Schilling berichtet über die Blutbefunde bei hochfiebernden Paralytikern, aus denen hervorgeht, dass die Malaria eine besondere Affinität zu den Organen hat, die auf Reiztherapie am stärksten ansprechen, zur Milz, zum Knochenmark und zum Lymphsystem. In jedem Fieberanfall wiederholen sich die drei Phasen, der neutrophilen, der monozytären und der lymphozytär-eosinophilen Reaktion, woran sich eine erythrozytäre Reizung anschliesst; dies typische Blutbild illustriert gewissermaßen das Ideal einer unspezifischen Therapie.

1926 tritt Wagner-Jauregg selbst vor den Kongress, um in ausführlichem Referat eine historische und klinische Darstellung seiner Fieberheilmethode zu geben, die er als eine unspezifische Reiztherapie zur Verstärkung der Abwehrbewegung, als eine Resistenzsteigerung des Wirtsorganismus gegenüber den Spirochäten anspricht. Einen Beweis für diese Auffassung sieht er besonders im Verschwinden der Hämolysinreaktion im Liquor spinalis der Paralytiker, die vor der Kur in 62%, nach der Kur nur noch in 6% positiv sei, vor allem auch darin, dass nach der Entfieberung ein Wiederherstellungs- und Aufbauvorgang im Organismus einsetzt, und zwar auf psychischem und somatischem Gebiet, der oft erst nach Monaten seinen Höhepunkt erreicht. Es wird also durch das künstliche Fieber ein Vorgang im Organismus ausgelöst, der selbsttätig fortwirkt und allmählich das Verhältnis zwischen Organismus und luetischer Infektion bessert. Wenn Wagner-Jauregg ferner zeigt, dass die unspezifische Fiebertherapie das Ziel der Heilung der Paralyse am besten erreicht, wenn sie sich mit der Chemotherapie, der sog. „spezifischen" Salvarsantherapie vereinigt, so sehen wir das Binzsche Ideal, das diesen Bericht eröffnet, zu einem nicht geringen Teil verwirklicht.

B. Fieber und Fieberbehandlung.

Es ist bezeichnend für den Geist der praktisch-ärztlichen Einstellung, in welchem der Kongress gegründet wurde, dass die Erörterung des Fiebers zu Anfang stets nur im Zeichen der Therapie erscheint, und dass in den nächsten Jahren die Theorie des Fiebers stets nur im Zusammenhang mit der Behandlung besprochen wird, während erst in späteren Jahren das Fieberproblem allein zum Gegenstand der Besprechung gemacht wird. Referent des ersten Kongresses über die „antipyretische Behandlungsmethode" war der Tübinger Kliniker Liebermeister, der, obwohl selbst jahrelang um Erforschung des fieberhaften Prozesses bemüht, mit keinem Wort auf die Theorie eingeht, sondern sich ganz auf praktische therapeutische Fragen beschränkt. Er erklärt die Steigerung der Körpertemperatur für gefährlich und also die Bekämpfung derselben für eine ärztliche Pflicht, die er mit der chirurgischen Antisepsis vergleicht. Direkte Wärmeentziehung durch abkühlende Bäder hält er für die beste antipyretische Behandlung, die Medikamente Chinin und Salicylsäure spielen daneben eine geringe Rolle. Kalte Bäder sollten bei länger dauerndem schweren Fieber zur Zeit der höchsten Temperatur, also abends und nachts, angewendet werden, so dass dabei evtl. zwölf Bäder in einer Nacht notwendig werden können. „Mit der autoritativen Empfehlung der antipyretischen

Behandlung wird der Kongress schon in der Wiege eine grosse Tat ausführen und zeigen, dass er noch zu grossen Dingen bestimmt ist." Den gleichen Standpunkt der energischen Antipyrese vertritt der Korreferent Riess, ein früherer Frerichs-Assistent, damals Direktor des Berliner Krankenhauses am Friedrichshain. Sein Ideal ist, die Temperatur dauernd, Tag und Nacht, zur Norm herabzudrücken. Sobald das Fieber über 39^0 steigt, gibt er 6 g Natron salicylicum, in schweren Fällen evtl. dazu einige kalte Bäder. Mit dieser heroischen Fieberbehandlung sind ihm von 100 Typhuskranken 24 gestorben; diese ausserordentlich hohe Mortalität entschuldigt er mit der besonderen Schwere des Krankenhausmaterials. Da er sich aber auf die Dauer den unangenehmen Nebenwirkungen der grossen Salicyldosen nicht verschliessen kann, ist er ebenfalls zur Bäderbehandlung übergegangen, die er nun in Form langdauernder, nur mäßig abkühlender Bäder anwendet, und die er als Muster einer antipyretischen Methode hinstellt, da sie die Mortalität auf 8—9% herabdrückt. Die folgende Diskussion ergibt nur geteilte Zustimmung zu dem energischen Vorgehen der Referenten; namentlich von Curschmann und Gerhardt werden die Gesichtspunkte einer maßvoll individualisierenden Antipyrese hervorgehoben, andererseits wird von Binz betont, dass an der Schädigung durch das Fieber oft weniger die Temperatur als das fiebererregende Gift Schuld wäre. Zum Teil wird schon die Abschwächung und prinzipielle Änderung der antipyretischen Behandlung vorausgenommen, die die kommende Zeit bringt.

Schon drei Jahre später wird der Gegenstand von neuem aufgenommen, und zwar infolge des Fortschritts der Arzneimittelchemie, welche die neuen Antipyretica, das Thallin und Antipyrin den Ärzten zur Verfügung gestellt hat. Diesmal beginnt der Referent, der damalige Erlanger Pharmakologe Filehne, mit einer ausführlichen Darlegung des Standes der Fiebertheorie, die für ihn in Liebermeisters Lehre von der geänderten Temperaturregulierung gipfelt. Dann gab er den Werdegang der synthetischen Arzneimittelchemie wieder, welche aus dem Benzol das Phenol, die Salicylsäure sowie das Brenzkatechin und seine Isomere als Antiseptica, aus dem Chinolin das Kairin und das Thallin entstehen liess. Diesen beiden war nur eine kurze Laufbahn beschieden, obwohl das Thallin manche Empfehlung fand. So trat der damalige Assistent der Frerichschen Klinik, Paul Ehrlich, für eine Dauer-„Thallinisierung" der Typhuskranken ein. Aber wegen der sehr üblen Nebenwirkungen wurden beide Mittel bald gestrichen. Als ein vorzügliches Antipyreticum aber hat sich die von Filehne eingeführte Substanz bewährt, die Knorr aus Emil Fischers Phenylhydrazin und Acetessigsäure dargestellt hat, ein neuer Stickstoffring, damals Methyloxychinizin genannt, das Antipyrin, welches kräftige, nachhaltige Fiebersenkungen ohne wesentliche Nebenwirkung erzielt. Liebermeister, der diesmal Korreferent war, will die neuen Antipyretica nur als Reserven für den Notfall angewendet wissen. Positiv wirken sie nicht so günstig wie die Bäder, weil sie angeblich nicht Wärme entziehen wie diese, negativ aber durch ihre Nebenwirkungen, besonders auf das

Herz. Die Diskussion ist in diesem Jahre wesentlich kritischer. Die späteren Kliniker Jaksch und Strümpell, damals noch Assistenten in Wien und Leipzig, heben die Möglichkeit der Schädigung durch energische Antipyrese hervor. Der Leipziger Kinderkliniker Heubner weist darauf hin, dass die günstige Wirkung der Bäder weniger auf die Wärmeentziehung als vielmehr auf die Anregung der Zirkulation und Atmung zurückzuführen sei.

Dieser Gesichtspunkt des Vorzuges der komplexen antipyretischen Wirkung der Bäderbehandlung, welche besonders den Gefässtonus stärkt, gegenüber der rein antithermischen Wirkung der chemischen Antipyretica wird in den Verhandlungen des nächsten Jahres (1887) von dem Wiener Vorkämpfer der Hydrotherapie, Winternitz, in einem Vortrag hervorgehoben.

Im übrigen ist der Kongress von 1884 für die Geschichte des Fiebers auch dadurch bemerkenswert, dass der Berliner Physiologe Zuntz Grosshirnpräparate demonstriert, an welchen die Veränderungen des Wärmestichs zu sehen sind. Bekanntlich hatten Sachs und Aronsohn kurz vorher durch Einstich ins corpus striatum bei Kaninchen Temperatursteigerungen bis 42° erhalten, welche mit allen wesentlichen Fiebererscheinungen verbunden waren. Die Hirngegend des Wärmestichs steht in besonderer Beziehung mit dem motorischen Apparat, wodurch sich die Zusammenhänge zwischen Wärmeregulation und Muskeln ergeben.

Von neuem aufgeworfen wird das Problem der Antipyrese zwölf Jahre später (1896). Aber wieviel gemäßigter ist diesmal die Einstellung der leitenden Kliniker! Es handelt sich freilich diesmal nur um die arzneiliche Antipyrese. Die abkühlende Bäderbehandlung blieb als ein leistungsfähiges Verfahren sowohl zur Beseitigung der lebensgefährlichen Hyperpyrexie als zur Verminderung bedrohlicher Funktionsstörungen unangetastet. Der Referent Kast[1] (Breslau) sieht die günstigen Wirkungen des Fiebers in erster Linie in der Vermehrung der Abwehrkräfte, der im Blut nachweisbaren bactericiden und antitoxischen Substanzen, und die Vermehrung der Phagocyten ist ihm ein sicherer Beweis der Heilkraft des Fiebers. Andererseits ist nicht bewiesen, dass die Antipyretica die schädlichen Einwirkungen des Fiebers, die Verminderung der Blutalkalescenz und erhöhten Eiweissabbau, vermindern. Wirklich gefährlich sei nur sehr hohes Fieber, und so kommt er zu dem Schluss, dass das Antipyrin sowie das Phenacetin und die zahllosen neuen Modifikationen und Kombinationen dieser Mittel, die seither dargestellt sind, nur als Symptomatica gelegentliche Anwendung verdienen. Der Korreferent Binz analysiert die Wirkung der verschiedenen Antipyretica auf die verschiedenen Funktionen, indem er Untersuchungen über Sauerstoffaufnahme, Kohlensäurespannung, aber auch auf Wärmeproduktion und Wärmeabgabe berichtet, die freilich vielfach unseren heutigen Ansprüchen an die Methodik kaum mehr standhalten. Er analysiert Chinin,

[1] † 1902. Er hat als Assistent in Freiburg das von Baumann dargestellte Sulfonal eingeführt; danach Vorgänger von Curschmann in Hamburg.

Salicylsäure, Antipyrin, Antifebrin, Phenacetin und Thallin, die ihm trotz theoretischer Verschiedenheiten als gleichwertige bzw. gleichdifferente Mittel imponieren, als bestes wärmeentziehendes Mittel erscheint ihm der Alkohol. Von grossem Einfluss ist der Vortrag des früheren Dorpater Klinikers Unverricht, der damals das Magdeburger Krankenhaus leitete, welcher die Temperatursteigerung nur als ein Symptom, und zwar nicht als das wesentlichste der Infektion darstellt. Die Temperatursteigerung entsteht nach seiner Theorie durch einen Krampf des Wärmeregulationscentrums, die anderen sogenannten Fiebersymptome sind von der Überhitzung des Körpers unabhängig. Nach seiner Meinung sollte man den Ausdruck „Fieber" nicht mehr für die dem Arzte geläufige Kombination der infektiösen Veränderungen gebrauchen, sondern Fieber und Temperaturerhöhung schlechtweg identifizieren. Er schliesst sich an den alten Praktiker Zimmermann und an Lotze an, der bekanntlich als Philosoph zu hoher Bedeutung gekommen ist und welcher gesagt hat, „die Existenz des Namens Fieber ist in gewisser Beziehung ein Unglück." Wenn Unverricht am Schlusse den Kongress apostrophiert, er möge den Fieberbegriff klarstellen, um Klarheit in die antipyretische Behandlung zu bringen, so zeigt die weitere Entwicklung, dass der Kongress ihm Recht gegeben hat. Denn seither hat man unter Fieber nur noch die Temperatursteigerung als Hauptsymptom im Gesamtbild der infektiösen Allgemeinveränderungen verstanden.

Den Mechanismus dieses Hauptsymptoms in seiner Entstehung aufzuklären, bleibt nach wie vor eine Hauptsorge der klinischen Forschung. Auf dem 16. Kongress berichtet Krehl über eine grössere Untersuchungsreihe. Er zeigt, dass die Temperatursteigerung bestehen bleibt, wenn die von der Muskulatur zum Centrum führenden Nerven durchschnitten werden, ja sogar nach Rückenmarkdurchschneidung. Er zeigt ausserdem, dass das infizierte poikilotherme Tier die gleiche Steigerung des Gaswechsels und der Wärmeproduktion wie der Warmblüter darbietet. Schliesslich fand er durch Vergleichung der Temperatur der Leber mit der des Blutes in der linken Herzkammer die erstere wesentlich höher. Er zieht hieraus den Schluss, dass an der Fieberentstehung die Peripherie wesentlich beteiligt ist, indem durch das Eindringen der fiebererzeugenden Ursache Eiweiss zersetzt wird. Aus dem Nachweis von Albumose im Harn Fiebernder zieht er den Schluss, dass die Zersetzung qualitativ anders als in der Norm stattfindet, indem das Eiweiss hydrolytisch gespalten wird. Die so entstandenen Stoffe gelangen in den Kreislauf und greifen bei den homöothermen Tieren bestimmte Stellen des centralen Nervensystems an, wodurch sie die Wärmeregulation verändern. Als Nebenbefund ergeben die Versuche, dass gut gefütterte Tiere viel schwerer durch chemisch pyrogene Substanzen in Fieber zu versetzen sind als hungernde. Dies wird aus der Überlegung erklärt, dass bei den fieberhaften Zersetzungen Bestandteile der Bakterien und des Organismus zusammenwirken.

Sechs Jahre später (1904) wird die Frage von neuem von Staehelin angegriffen, indem er alle Ausscheidungsprodukte, gasförmige wie feste, mit dem Pettenkoferschen Respirationsapparat an einem mit Nagana infizierten Hund untersucht. Es stellt sich heraus, dass der Gesamtstoffwechsel des Versuchstieres gesteigert ist, so dass neben dem toxogenen Eiweisszerfall sicherlich auch ein toxogener Fettzerfall angenommen werden muss und dass die Toxine nicht sowohl auf die einzelnen Zellen, sondern auf das Centrum der Wärmeregulation wirken, indem sowohl die Wärmeabgabe wie die Wärmeproduktion, wenn auch in ungleicher Weise, vermehrt sind. Auf eine solche Beteiligung der stickstoffreien Substanz an den Körperzersetzungen im Fieber weist ja auch die Glykogenverarmung und die Acetonausscheidung bei Fiebernden hin, die doch von der Fettzersetzung herstammt.

Von neuem wird das Fieber auf dem 30. Kongress 1913 besprochen. Und diesmal ist es hauptsächlich die Theorie, die erörtert wird. Der Wiener Pharmakologe Hans H. Meyer glaubt, dass die wärmeregulierende Hirngegend nicht sowohl ein einheitliches, sondern vielmehr ein System zweier Centra darstellt, und dass einerseits ein Wärme- und andererseits ein Kühlcentrum besteht. Dieselben werden von verschiedenen Einflüssen, in erster Linie von der Aussentemperatur entgegengesetzt beeinflusst, in zweiter Linie kommen mechanische (Wärmestich) und chemische Substanzen in Betracht. Die Wärme erregenden Stoffe sind durchweg sympathicotrope Mittel, während die temperatursenkenden Stoffe (Pikrotoxin, Aconitin, Veratrin, Digitalin) vagotrope Stoffe sind. Die Schilddrüse und Hypophyse sind an der Wärmeregulierung beteiligt. Der Winterschlaf stellt eine endokrine Umschaltung dar. Chinin setzt die Wärmeproduktion herab, Antipyrin und Salicylate sind Narkotica des Wärmecentrums ebenso wie Alkohol, Chloral, Morphin; Aconitin, Digitalin, Veratrin sind als Erreger des Kühlecentrums aufzufassen. Krehl, der als Korreferent auftritt, definiert das Fieber als eine Steigerung der normalen Prozesse des Kraftwechsels, besonders in der Muskulatur. Er erkennt an, dass das Leberglykogen zur Fieberbildung notwendig ist. Im Hunger entsteht das Fieber schwerer. Er steht nicht mehr auf dem Standpunkt der Unabhängigkeit des Fiebers von nervösen Centralapparaten, er erkennt den wesentlichen Einfluss des sympathischen Nervensystems an, das im Fieber von gesteigerter Erregbarkeit ist. Wieweit die Abbaustoffe des Eiweisses pyrogen wirken, betrachtet er vorläufig als zweifelhaft. Für die Ernährung der Fieberkranken empfiehlt er Einschränkung der Eiweissnahrung, Bevorzugung der Kohlehydratkost. Eine mäßige vorsichtige Antipyrese erscheint ihm nützlich. Anschliessend berichtet Grafe, damals noch Assistent der Heidelberger Klinik, dass bei starker Kohlehydratmast der Eiweissverbrauch durch Fieber nicht gesteigert wird.

Eine ganz neue Möglichkeit des Verständnisses bringt das anaphylaktische Fieber, über welches 1920 Schittenhelm berichtet. Obwohl das Fieber bei Anaphylaxie im Vordergrund steht, zeigt das Gesamtbild nach seiner Entstehung, wie in klinischen Erscheinungen so viele Verschiedenheiten von dem gewöhnlichen infektiösen Fieber, dass die Erklärung nicht auf dieselben Gesichtspunkte zurückgreifen kann.

Es ist weder mit dem Peptonfieber noch mit der Wirkung des Histamin oder der Bakterienproteine ohne weiteres zu vergleichen. Es ist vorläufig nicht mehr zu sagen, als dass eine kolloidale Änderung des Plasmas zur Erklärung des anaphylaktischen Fiebers herbeigezogen werden muss. Dass das anaphylaktische Fieber ebenso wie das Fieber nach Trypanosomeninfektion von den Temperaturcentren abhängig ist, wird von Zitron und Leschke durch den Fieber hindernden Effekt der Zwischenhirnausschaltung bewiesen, andererseits bleibt die Stoffwechselsteigerung durch Anaphylotoxin bestehen, auch wenn der Zwischenhirnstich das Fieber verhindert. Die Bedeutung der Änderung des kolloidalen Zustandes bzw. des Ionenmilieus für das Fieber hebt der Göttinger Pharmakologe Heubner hervor, indem er auf das Kochsalzfieber und das Fieber nach Injektion von Paraffinemulsion hinweist. Brauer betont die Bedeutung hormonaler Einwirkungen, indem er die Fieberbewegungen bei Basedow und bei Kindern hervorhebt.

C. Spezielle Pathologie und Therapie der Infektionskrankheiten.

a) Tuberkulose.

Keine Infektionskrankheit offenbart in den Verhandlungen des Kongresses deutlicher den Fortschritt unserer Wissenschaft, als die Tuberkulose. Auch für sie existiert 1882 bereits eine „Infektionstheorie", schon weiss man, dass tuberkulöses Material Tiere infiziert, schon gibt man den Rat, Milch abzukochen, um Übertragungen der Tuberkulose vom Rind auf Kinder zu verhüten. Aber das alles stand noch im Fluss der Meinungen, wurde von manchen Klinikern und vielen Praktikern lebhaft bestritten. Tuberkulose und Phthise galten noch als zwei verschiedene Krankheiten. Die klinischen Erfahrungen, insbesondere der Heredität, wurden gegen die Infektion verwertet. Aber in derselben ersten Tagung, auf der solche Meinungen geäussert werden, erscheint Robert Koch und demonstriert die Methoden der Reinkultur, mit denen es ihm gelungen ist, die Tuberkelbacillen zum isolierten Wachstum zu bringen. Er präzisiert die Anforderungen, an die sich die Anerkennung der ätiologischen Bedeutung knüpfen muss: ihren regelmäßigen Nachweis in den Krankheitsprodukten, ihre Reinkulturen und die Erzeugung der Krankheit am Tier durch diese. So hatte er die Tuberkelbacillen in allen tuberkulosen Herden, auch im Sputum der Phthisiker, nachgewiesen, so kann er die Reinkultur der Tuberkelbacillen demonstrieren ebenso wie die tuberkulösen Organe von Versuchstieren, die er durch seine Reinkultur infiziert hat. Von grösster Bedeutung ist die Antwort, die Koch auf Einwendungen und Fragen der Kliniker seinen Demonstrationen hinzufügt. Er betont die ausserordentliche Empfindlichkeit der Tuberkelbacillen gegen den Nährboden. Bestimmte Tierspezies, wie Hunde und Ratten, werden nur unter ganz besonderen Verhältnissen tuberkulös, während andere Tiere, wie Meerschweinchen und Kaninchen, durch die einfachste Impfung jedesmal tuberkulös werden. Es verhalten sich also verschiedene Tierspezies wesentlich verschieden in bezug auf die Empfänglichkeit für Tuberkulose. Aber auch unter den Individuen derselben Spezies ist die Disposition nicht gleich. Bei jungen Tieren verläuft die Tuberkulose langsamer als bei erwachsenen. Die Heredität der Tuberkulose ist also so zu erklären, dass die Bedingungen, welche das Wachstum des Parasiten begünstigen, nicht aber die Parasiten selbst vererbt werden. Auch der Unterschied zwischen Phthise und Tuberkulose, aus denen die Kliniker nach Virchows Lehre einen Einwand gegen die umfassende Bedeutung der Bacillen ableiten, existiert nach Koch nicht in Wirklichkeit, sondern nur auf der Verschiedenheit der Örtlichkeit und des Modus der Infektion. Es ist bemerkenswert, wie sich unter dem Einfluss der Kochschen Demonstrationen die Geister scheiden, während die einen zweifelnd und abwartend verharren, erkennen andere (Jürgensen[1], Baginski[2]) sofort an, wie die klinischen Erscheinungen durch die neuen Tatsachen besser als bisher zu erklären sind.

Der Kongress empfand es als wesentliche Verpflichtung, die Bedeutung der neuen Entdeckung und ihren Einfluss auf Denken und Handeln der Ärzte abzuwägen und darzustellen. So wurde die Tuberkulose zum Hauptreferat auf dem zweiten Kongress gemacht. Ein Kliniker der älteren Generation, Rühle in Bonn, der noch vor kurzem in einem Buch über die Tuberkulose die alten Anschauungen gepredigt hatte, war zum Referenten bestellt. Er war vom Saulus zum Paulus geworden. „Es ist unmöglich, sich mit einem Mal von den eingewurzelten Lehren und den ihnen zugrunde liegenden Erfahrungen loszumachen. Es bedarf Zeit, die grosse Entdeckung Kochs mit denselben in Einklang zu bringen. Wenn dies nicht sofort in vollem Umfange gelingt, ist darum die durch die Bacillen bewiesene Infektionsnatur der Tuberkulose unwahr? Wenn wir es uns noch nicht einwurfsfrei zurecht zu legen verstehen — der Tuberkulosepilz ist wirklich da. Die Zeiten sind vorüber, wo das als unwahr galt, was zu den gewohnten Gedanken nicht passen wollte — nach den neuen Tatsachen haben wir uns umzudenken." Rühle geht den verschiedenen Infektionsmöglichkeiten nach und entwickelt daraus die verschiedenen Formen der menschlichen Tuberkulose. Er zeigt, dass die Heredität wahrscheinlich eine Vererbung der Disposition mit nachfolgender Infektion im Milieu ist. Er weist vor allem auf die Möglichkeit hin, dass die Bacillen im Körper zugrunde gehen, dass die von ihnen veranlassten Prozesse heilen und ihre Verbreitung ein Ende finden kann. „Das geschieht gewiss alle Tage und trotz der Infektionsnatur möchte ich dem alten Greifswalder Stabsarzt, den Cohnheim zitiert, wenigstens im Perfektum Recht geben, dass am Ende jeder einmal ein bischen Tuberkulose gehabt hat. Mit der Infektion, mit den Bacillen ist doch der Begriff des unaufhaltsamen Vermehrens und unsterblichen Fortschreitens nicht identisch." In bezug

[1] Polikliniker in Tübingen, dessen originelle Bedeutung von Fr. Müller in seinem Nachruf in Wien 1908 hervorgehoben wird.

[2] Hervorragender Pädiater und Leiter des Kinderkrankenhauses in Berlin (1843—1919).

auf die Prophylaxe erkennt er die Notwendigkeit der Überwachung tuberkulöser Kranker an, warnt aber in modern anmutenden Worten vor Übertreibungen. In bezug auf Therapie erkennt er an, dass bisher ein gangbarer Weg nicht gefunden ist. Der Korreferent Lichtheim[1] sowie die anschliessende Diskussion suchen den Begriff der Disposition schärfer zu präzisieren, ohne aber zu sicheren Resultaten zu kommen, und die therapeutischen Vorschläge bringen nur negative Berichte über primitive Versuche der Bacillenbekämpfung. Vier Jahre später (1887) wird die Therapie der Phthise in grossen Referaten von Dettweiler und Penzoldt ausführlich besprochen. Ein wesentlicher Einfluss der neuen Entdeckungen ist nicht zu bemerken. Stärkung des Körpers durch Luft und Licht, klimatische Einflüsse, Ernährung, Abhärtung und Anstaltspflege umfassen die Phthisiotherapie. Auch der Einfluss seelischer Behandlung des launenhaften, euphorischen, willensschwachen Kranken wird gebührend hervorgehoben. Im Vordergrund steht die Liegekur, die langsam gesteigerte Mastkur. Entscheidend ist die persönliche Führung durch den Arzt. Eine spezifische Behandlung gibt es nicht. Auch die spezifische Heilkraft eines besonderen Klimas ist abzulehnen. Über die Art der Ernährung existieren keine einheitlichen Meinungen. Penzoldt, der selbst Tuberkulose überwunden hat, setzt sich für die roborierende Wirkung der Fleischkost ein, während andere vorwiegend Kohlehydrate und Fettnahrung empfehlen. Alkoholische Getränke werden in mäßigen Mengen empfohlen. Das Hauptresultat ist die Anerkennung der Heilbarkeit der Tuberkulose durch längere Kuren, ,,wenn nicht die force majeure der Mittellosigkeit herrscht.“ Aber es liegt doch auch eine gewisse Resignation über dem Ergebnis. ,,Die Lungentuberkulose kann ohne unser Zutun heilen. Es ist der Behandlung zuweilen möglich, die Bedingungen für die Heilung auf künstlichem Wege günstiger zu gestalten und somit Stillstand, Besserung, ja lang anhaltende Heilung herbeizuführen.“ Wie schnell sich aber die Umstellung der Kliniker zur Infektionstheorie durchgesetzt hat, zeigt im selben Jahre ein Vortrag von Rühle, der nun die Heredität der Tuberkulose im alten Sinne aufgibt und an die Stelle des Begriffs der Erblichkeit die Tatsache der Familien- bzw. Umgangstuberkulose setzen will. Die Art der Tuberkuloseübertragung wird im Jahre 1888 von Cornet präzisiert, welcher zeigt, dass mit Staub aus Phthisikerbaracken Tiere tuberkulös gemacht werden können. Im folgenden Jahre zeigt Buchner, dass die Lungen für inhalierte Bakterien durchlässig sind.

Über das grosse Thema der spezifischen Heilung der Tuberkulose wurde dann im Jahre 1891 verhandelt. Es war im Jahre vorher, dass Koch auf dem Berliner internationalen Kongresss die Mitteilung von der spezifischen Beeinflussung tuberkulöser Herde durch das ,,Tuberkulin“ genannte Stoffwechselprodukt der Tuberkulosebacillen gemacht hatte. Die Alten unter uns erinnern sich des ungeheuren Aufsehens, das diese Kunde in der ganzen Welt gemacht hat. Koch selbst hatte nicht von

[1] Damals Kliniker in Bern, später Naunyns Nachfolger in Königsberg.

Heilung gesprochen, aber seine Mitteilungen waren vielversprechend genug, um bei vielen Kranken und manchen Ärzten einen Taumel der Begeisterung zu erzeugen. Um das zu verstehen, muss man die unvergleichliche Autorität bedenken, deren Koch sich mit Recht in der wissenschaftlichen Welt erfreute. Als der Kongress verhandelte — ½ Jahr nach der ersten Bekanntgabe der Entdeckung — war schon eine gewisse Ernüchterung eingetreten. Es war schon bezeichnend, dass das Referat an zweite Stelle gesetzt wurde, während der erste Tag von Referaten über Gallensteinkrankheiten ausgefüllt war. Das Referat des Leipziger Klinikers Curschmann erfüllte alle Anforderungen, die an verständnisvolle und sachliche Kritik zu stellen sind. Er stellte die Problematik der Heilbehandlung in den Vordergrund, er erkannte die Spezifität der Einwirkung des Tuberkulins auf tuberkulöses Gewebe an, er wertete die Entdeckung desselben als fundamental und zweifellos als eine der grössten, welche die Heilkunde aufzuweisen hat. Aber die Frage der Heilwirkung befinde sich noch im ersten Kindesalter. Es sei Aufgabe der Ärzte, das Weitere fruchtbringend zu gestalten. Der Prager Kliniker Jaksch erkennt die diagnostische Bedeutung an, in therapeutischer Beziehung sind seine Hoffnungen herabgestimmt. Er hat in vier Monaten in leichten Fällen Besserungen, keine Heilung, gesehen. Der Pädiater Heubner, damals noch in Leipzig, schätzt sich glücklich, keine nachteiligen Folgen gesehen zu haben, erkennt allenfalls eine Unterstützung der Heilungstendenz an. Derselbe skeptische Grundklang geht durch die ganze Diskussion. Die Lobredner, wie Ziemssen (München), bleiben sehr in der Minderheit. Es wird auch von wesentlichen Schädigungen durch Tuberkulin berichtet, und die Gesamthaltung ist die eines sehr vorsichtigen Abwartens.

Die folgenden Jahre bringen nur vereinzelte kasuistische Mitteilungen. So spricht der Heilstättenarzt Wolff im Jahre 1892 von der Bedeutung der Disposition für die tuberkulöse Erkrankung. Die tuberkulöse Infektion ist ungeheuer häufig, aber sie führt nur in einer geringen Anzahl von Fällen zur Erkrankung, für welche vielmehr die Änderung der Immunitätslage notwendig sei. Ein anderes Mal (1897) wird der Unterschied zwischen Skrofulose und Tuberkulose hervorgehoben, auch wird von der Besserung kalter Abscesse durch künstliche Terpentineiterung berichtet. Auf dem 20. Kongress (1902) erfahren wir, dass tuberkulöse Peritonitis durch Entleerung des Ergusses geheilt werden kann.

Von besonderer Bedeutung ist die Mitteilung Naegelis (Zürich) 1907, dass unter 500 Sektionen in 97% tuberkulöse Herde gefunden wurden. Unter den obduzierten Leichen waren alle Klassen der Bevölkerung, darunter viele kräftige Landbewohner enthalten. Naegeli kann alle Einwände gegen seine Statistik zurückweisen und sieht mit Recht in denselben einen Beweis für die überwiegende Bedeutung der Disposition für die Tuberkuloseerkrankung. Auf demselben Kongress zeigt der jüngere Liebermeister, dass Tuberkelbacillen in Organen und Blut tuberkulöser Menschen vorhanden sein können, ohne dass es zur Miliartuberkulose kommt.

Die Verhandlung über die Bedeutung des Tuberkulin wird erst im Jahre 1910 von neuem aufgenommen.

Im Vordergrund steht diesmal der diagnostische Wert, welcher sich in der Tiermedizin besonders bewährt hat und für die landwirtschaftliche Rinderzucht von besonderer Bedeutung geworden ist. Eine Schutzimpfung der Rinder durch Tuberkulin hat sich nicht bewährt. Das wirksame Verfahren der Tuberkuloseausrottung liegt nur darin, dass die durch Tuberkulin als krank befundenen Tiere getötet werden. In der humanen Medizin hat die Tuberkulindiagnostik auch Gefahren gezeigt. Die klinische Verwertung bedarf grosser Kritik, vor allem ermöglicht sie nicht die Unterscheidung zwischen aktiver und inaktiver Tuberkulose. Das Urteil über den therapeutischen Wert lautet 1910 hoffnungsvoller als vor 19 Jahren. Referent war auch diesmal der Erlanger Kliniker Penzoldt, der selbst 1890 mit Tuberkulin behandelt worden war und an sich selbst den Dauererfolg konstatiert zu haben glaubte. Er erwartet von der Tuberkulinkur eine Unterstützung der natürlichen Heilungsbestrebungen des Organismus, der sich freilich nur bei Frühbehandlung, und auch da nicht in allen Fällen, auswirkt. Die besseren Resultate geben die Fälle, bei denen das Bestehen indurativer Entzündungsform die natürliche Heilungstendenz andeutet. Im allgemeinen soll die Kur nur in Heilstätten und Kliniken durchgeführt werden, da sie gleichzeitig die hygienisch-diätetische Behandlung notwendig macht. Auch ist eine höchst vorsichtige Dosierung im Beginn, mit aller klinischen Vorsicht und sehr langsamer Steigerung der Dosen notwendig. In der folgenden Diskussion überwiegt die prinzipielle Anerkennung des Heilwertes, für die selbst kritische Beobachter, wie Sahli und Stintzing, eintreten; während z. B. F. Klemperer die Unterschiede zwischen der biologischen und therapeutischen Wirkung scharf hervorhebt und die Bedeutung der Suggestivwirkung betont.

In den folgenden Jahren berichtet Bacmeister über experimentelle Erzielung von Spitzentuberkulose bei Kaninchen. Liebermeister zeigt, dass Tuberkelbacillen auch bei inaktiver Tuberkulose im Blute kreisen, ja, dass sich bei zahlreichen tuberkulosefreien Patienten säurefeste Stäbchen im Blute finden. Auf dem Kongress von 1914 tritt zum erstenmal die Behandlung mit lebenden, ungiftigen Tuberkelbacillen aus der Kaltblüterreihe hervor. Möller berichtet von dem günstigen Einfluss der Vaccination mit Blindschleichen-Tuberkelbacillen.

In der Nachkriegszeit bringt schon der erste Kongress (1920) ein Abbild der lebhaften therapeutischen Bestrebungen. Es wird über Heilversuche mit Bacillenemulsion und Immunserum (Liebermeister), mit Teilprodukten der Bacillen, den sogenannten Partigenen (Deyke), schliesslich über Erfahrungen an lebenden Schildkrötenbacillen nach Friedmann berichtet. Auch Chemotherapie mit Goldpräparaten (Krysolgan) wird empfohlen. Keinem dieser Versuche war bekanntlich Erfolg beschieden, so hoffnungsvoll auch viele Berichte lauteten. Auch diese Diskussion konnte der damalige Vorsitzende mit den Worten schliessen: „Wir haben viele Methoden kennengelernt, durch die wir die Heilung unterstützen können, ein Heilmittel der Tuberkulose haben wir nicht empfangen.“ —

Eine erneute Aufrollung der gesamten Tuberkuloseprobleme fand 1922 statt. Was auf den damaligen Verhandlungen über Anatomie und Histologie von Aschoff, über die Bakteriologie von Uhlenhuth, über die Erfolge der klinischen Behandlung von Gerhardt, über Röntgentherapie von de la Camp und über die operativen Heilverfahren von Brauer und Jehn dargelegt worden ist, gibt in erschöpfender Weise den damaligen Stand der wissenschaftlichen Kenntnis wieder. Das klinisch-therapeutische Referat gipfelt in dem resignierten Bekenntnis, dass nur die Unterstützung der natürlichen Heilverfahren des Organismus von entscheidender Bedeutung sei, auch das Röntgenverfahren vermag nur unterstützend zu wirken, während bei richtiger Indikationsstellung die Pneumothoraxbehandlung und in schwersten Fällen der chirurgische Eingriff oft von vorzüglicher Wirkung sind.

In den letzten zehn Jahren ist über Tuberkulose nicht mehr viel vorgetragen worden. Man merkt, dass in den neuen ärztlichen Vereinigungen ein besonderes Forum für Tuberkulosefragen gegründet ist, vor dem die fernere Entwicklung sich abspielt. Immerhin erhalten wir von Assmann, dem Begründer der neuen Lehre von den infraclaviculären Frühinfiltraten einen Bericht über seine Befunde (1925 und 1928) und in den letzten Jahren hörten wir Vorträge über das neue diätetische Verfahren von Gerson (bzw. Sauerbruch-Hermansdörfer), welche bekanntlich in Kochsalzentziehung, Fleischverminderung und reichlicher Vitaminzufuhr besteht. Der bald danach seinem zukunftsvollen Wirkungskreis entrissene Meyer-Bisch, ein Schüler Erich Meyers, berichtete 1930, dass die von den Autoren für ihre Diät behauptete Entwässerung des Körpers wenigstens bei Tuberkulösen nicht zutrifft, dass die Salzarmut der Kost die Patienten vielmehr an Wassergehalt zunehmen liess. Eine klinische Besserung war in drei bis fünf Monaten der Gersonschen Ernährungskur nicht zu konstatieren. Auf dem letzten Kongress hat Gerson eine Reihe von Krankengeschichten vorgetragen und Röntgenbilder gezeigt von Tuberkulösen, die nach seiner nun modifizierten Methode ernährt waren. In der Aussprache erklärten erfahrene Tuberkuloseärzte, dass die demonstrierten Besserungen nicht über die auch sonst erzielten Erfolge hinausgingen.

Besondere Darstellung erheischt die Entwicklung der **operativen Behandlung** der Lungentuberkulose mittels des künstlichen Pneumothorax, der Phrenikotomie und der grossen chirurgischen Eingriffe. Von der therapeutischen Bedeutung eines künstlich gesetzten Pneumothorax ist zuerst 1906 die Rede, aber die Beeinflussung der Tuberkulose wird nur zögernd und sehr skeptisch erwähnt. Der damalige Hallenser Kliniker Adolf Schmidt[1] wendet die Lufteinblasung in den

[1] Adolf Schmidt, früher Assistent von Gerhardt, nach kurzer poliklinischer Tätigkeit in Breslau nach Halle, von dort nach Bonn berufen, † 1917.

Pleuraraum vielmehr in erster Linie zur Behandlung pleuritischer Exsudate an. Aber er erwähnt als Vorbild ausdrücklich den amerikanischen Chirurgen Murphy, welcher 1898 die tuberkulös erkrankte Lunge durch Einführung sterilen Stickstoffes in die Pleurahöhle ausser Funktion gesetzt hat. Das Verfahren war in Deutschland schon im Jahre vorher von Brauer ausgeführt und publiziert worden. Schmidt will mit dem künstlichen Pneumothorax vor allem die Resorptionsbedingungen alter Exsudate, daneben auch Bronchiektasien bessern. Er hat freilich auch einige Fälle von Lungentuberkulose mit Sauerstoff- oder Luftinjektion behandelt, aber entscheidende Resultate hat er nicht gesehen. Immerhin war der Eindruck fortschreitender Besserung in einigen Fällen so günstig, dass er entschlossen ist, das Verfahren weiter in Angriff zu nehmen. In der Diskussion hebt Brauer in einer kurzen Bemerkung die Urheberschaft des Italieners Forlanini hervor, während er sachlich nur kurz von der Technik spricht und im übrigen auf seine an anderer Stelle erfolgten Publikationen hinweist.

Zwei Jahre später gibt Brauer einen ausführlichen Bericht über das künstliche Pneumothoraxverfahren, das er inzwischen an 58 Fällen studiert hat. Er empfiehlt zum Beginn das Schnittverfahren, besonders wegen der Gefahr der Luftembolie bei der einfachen Punktion; die Anlegung des künstlichen Pneumothorax bleibt immer ein vorsichtig zu bedenkender Eingriff, dem in jedem Falle, wie jedem anderen chirurgischen Vorgehen auch ganz ausgesprochene Bedenken und Schattenseiten anhaften. Er betont die Notwendigkeit dauernder Beobachtung während des Eindringens der Luft im Röntgenbild und berichtet über physiologische Versuche über die Behandlung der Atmung durch den Pneumothorax, über Pleurareflexe und über das Verhalten der Dyspnoe beim Lungenkollaps. In der Diskussion wird von Lenhartz (Hamburg) die Möglichkeit übelster Zufälle beim Eintreten des Pneumothorax betont. Er zieht die Entfernung der Rippen vor, während andere Redner die Gefahr nicht so hoch einschätzen. Bemerkenswert ist die Antwort, in der Brauer sich mit Lenhartz auseinandersetzt. Auch er hält das Verfahren noch für angreifend genug, um es nicht etwa einfach auf Wunsch der Patienten oder ihrer Verwandten machen zu können. Er verwahrt sich dagegen, sich etwa enthusiastisch über die Aussichten des Pneumothorax geäussert zu haben. Auch im Jahre 1913 berichtet Brauer nur von seinen Erfahrungen und Experimenten über die arterielle Luftembolie; ohne auf die Praxis des künstlichen Pneumothorax näher einzugehen, ermahnt er wieder, bei der „heute leider recht kritiklos geübten Pneumothoraxtherapie zu grösster Vorsicht mit den Punktionsmethoden.“ Auch in der Diskussion, die gleichzeitig eine Mitteilung von Spielmeyer (München) über die anatomischen Folgen der Luftembolie im Gehirn berücksichtigt, ist von der Pneumothoraxtherapie selbst nicht die Rede.

Eine ausführliche Darlegung der theoretischen und praktischen Fragen, die mit der Anlegung eines Pneumothorax bei Tuberkulose zusammenhängen, gibt Brauer erst in seinem grossen Vortrage im Rahmen der grossen Tuberkulosediskussion im Jahre 1921. Er fasst hierbei die Indikation zum Pneumothorax in folgender Weise zusammen: Für die Anlegung eines Pneumothorax kommen im wesentlichen einseitige Lungentuberkulosen grösserer Ausdehnung und progredienten Charakters bei Fehlen von Pleura- und -Zwerchfelladhäsionen in Betracht“ (genaue klinische und röntgenologische Untersuchung).

Besonders günstig sind folgende Formen:

1. Akute und chronische disseminierte, knotige und acinös-käsige, lobulär-käsige wie kleinere lobär-käsige Formen bei Fehlen stärkerer proliferierender Prozesse, die die Lunge inkompressibel machen (beste Statistik).

2. Beginnende ulcerös-kavernöse Formen, wenn die Kavernen noch dünnwandig, also gut kompressibel sind.

3. Zuweilen grössere, käsig-pneumonische Prozesse im Anfangsstadium.

Weniger günstig sind im allgemeinen:

1. Kavernöse Formen, mit der Pleura benachbarte grössere Kavernen, wobei meistens stärkere Pleuraadhäsionen bestehen, so dass es dann nur zu einem partiellen Pneumothorax kommt.

2. Sehr grosse, einen Ober- resp. Unterlappen einnehmende Kavernen, die häufig sehr starrwandig sind. Selbst wenn eine völlige Kompression erreicht wird, fehlt das narbenspendende Parenchym, ohne welche eine Heilung unmöglich ist.

Keine Indikation für Pneumothoraxbehandlung bilden beginnende Spitzenprozesse oder kleinere acinös-nodöse sowie lobulär-pneumonische Herde im Hilusbereich.

Die „andere Seite“ ist bei jeder beabsichtigten Pneumothoraxanlegung des öfteren klinisch zu untersuchen. Kleinere röntgenologisch nachweisbare Herde mit Kalkuli bilden keine Kontraindikation. Sehr zu betonen ist eine genaue Untersuchung, da beginnende Prozesse häufig sehr weiche, oder noch gar keine Herdzeichnung auf der Röntgenplatte geben. Wichtig ist bei der Auskultation die Untersuchung auf den Charakter des Katarrhs bei verschiedenen Tageszeiten, sowie die Prüfung, ob die vorhandenen Rasselgeräusche in horizontaler Richtung nach der gesunden Seite zu abnehmen. Bei zweifelhaftem Befunde ist ein Pneumothoraxversuch gerechtfertigt, da bei richtiger Füllung die andere Seite bei Bettlage kaum beeinflusst wird. Es ist daher auch wohl möglich, von Fall zu Fall die Indikationsstellung bei genauer klinischer und röntgenologischer Beobachtung zu erweitern.

Oft sind bei richtigem Vorgehen recht befriedigende Erfolge zu verzeichnen. Niemals sollte die Therapie ohne regelmäßige Röntgenkontrolle vor und nach der Füllung durchgeführt werden. Oft hat sich die Lunge sehr rasch wieder angelegt. Man dringt dann in das Lungengewebe ein und bekommt bei diesen Fehlern ganz besonders häufig Lungenembolien zu sehen.

Aus der Diskussion ist der Bericht von Zinn hervorzuheben, welcher sich auf die Pneumothoraxbehandlung von 200 Kranken bezieht, von welchen 22% ausgeheilt, 33% als wesentlich gebessert bezeichnet wurden. F. Klemperer will das Indikationsgebiet auch auf doppelseitige Tuberkulose ausdehnen, wobei er freilich die Anlegung des Pneumothorax als einen Versuch betrachtet, der fortgeführt wird, wenn er Nutzen bringt, sonst einfach abgebrochen wird.

Neben dem Pneumothoraxverfahren wurde zur Erzielung des Lungenkollapses auch die Durchschneidung des Phrenicus geübt, von der zuerst Sauerbruch (damals Professor in Zürich) im Jahre 1913 berichtet. Er proklamiert in seinem Vortrag als einfaches Prinzip der chirurgischen Behandlung der Tuberkulose die Retraktion und Kompression des Lungengewebes. Auf diese Weise werden Kavernen verkleinert und der Heilung zugängig gemacht. Durch die Retraktion der Lunge treten Veränderungen in der Blut- und Lymphzirkulation ein, die in Verbindung mit einer reichlichen Bindegewebsentwicklung einen günstigen Einfluss auf die anatomische Ausheilung der Erkrankung ausüben. Ruhigstellung und Kompression der Lunge wird durch Phrenikotomie erreicht, welche zur künstlichen Zwerchfellähmung führt. Sie ist besonders indiziert bei isolierter Oberlappentuberkulose, während sie bei Unterlappentuberkulose in Verbindung mit einer partiellen Plastik in Frage kommt.

Ausführliche Darlegung über die Erfolge der Phrenikotomie gibt 1923 Götze (Frankfurt a. M.), der dieselben Indikationen wie für den Pneumothorax aufstellt. In der Hälfte der Fälle hat er bedeutende Besserung, vielfach fast Heilung gesehen. Phrenikotomie vervollständigt die Wirkung des Pneumothorax. Sie muss evtl. am Schluss des Pneumothoraxverfahrens ausgeführt werden. Im Gegensatz dazu hielt Zadek (Neukölln) die Phrenikotomie für weniger wirksam, als die Exhairese; als selbständige Methode weist er diesen Methoden aber nur einen bescheidenen Platz an. Sie ist vielmehr am Platz als einleitende Operation für Pneumothorax, wonach dann die Menge des einzuführenden Gases stets geringer zu sein braucht, als beim einfachen Pneumothorax. Nachteile des Verfahrens bestehen nicht; in 50 Fällen hat sich das kombinierte Verfahren sehr bewährt.

Der Pneumothorax ist ein chirurgisches Verfahren, das vom inneren Kliniker selbst ausgeführt wird. Die Phrenikotomie wird gewöhnlich den Chirurgen überlassen, welchen vor allem die grossen Eingriffe der Thorakoplastik, der eigentlichen Lungenchirurgie, vorbehalten sind. Bemerkenswerterweise ist schon 1883 von der Lungenchirurgie ausführlich die Rede. Der Greifswalder Kliniker Mosler versteht darunter die äussere Anwendung des Glüheisens, durch die damals der Pariser Kliniker Widal Erfolge bei Tuberkulose erzielt hatte. Er rechnet auch hierzu die Einspritzung von Jod- und Carbolsäure durch die Thoraxwand in die Kavernen. Er berichtet aber auch von eigenen Versuchen der Öffnung tuberkulöser Kavernen, die er mit dem Chirurgen Hüter zusammen gemacht hat, denen aber praktische Erfolge nicht beschieden waren. In der Diskussion äussern sich die meisten Kliniker sehr skeptisch; nur Leyden spricht die Hoffnung aus, dass die Vervollkommnung der Indikationen und der Methode doch therapeutische Fortschritte herbeiführen werde.

Im Jahre 1891 berichtet der Berliner Chirurg Sonnenburg von Kombination der Lungenchirurgie mit Tuberkulinkuren. Er hat bei einem Patienten eine Kaverne mit Thermocauter geöffnet und mit Jodoformgasen tamponiert. Der Patient hat die Operation überstanden, die Kaverne scheint geheilt und der Patient hat sich erholt. Im ganzen hat Sonnenburg an sechs Tuberkulosekranken Operationen vorgenommen, wovon zwei gestorben sind. Er hält die operative Behandlung bei gutem Kräftezustand, beschränkter Lungenerkrankung und günstig gelegener Kaverne für indiziert, so dass sich die Lungenchirurgie vorläufig in sehr bescheidenen Grenzen bewegt.

Im nächsten Jahre erstattet der Berliner Chirurg Gluck, welcher im Jahre 1901 die Möglichkeit teilweiser Lungenexstirpation erörtert hat, einen Bericht, wobei er sich an die Arbeiten der inneren Kliniker Mosler und Quincke und der Chirurgen König und Murphy anschliesst, von denen der letztere eine Monographie ,,surgery of the lung" geschrieben hat. Glucks Operationen beziehen sich auf Verletzungen, Fremdkörper und Geschwülste; an tuberkulöse Lungen hat er sich nicht herangewagt.

Im Jahre 1904 berichtet der damalige Breslauer Assistent Dr. Sauerbruch über sein neues Verfahren der Operation unter Überdruck, das im Tierversuch dem Kongress von ihm und Brauer (damals in Heidelberg) vorgeführt wird. Es wird bei diesem Verfahren dauernd gleichmäßig eine die Lunge blähende Druckdifferenz zwischen innerer und äusserer Fläche der Lungen erhalten und dadurch die Gefahr des Kollapses vermieden.

1911 berichtet Bruns (Marburg) über neue Versuche, die Sauerbruch zur Vorbereitung der grossen Lungenchirurgie angestellt hat, indem er durch Unterbindung von Lungenarterien vollkommenen Kollaps und Atelektase mit folgender Schrumpfung des versorgten Lungenlappens erzielt hatte. Bei diesen Versuchen wird die Wirkung hervorgehoben, welche die Unterbindung für die bestehende Lungentuberkulose auszuüben verspricht. Die ,,Lungenatelektase" stellt den betreffenden Lungenlappen absolut ruhig und vermindert Menge und Strömungsintensität von Blut und Lymphe. Sie verhindert dadurch die mechanische Ausbreitung der Tuberkulose und vermindert den Sauerstoff, welchen die Tuberkulosebacillen notwendig brauchen. Wie anregend die Sauerbruchschen Ideen in der Medizin fortgewirkt haben, zeigt der Bericht von Albert Fränkel (Heidelberg), über die Operationen, die Professor Wilms zur Erzielung des Lungenkollapses ausgeführt hat und bei denen zuerst hinten paravertebral Rippenstücke von der ersten bis achten Rippe und danach in einer zweiten Operation vorn, neben Brustbein, aus den Rippenknorpeln Stücke entfernt wurden. Die

Resultate werden als sehr ermutigend beschrieben. — In der Diskussion berichtet Kissling von den operativen Versuchen, die der verstorbene Lenhartz ausgeführt hat.

Wie sehr sich unter den Händen von Sauerbruch selbst die operativen Methoden entwickelt haben, erfährt man aus dem grossen Bericht, den 1921 Jehn über Sauerbruchs operierte Fälle erstattet. Es handelt sich um 450 Phthisiker, die sämtlich vor der Operation länger dauernde Kuren durchgemacht haben, ohne definitiv geheilt zu sein. Fast bei allen ist zuerst die Phrenicotomie gemacht worden, die in den meisten Fällen eine wesentliche Besserung lokal und allgemein hervorbringt, oft aber auch auf der scheinbar gesunden Seite einen bis dahin latenten Prozess aufflackern lässt. Danach wurde bei der Mehrzahl der künstliche Pneumothorax angelegt; nur wenn dies Verfahren infolge ausgedehnter Pleuraverwachsungen ungangbar ist, oder wenn der Pneumothorax zu Komplikationen (Exsudatbildung, Cavernenperforation) geführt hat, kommt die Thorakoplastik in Form der paravertebralen Rippenresektion zur Ausführung. Von den 450 Kranken ist die Beobachtung der 1907 bis 1918 operierten 380 Fälle abgeschlossen; von ihnen sind 134 = 35% geheilt, 2% haben die Operation nicht überstanden, 12% in den ersten Wochen p. o. gestorben, 20% wesentlich gebessert, 20% gebessert, 10% nach anfänglichem Stillstand oder Besserung später gestorben.

b) Pneumonie.

Die Lehre von der infektiösen Natur der Pneumonie ist auf unserem Kongress gewissermaßen aus der Taufe gehoben worden. Im Jahre 1884 hat Jürgensen aus klinischen Gründen die Annahme eines spezifischen Krankheitserregers als notwendig erklärt und Albert Fränkel, damals Assistent der Leydenschen Klinik[1], hat den kurz vorher von ihm entdeckten Pneumococcus in Schnitten und Reinkultur demonstriert. Die Entdeckung war freilich damals noch nicht abgeschlossen und es bedurfte mehrjähriger Arbeit des Entdeckers, um sie gegen jeden Einwand sicherzustellen. Auf dem Kongress im Jahre 1884 hat er noch mit den damals schwer deutbaren Befunden zu rechnen, dass die Pneumokokken auch im Mund gesunder Menschen als sogenannte Sputum-Septikämiekokken gefunden werden, auch mit den widersprechenden Funden von Friedländer, der einen andersartigen Kapselcoccus bei Pneumonie gefunden hatte. Bekanntlich haben sich diese Schwierigkeiten gelöst. Die Auffindung des Pneumococcus im Munde hat sich dem allgemeinen Gesetz eingeordnet, dass die pathogenen Erreger einen disponierten Organismus vorfinden müssen, wenn sie infizieren sollen. Und der von Friedländer erfundene Erreger hat sich als seltener Nebenbefund erwiesen. Die Fränkelsche Entdeckung ist denn auch zur Grundlage geworden für therapeutische Versuche durch Darstellung spezifisch wirkenden Pneumokokkenheilserums. Auf der Leydenschen Klinik

[1] Vorher Assistent von Ludwig Traube, dessen Neffe er ist; später Direktor des Berliner Krankenhauses am Urban, vor welchem seine Büste aufgestellt ist, † 1917.

wurde nach der Behringschen Methode ein Heilserum dargestellt, das im Tierversuch die Pneumokokkensepsis der Kaninchen günstig beeinflusste. Auf dem Leipziger Kongress 1892 erfolgt ein Bericht über Heilversuche am Menschen. Die Versuche waren nicht entscheidend, weil das Heilserum nicht in genügender Konzentration darzustellen war. Auch über Versuche, die Pneumonie durch Injektion mit abgeschwächten Erregern zu behandeln, wurde ohne abschliessende Erfolge berichtet.

Das Fazit der bakteriologischen Untersuchungen wurde acht Jahre später (1900) in einem grossen Referat von dem Budapester Kliniker von Koranyi gezogen, in dem er den Diplococcus Fränkels als den häufigsten Erreger der croupösen Pneumonie anerkannt hat, der nicht nur in der Lunge, sondern auch in anderen Organen entzündliche Veränderungen hervorrufen kann. Dabei stellt Koranyi fest, dass der Pneumococcus, je nach dem Grade seiner Virulenz und der Empfänglichkeit des infizierten Organismus, verschieden wirksam sein kann. Er kann ein harmloser Mundbewohner sein, er kann sowohl hochfieberhafte als auch asthenische Pneumonien erzeugen, ja er ist auch morphologisch nicht konstant, indem er zu Streptokokken auswachsen kann. Die Heilversuche, welche sich auf die bakteriologische Basis stützen, und welche von vielen Forschern durchgeführt wurden, haben sich in der Praxis sämtlich nicht bewährt.

Von den übrigen Behandlungsmethoden der Lungenentzündung erkennt Koranyi den Aderlass in gewissen Situationen als ausserordentlich wirksam und die Sauerstoffatmung als subjektiv erleichternd an. Die Bäderbehandlung lehnt er ab. Unter den Antipyreticis wird besonders das Chinin empfohlen. Der Mitreferent, der holländische Kliniker Pel, kommt in bezug auf die Behandlung zu dem Resignationsschluss: „Je weniger der Arzt bei der regulär verlaufenden Pneumonie eingreift, desto grösser ist die Wahrscheinlichkeit eines glücklichen Ausgangs.“ Dabei wird die Bedeutung der symptomatischen Therapie nicht verkannt. „Das Grosse besorgt schon die Natur, der Arzt besorge das Kleine.“ Als die besten Herzstärkungsmittel werden Wein und Campher anerkannt, während die Wirkung der Digitalis auch in grossen Dosen zweifelhaft bleibt. Die grosse Diskussion zeigt, bei grundsätzlicher Übereinstimmung in bezug auf die Unmöglichkeit einer kausalen Behandlung[1], eine ausserordentliche Mannigfaltigkeit in bezug auf die Wertschätzung der einzelnen Methoden und Mittel; genannt werden Morphium, Dowersches Pulver, Expectorantien und Tonica (Eisen), Plumbum aceticum und Ergotin, Strychnin, Campher, warmer Brusttee, besonders

[1] Die Diskussionsbemerkung von Fr. Schultze (Bonn) verdient wohl überliefert zu werden: Wir hören, wenn wir in ein Tal hinabsteigen und gegen die Berge rufen: Heilst Du die Pneumonie? das Echo zurückrufen: „Nie ..... Der bekannte und berühmte Heidelberger Chirurg Simon pflegte uns das Wort entgegen zu schleudern: „Der Pirogoff will gelernt sein, aber eine Pneumonie heilt von selbst.“ Nun: grade der Pirogoff ist leicht gelernt, auch von einem Heilgehilfen, aber die Pneumonie heilt oft nicht von selbst und auch der Chirurg heilt sie nicht.

aber abkühlende Bäder, die von den erfahrensten Kliniker zur Anregung der Herztätigkeit in schweren Fällen empfohlen werden (Nothnagel, Bäumler, Senator).

Von der klinischen Gesamtbehandlung ist dann jahrzehntelang nicht die Rede.

Chemotherapeutische Bestrebungen werden 1914 von Grund (Halle) berichtet, welcher im Anschluss an Aufrecht das pneumokokkentötende Chinin, und zwar in Verbindung mit Kollargol empfahl. Die Resultate befriedigen nicht. 1920 schliesst sich an das Referat von Schittenhelm, welcher das von Morgenroth dargestellte Chininderivat Optochin mit Zurückhaltung erwähnt, eine längere Diskussion über den Wert dieses Mittels, das von einigen als wirkliches Heilmittel der Pneumonie anerkannt wird. Über die in den letzten Jahren in die Therapie eingeführten injizierbaren Chininpräparate ist auf dem Kongress nur vorübergehend gesprochen worden.

Dagegen geschieht der Serumtherapie noch mehrfach Erwähnung; einmal mit Ablehnung des Römerschen polyvalenten Serums durch Reitter (Wien) (1908), das zweitemal mit günstigerer Beurteilung 1928, als Krehl nach amerikanischem Vorbild die diagnostische Trennung der Pneumokokkentypen im Mäuseversuch und die Anwendung des typisierten Serums in sehr grossen Dosen empfahl. Die Diskussion erstreckte sich über die ganze Pneumoniebehandlung; das typisierte Heilserum wurde prinzipiell anerkannt, doch lag noch wenig positives Material vor. Auch unspezifische Serumtherapie fand Fürsprecher, ebenso Rekonvaleszentenserum. Von löslichen Chininpräparaten wurde günstig geurteilt, Chininum bihydrochloricum, Chininurethan, Chininum carbamidatun zur intravenösen Injektion und das von Bergmann eingeführte Solvochin werden empfohlen; H. Schlesinger (Wien) trat für das synthetische Plasmochin ein, das hier zum ersten und einzigen Mal vor dem Kongress genannt wird. Im übrigen wurde Morphium nicht nur als schmerzstillend, sondern geradezu als Heilmittel bei Pneumonikern (Schottmüller), zur Behebung der Kreislaufschwäche intravenöse Dauerinfektion von verdünnter Adrenalinlösung sowie Strophantin, von andern auch Strychnin empfohlen. Der Vergleich mit der Diskussion vor 28 Jahren lässt eine grössere Neigung zur Anwendung ätiologisch-medikamentöser Therapie und eine grössere Vereinfachung, in mancher Beziehung wohl auch eine Verbesserung der symptomatischen Medikation erkennen. Die antipyretische Behandlung fand gar keine Erwähnung. Die Grundlinien der Behandlung, welche in Pflege und Kräftigung des Organismus besteht, sind dieselben geblieben.

c) Typhus.

In bezug auf die Ätiologie des Typhus steht der Kongress von Anfang an auf dem Boden der neu erworbenen bakteriologischen Erkenntnis. Die alte Pettenkofersche Theorie vom Einfluss des Grundwassers findet nur noch Erwähnung, um sie gewissermaßen mit den bakteriologischen Lehren auszusöhnen. Der Vortrag von Finkler (Bonn)

1887 erkennt nur eine Entstehung an durch direkte Kontagion oder indirekte Übertragung von Bacillen, die in Wasserläufe, Brunnen, Nahrungsmitteln hineingelangt waren. Auf derselben Tagung spricht A. Fränkel (Berlin) von der langen Lebensdauer der Typhusbacillen, welche in einem Fall fünf Monate nach Beginn des Typhus eine circumscripte peritonische Eiterung verursacht haben; die Mitteilung zeigt in diesem Frühstadium der klinischen Bakteriologie die Eigenschaft der Typhusbacillen, in die verschiedensten Organe überzugehen, und zweitens die Polyvalenz des Typhuserregers, welcher in diesem Fall eine eitrige Entzündung erregt hat. In der Erklärung schliesst sich Fränkel an die damals herrschende Lehre Kochs und Pasteurs an, dass die Bakterien „morphologisch konstant in bezug auf ihre übrige biologische Eigenschaft ausserordentlich wandelbar sind.“ Auf demselben Kongress berichtet Quincke, dass bei vollkommen geheilten Typhusrekonvaleszenten virulente Bacillen im Darm übrigbleiben und Neuansteckung übertragen können. Dass die Typhusbacillen im Blute kreisend entzündliche Prozesse hervorrufen können, wird drei Jahre später durch Mitteilungen von Fürbringer über gutartig verlaufene Knochenentzündungen in späteren Stadien von neuem berichtet. Die diagnostische Bedeutung der Typhusbacillen und die Methode ihrer Züchtung werden in späterer Zeit ausführlich gewürdigt. Die Schwierigkeiten der Züchtung aus dem Stuhl hebt 1900 Kraus (Prag) hervor, während Paul Krause (Bonn) 1904 bei der Darlegung der bakteriologischen Methodik die diagnostische Bedeutung des Bacillennachweises im Blute würdigt.

Die besonderen Verhältnisse des Kreislaufs beim Typhus werden in anatomischer und klinischer Beziehung von Wiesel und Ortner 1904 besprochen; der erstere zeigt in den peripheren Arterien Schwund der Elastica und Atrophie der Muscularis, der Kliniker macht auf die Tonusverminderung der Gefässe und die Mehrleistung des Herzens aufmerksam; man erkennt diese klinisch an der Verstärkung des II. Aortentons, dessen Schwächerwerden eine schlechte Prognose bedeute.

In den letzten Jahren wurde die Strophantinbehandlung des beim Typhus geschwächten Herzens von Straub und Bass aus der Göttinger Klinik besprochen (1930); sie empfehlen die Anwendung erst beim Eintreten von Herzschwäche, die Dosis soll individualisierend gewählt werden, sie steigt bis 1 mg täglich und kann wochenlang gegeben werden. Die Wirkung ist an vielen Einzelfällen erprobt. Der Gesamterfolg ist freilich wenig imposant: „Unter 63 Todesfällen finden sich nur 21 Fälle, die man als Kollapstodesfälle auffassen muss.“ Dabei wurde in allen Fällen Cardiazol und Coffein neben dem Strophantin angewendet. Mit besonderer Betonung der Individualisierung wurde die Empfehlung von Krehl lebhaft unterstützt.

Von Bemühungen um eine spezifische Therapie wird zeitig berichtet. Schon im Jahre 1894 macht Peiper (Greifswald) Injektion eines antitoxischen Serums bei infizierten Kaninchen. Fünf Jahre später berichtet Wassermann von Versuchen, ein spezifisches Typhusserum dadurch herzustellen, dass er auf Grund einer Ehrlichschen Theorie durch spezifische Immunisierung gewonnenes Serum mit frischem Serum vereinigt, dessen „Alexin" den immunisierenden Zwischenkörper an die Bakterien bindet und diese vernichtet. In der Diskussion hebt Ehrlich die ausserordentliche Kompliziertheit der biologischen Grundlagen hervor, die den erwünschten Heileffekt bisher illusorisch gemacht haben. Von weiteren Versuchen ist 1907 die Rede. F. Meyer und Bergell, sowie Gottstein aus der Klinik von Matthes haben mit Typhusgift, welches auf verschiedene Weise hergestellt wurde, Tiere hoch immunisiert und deren Serum zu Heilversuchen verwendet. Seitdem hat das Problem der spezifischen Therapie des Typhus den Kongress nicht wieder beschäftigt.

Dagegen ist die spezifische Schutzimpfung mit abgetöteten Typhusbacillen im Weltkrieg in ausserordentlichem Umfang ausgeführt worden. Auf der Warschauer Tagung wurde über das Ergebnis von Generalarzt Hünermann zusammenfassend berichtet. Es blieb kein Zweifel, dass der Typhus bei Schutzgeimpften im allgemeinen viel leichter verlief als bei Nichtgeimpften. Völliger Schutz gegen Ansteckung wurde nicht erzielt, aber insbesondere der Vergleich zwischen geimpften und ungeimpften Truppenkörpern an demselben Standort zeigte regelmäßig bedeutend geringere Erkrankungsziffer der Geimpften. Auf derselben Tagung erstattete Krehl, beim Heere als Generalarzt tätig, ein sehr eingehendes Referat über Diagnostik und Symptomatologie des Abdominaltyphus, das in der Aussprache u. a. von Goldscheider, Stintzing, Krause, Rostoski, Steyrer ergänzt wurde.

Zur Epidemiologie der Krankheit ist die Mitteilung von Stickl und Dresel (Greifswald) 1928 hervorzuheben, welche eine weniger virulente Wuchsform der Typhusbacillen gezüchtet haben, die wieder in virulente Form umschlagen kann.

Schliesslich haben wir die Mitteilungen über Typhusbacillenträger und Ausscheider zu referieren, welche wir insbesondere Paul Krause (Münster) und seinen Mitarbeitern verdanken. 1930 hat der Münsterer Kliniker eine ausführliche Darstellung seiner Arbeiten gegeben. Er hält frühzeitige Behandlung der Ausscheider für geboten, am besten mit Salyrgan. In besonders hartnäckigen Fällen kommt sogar Cholecystektomie in Frage, eine Indikation, der von Schottmüller widersprochen wird.

d) Masern.

Die Masern werden in den Verhandlungen erst in den letzten Jahren ausführlich erwähnt. Einmal ist früher von dem Verlauf der eventuellen Kombination mit Scharlach und Keuchhusten die Rede (Seifert 1888), ein anderes Mal (1892) wird von der Übertragung gesprochen, welche nur von Mensch zu Mensch stattfindet, aber während der Inkubation ausgeschlossen ist. Über Schutzimpfung und Heilserumbehandlung bei Masern hat Pfaundler 1929 ausführlich vorgetragen. Das Blut der Masernkranken hat nach Degkwitz' Feststellung am siebten Rekonvaleszententag antitoxische Wirkung, die sich in sehr zahlreichen Anwendungen bewährt hat. Die Schutzwirkung von Tierserum ist unsicher. Auch die vielfachen Versuche über aktive Immunisierung haben noch kein praktisch zuverlässiges Resultat ergeben. Über all diese noch sehr komplizierten Fragen gibt Pfaundlers Vortrag erschöpfende Angaben.

e) Scharlach.

Über den Scharlach spricht Heubner 1886, indem er die Scharlachdiphtherie für eine Mischinfektion erklärt. Für die Behandlung empfiehlt er damals Injektion von 0,5 ccm einer 3%igen Carbollösung in die Tonsillen. Dann ist erst wieder 1912 von Scharlach die Rede, als F. Klemperer von der günstigen Wirkung des Salvarsan berichtet, zu dessen Anwendung er durch die positive Wassermannreaktion veranlasst wurde. Unter 39 schweren Scharlachfällen starben fünf. Das Mittel wirkte immer fieberherabsetzend und schien den Verlauf günstig zu beeinflussen. Auch Lenzmann und Schreiber berichten von günstigen Erfolgen der Salvarsantherapie. Kein geringerer als Ehrlich zieht aus den vorhandenen Tatsachen den Schluss, dass es sich hier um eine spezifische Wirkung auf die vermeintlichen Erreger handeln dürfte. Trotzdem war der Salvarsantherapie nur eine kurze Dauer beschieden. Im nächsten Jahre bestätigt Jochmann die Besserung des Allgemeinbefindens und der Scharlachnekrosen durch das Salvarsan. Aber eine Heilwirkung kann er nicht anerkennen. Von den schweren toxischen Fällen konnte er von 51 nur drei retten. Die Behandlung des Scharlach mit dem Serum von Scharlach-Rekonvaleszenten wird von Reiss 1912 empfohlen, von Lenzmann als unwirksam bezeichnet. Eine wirkliche Serumtherapie datiert erst seit den Arbeiten von Dick und Dochez, über welche Schottmüller 1929 berichtet. Was über die Leistungen des Scharlachheilserums auf dem Kongress vorgetragen wird, ist im Kapitel über ätiologische Therapie referiert (S. 30).

f) Sepsis.

Die Klinik der „kryptogenetischen Septicopyämie“ als Wirkung der Infektion mit verschiedenen Arten der Eiterkokken wird 1888 von Jürgensen (Tübingen), Leube und Litten[1] ausführlich beschrieben. In derselben Sitzung berichtet Ziegler (Tübingen) über die Verschiedenheit endokarditischer Efflorescenzen bei septischen und arteriosklerotischen Prozessen.

Erst 1911 wird das Thema wieder behandelt, als Pässler über die Beziehungen septischer Krankheitszustände zu chronischer Infektion der Mundhöhle berichtet. Er zeigt, wie kurz vorher Gürich, dass insbesondere chronische Mandeleiterungen, aber auch Zahninfektionen oft wenig hervortretender Art zu scheinbar kryptogenetischer Sepsis, zu Polyarthritis, Endokarditis, Nierenentzündungen führen kann. Be-

[1] Hervorragender Berliner Pathologe aus der Schule von Frerichs (1845—1909).

handlung der Zähne und der Mandeln, häufig Ausschneidung der letzteren wird als ätiologische Therapie der Sepsis gefordert.

Das Gesamtproblem der Sepsis wird 1914 in zusammenfassender Weise von Schottmüller (Hamburg) behandelt. Sepsis ist die Allgemeininfektion des Organismus durch pathogene Bakterien, nicht nur der Eitererreger, indem dieselben von einem primären Herde konstant oder periodisch ins Blut eingeschwemmt werden. Eine Reaktion an der Eintrittsstelle braucht nicht nachweisbar zu sein. Die Diagnose geschieht, wenn möglich, durch den Nachweis der Bakterien am Eintrittsherd oder im Blute. Die interne Behandlung, welche durch chemische Mittel oder durch Heilserum die Erreger oder ihre Gifte zu bekämpfen sucht, erscheint illusorisch. Nur die symptomatische und unspezifische Therapie bietet Aussichten. Von grösster Bedeutung ist die operative Behandlung, welche den Sepsisherd ausschaltet oder beseitigt, wozu die Unterbindung infizierter thrombosierter Venen vor allem gehört. Der Mandelexstirpation steht Schottmüller zweifelnd gegenüber, weil er dieselbe wohl für das Einfallstor, aber nicht den Herd der Infektion ansieht. Demgegenüber entwickelt Pässler noch einmal die Aussichten der Tonsillektomie, deren Nützlichkeit er besonders auch für die Fälle vollentwickelter Septikämie betont. In der Diskussion treten verschiedene Redner für verschiedene Mittel gegen die septische Infektion ein, insbesondere Kollargol, Optochin. Auch die Serumtherapie findet Fürsprecher, aber entscheidende Argumente werden nicht beigebracht und es bleibt bei der Meinung, dass die Waffen der internen Therapie gegen die Sepsis stumpf sind. Das chirurgische Angehen septischer Herde wird von allen empfohlen, während die Meinungen über die Mandelexstirpation geteilt sind.

g) Influenza.

Gleich nach der ersten grossen Influenzaepidemie 1889/90 erstattete der Freiburger Kliniker Bäumler ein ausführliches Referat über die klinischen Erscheinungen. Er erörtert noch ausführlich die Frage, ob es sich um kontagiöse oder miasmatische Entstehung handele, entscheidet sich aber mit Bestimmtheit für Infektion, obwohl der Erreger noch unbekannt war. Er schildert die ganz allgemeine Empfänglichkeit, die Mannigfaltigkeit der Symptome, die sich durch die Verbreitung der Keime auf dem Blutweg erklären, so dass neben den katarrhalischen und entzündlichen Erkrankungen der Respirationsorgane jedes andere Organsystem befallen werden kann, insbesondere auch Ikterus, Anämie, Neigung zu Blutungen, viele Nervenschädigungen, psychische Störungen, polymorphe Exantheme und vor allem Erkrankungen des Herzens und der Gefässe zur Beobachtung kamen. Therapeutisch besteht der Fortschritt gegenüber früheren Epidemien in der Verwendung der neueren Antineuralgica und Antipyretica, denen sich freilich das alte Chinin oft überlegen erwies. Vielleicht wurde aber der anscheinende Fortschritt durch kritiklose Anwendung oft aufgewogen. Prophylaktisch glaubt B. die Isolierung besonders Gefährdeter empfehlen zu sollen.

10 Jahre später beschreibt Schott (Nauheim) die schweren Herzerkrankungen, sowohl des Endokards als besonders der Herzmuskulatur, die die Influenza verursacht hat und der bayrische Generalarzt Vogl bestätigt diese Erfahrungen aus seinem militärischen Wirkungskreis. 1905 findet eine Erörterung über die Pfeifferschen Influenzabacillen statt, die von Fr. Pick (Prag) nur in der Minderzahl der Fälle nachgewiesen werden konnten. Jochmann (Berlin) fügt diesen negativen Befunden die Angabe hinzu, dass er in vielen Fällen auch bei anderen Erkrankungen, insbesondere Keuchhusten, Influenzabacillen im Sputum gefunden habe, wodurch weniger ihre ätiologische als vielmehr ihre diagnostische Bedeutung in Frage gestellt wird.

h) Andere Infektionen.

Die **Meningitis** erwähnt 1888 Fr. Schultze, damals noch an der Erbschen Klinik in Heidelberg, indem er die Bedeutung der toxischen Substanzen für die Entstehung der Symptome hervorhebt. Alle Zeichen schwerer Meningitis können vorhanden sein, während p. m. die Entzündung der Hirnhäute nur mikroskopisch nachweisbar ist. Therapeutische Bemühungen werden 1905 von Jochmann aus der Breslauer Medizinischen Klinik berichtet: durch intraspinale Heilseruminjektion hat er von 17 Fällen neun geheilt.

Der **Tetanus** wird nur einmal kurz gestreift. Blumenthal (Berlin) berichtet 1899, dass eine Heilung durch antitoxisches Serum, auch im Tierversuch selbst bei intraduraler Injektion, nicht möglich ist.

Die akute epidemische Kinderlähmung **(Poliomyelitis)** wurde im Anschluss an 1308 Fälle der rheinisch-westfälischen Epidemie von 1909 im folgenden Jahre von Paul Krause (Bonn) in ihren wechselnden klinischen Erscheinungen diagnostisch und prognostisch gewürdigt. Meinicke (Hagen) gab dazu die experimentellen Ergänzungen. Durch Gehirn- und Rückenmarksubstanz war die Krankheit schon früher bei Affen und jetzt auch bei Kaninchen übertragen worden. Das Virus hatte sich als filtrierbar erwiesen. Die Eintrittspforte und die Art der Verbreitung blieb unsicher. Prophylaxe und Therapie hatten keine speziellen Erfolge zu verzeichnen.

Die **Cholera** wird in den Kongressverhandlungen schon im Jahre 1885 erwähnt, als A. Pfeiffer 1885 die vor zwei Jahren von Koch entdeckten Kommabacillen demonstriert. Drei Jahre später, als die Cholera in Neapel verheerend aufgetreten war, wird ein grosses Referat abgehalten, in dem Kochs Assistent, Pfeiffer, den Sieg der kontagiösen Lehre seines Meisters über die alten Pettenkoferschen lokalistischen Hypothesen proklamiert und die Bedeutung der bakteriologischen Erfassung und Isolierung der ersten Cholerafälle auseinandersetzt, während der Neapeler Kliniker, Cantani, als wirksame Behandlungsmethoden Darmeinläufe mit Gerbsäure (Enteroklyse) und vor allem intravenöse Kochsalzinfusionen zur Bekämpfung der Austrocknung empfiehlt. Fünf Jahre später wird noch einmal über die Seuche verhandelt, nachdem sie 1892 eine schwere Epidemie in Hamburg mit 7870 Fällen verursacht hat. Rumpff berichtet über den klinischen Verlauf und die Symptomatologie. In therapeutischer Beziehung sind Fortschritte nicht zu berichten. Die Befolgung der Kochschen Lehren hat Deutschland vor dem Fortschreiten der Epidemie bewahrt. In der Diskussion wird von der natürlichen und künstlichen Immunität und der Möglichkeit einer Schutzimpfung gegen Cholera berichtet.

Von den seltenen bzw. exotischen Infektionskrankheiten, die gelegentlich erwähnt wurden, seien die Lepra (Unna 1886), die Lyssa mit der Pasteurschen Impfung (Cantani 1888), die Bilharzia (Rütimeyer 1893) wie das Maltafieber mit der Entstehung durch den Mikrococcus melitensis und der Agglutinations-Diagnostik (Neusser 1900) hervorgehoben.

2. Herz, Kreislauf und Blutdruck.

Als auf dem 7. Kongress 1888 die Herzkrankheiten zum erstenmal zur Besprechung kamen, war der grosse Umschwung von der anatomischen zur energetischen Betrachtung, der sich auf diesem Gebiet der Pathologie besonders unter dem Einfluss O. Rosenbachs zuerst angebahnt hat, bereits deutlich sichtbar. Schon herrschte die funktionelle Diagnostik und Therapie. Von der anatomischen Veränderung des Herzens ist verhältnismäßig wenig die Rede. Im Vordergrund steht das therapeutische Problem; die weithin sichtbaren Erfolge, welche Schweninger mit der Oertelschen Methode bei nachlassender Herzkraft erzielt hat, haben das Referatthema veranlasst: chronische Herzmuskelerkrankungen und ihre Behandlung.

Oertel als Referent beschränkt sich auf Begründung und Empfehlung seiner mechanisch-diätetischen Methode der Flüssigkeitsentziehung und Bewegung. Die erstere vermindere die bei Herzschwäche bestehende hydrämische Plethora und entlaste die Niere, die der Entziehung folgende Vermehrung der Diurese ist ein Zeichen der Herzkräftigung. Wenn der Reduktion der Flüssigkeitszufuhr keine erhöhte Harnmenge folgt, ist die Beschränkung aufzugeben; die Gymnastik führt dem Herzmuskel trophische Impulse zu und verursacht Hypertrophie und Mehrleistung des Herzmuskels; der Aortendruck wird durch die Arbeit erhöht, die Saugkraft des rechten Herzens und damit der venöse Blutzustrom zum Herzen nimmt zu. Neben verminderter Getränkezufuhr (auch Schwitzkur) und aktiver Bewegung (Terrainkur) sind kohlensaure Bäder und passive Gymnastik am Platze.

Der Korreferent Lichtheim, aus exakter Experimentalschule, bekannt als Mitarbeiter Cohnheims, damals innerer Kliniker in Bern, erkennt die praktischen Erfolge der Oertelschen Methode insbesondere bei solchen Herzkranken an, welche durch unmäßiges Leben oder Mangel an Körperbewegung fett und dyspnoisch geworden sind. Seine Kritik ist wesentlich auf Oertels Theorie gerichtet, indem er das Bestehen hydrämischer Zustände ebenso leugnet, wie den Nutzen vermehrten venösen Blutzustroms, wenn die Fortbewegung durch Herzschwäche vermindert sei. Das Primäre der Insuffizienz ist für Lichtheim die Herzdehnung, die durch Flüssigkeitsbeschränkung nicht beeinflusst, durch Arbeit vermehrt wird. Für diese Fälle gestörter Kompensation ist nur Digitalistherapie erfolgreich, während die mechanisch-diätetische Therapie nur für intakte oder wiederhergestellte Kompensation in Betracht kommt.

Beide Referate haben in damaliger Zeit einen sehr grossen Eindruck in ärztlichen Kreisen gemacht. Das kam daher, dass die Oertel-Kur durch Schweninger sehr populär geworden war. Es war auch bekannt, dass Oertel selber seine Gesundheit durch sein Verfahren wiedererlangt hatte[1].

An Lichtheims Referat wurde vor allem die Kühnheit bewundert, mit der er sich der damals herrschenden Neigung zur Verallgemeinerung der Indikationsstellung entgegensetzte. Die wissenschaftliche Polemik gegen die Grundlagen fand nur teilweise Anerkennung, weil die theoretische Einsicht in den Mechanismus der Arbeit des kranken Herzens damals noch zu gering war.

Zweifellos sind von Oertel, der sich übrigens auf das Vorbild des englischen Klinikers Stokes stützte, sehr wesentliche Anregungen nicht nur für die Praxis, sondern auch für die Theorie ausgegangen.

Die nächsten Fortschritte hörte der Kongress von Assistenten der Curschmannschen Klinik in Leipzig, welche in gleicher Weise von dem Meister der Physiologie Karl Ludwig, wie von dem grossen Anatomen His inspiriert waren.

1890 trug Ernst Romberg, mit dessen Namen von da an die Herzpathologie auf dem Kongress verknüpft bleibt, über Herzinnervation vor, indem er an plastischen Präparaten die Entwicklungsgeschichte des Herznervensystems, das Herabwachsen sympathischer Ganglien von der Aorta zu den Vorhöfen, die Entstehung reichlicher Geflechte im Sinus und den Vorhofswänden demonstrierte. Die Ventrikel sind ganglienfrei, die Herzganglien sind durchweg sympathisch, also sensibel. Als vorläufige Schlussfolgerung wird der Satz ausgesprochen, dass der Herzmuskel ein automatischer Motor der Zirkulation sei.

1896 berichtete Paessler über Versuche, die er mit Romberg über die Ursache der Kreislaufstörungen bei akuten Infektionskrankheiten angestellt hat. An infizierten Tieren (Pyocyaneus, Pneumonie und Diphtherie) wurde durch sensible Hautreizung oder Erstickungsreiz der niedrige Blutdruck gesteigert, was nur durch centrale Vasomotorenerregung zu erklären war, Erhöhung des Blutdruckes durch Bauchmassage lässt auf kräftige Herzarbeit schliessen. Die Tätigkeit der

[1] Oertel selbst hat das in seinem Referat erzählt. Wenn er sagt: auch prognostisch kann nach dem gegenwärtig erreichten Stand geschlossen werden, dass sich dieser Erfolg noch eine geraume Zeit erhalten dürfte, so hat sich diese Hoffnung einigermaßen erfüllt. Oertel hat noch 9 Jahre gelebt und ist 62 Jahre alt geworden.

diphtherievergifteten Herzen wurde verlangsamt; diese Rhythmusstörung dürfte durch Beeinträchtigung der nervösen Elemente der Vorhofsmuskulatur zu erklären sein, die anatomisch lädiert gefunden wurden. Wenn danach die Kreislaufschwäche in akuten Infektionskrankheiten vorwiegend auf Vasomotorenlähmung zurückgeführt wird, so beruht die Herzschädigung in der Rekonvaleszenz meist auf Myocarditis.

Zwei Jahre später bringt Paessler die wesentliche therapeutische Ergänzung der experimentellen Feststellungen, indem er die Wirkung verschiedener Medikamente auf den gesunkenen Blutdruck infizierter Tiere erprobte. Dabei wirkte Digitalis ungenügend, Alkohol inkonstant, während Campher und vor allem Coffein in gleichmäßiger Weise länger dauernde Drucksteigerung hervorrief; dabei liess sich eine gleichzeitige Kräftigung des Herzens nachweisen; ebenso günstig wirkte das Coreamirtin, das nicht zur praktischen Verwertung kommen konnte, weil es ein Krampfgift ist. Auch langsame Infusion geringer Wassermengen steigerten den tiefgesunkenen arteriellen Druck. Es ist bekannt, dass aus diesen Untersuchungen eine wesentliche Einwirkung auf die Behandlung menschlicher Infektionskrankheiten hervorgegangen ist.

Eine erneute Besprechung des Gesamtgebietes der Herzkrankheiten fand im Jahre 1899 statt. Diesmal lautete das Thema: Insuffizienz des Herzmuskels. Damit war von vornherein die Anerkennung ausgesprochen, dass Schwäche des Herzens auch ohne anatomische Veränderung entstehen kann. In der Tat haben beide Referenten, der Wiener Kliniker Schrötter und der in Rostock wirkende Gerhardt-Schüler Martius die Möglichkeit angeborener Leistungsschwäche, ebenso wie die Bedeutung nervöser und toxischer Faktoren betont, auch die Ermüdbarkeit des Herzens als individuelle Eigenschaft und die Lähmung als funktionelle Störung hervorgehoben.

In praktischer Beziehung beruht danach die Prophylaxe der Herzschwäche auf der individuellen Feststellung der Leistungsfähigkeit durch Funktionsprüfung bei der einzelnen Persönlichkeit. Je schneller ermüdbar sich ein Herz erweist, desto geringer sind die Anforderungen, welche gestellt werden dürfen, desto grösser ist die ärztliche Pflicht, durch langsam dosierte Gymnastik das Herz zu kräftigen.

In prinzipieller Beziehung berichten die Referenten nicht von Fortschritten der Theorie oder Behandlung. Wichtig waren wiederum die Anmerkungen der Leipziger Forscher, von denen Romberg die Bedeutung der diastolischen Erweiterungsfähigkeit, die Parallelität zwischen Körpergewicht und Herzgewicht, die reflexvermittelnde Tätigkeit des Herznervensystems, die Reservekraft des hypertrophischen Herzens und das Vorhandensein interstitieller Nephritis bei manchen Hypertrophien hervorhob, während der jüngere His zum erstenmal vor diesem Forum die Engelmannschen Lehren über Reizbildung und Reizleitung und im Anschluss daran den ersten Fall von atrioventriculärer Blockade und dessen Erkennung durch Vergleich von Herztönen und Venenpuls berichtet.

In den Kongressen, die dieser Aussprache folgten, wurden zahlreiche Einzelbefunde klinischer und experimenteller Art mitgeteilt. Das Studium der Kreislaufdynamik erfährt wesentliche Anregung durch das Kreislaufmodell von Moritz (1895), das sich an Basch anlehnt. Die Deutung der Arhythmien auf Grund der Fortschritte der Herzphysiologie wird zum erstenmal 1900 von dem damals noch in Utrecht wirkenden Wenkebach in ihren dauerhaft gebliebenen Grundlinien entwickelt; 1906 gibt der jüngere Hering, damals Leiter eines mit klinischen Betten verbundenen Experimentalinstituts in Prag, in einem grossen Referat eine zusammenfassende Darstellung der eigenen Analysen und der schon ausgedehnten Literatur über Unregelmäßigkeiten des Pulses; an der Diskussion beteiligen sich zahlreiche jüngere Forscher, so His (damals Kliniker in Basel), Volhard (damals Krankenhausleiter in Dortmund), der jüngere Gerhardt (Jena), Aug. Hoffmann (Düsseldorf), Ortner (Wien). Die immer zunehmende Bedeutung der Röntgendurchleuchtung und Photographie erhellt aus den fast Jahr für Jahr sich wiederholenden Demonstrationen mit immer verbesserter Technik und Apparaten. Welcher Fortschritt von den ersten Vorzeigungen von Benedict (Wien) 1897 und Levy-Dorn (Berlin) 1899 zu den Kinematogrammen des pulsierenden Herzens, die Grödel 1909, und zu den Bildern, die in der gemeinschaftlichen Tagung unseres Kongresses mit der Gesellschaft für Röntgenkunde 1927 demonstriert wurden. Besonders hervorzuheben ist die Methodik zur objektiven Feststellung der Grössenverhältnisse des Herzens, welche durch Moritz' Orthodiagraphie objektiv messbar werden. Der Zusammenhang zwischen Grösse und Leistungsfähigkeit des Herzens wird mehrfach erörtert und die lange geführte Diskussion über Abhängigkeit der Herzgrösse von körperlicher Arbeit wird durch den endgültigen Nachweis beendet, dass sich das Herz bei Anstrengung verkleinert (Moritz).

Eine weitere zusammenfassende Erörterung bringt die Kriegstagung des Kongresses. Diesmal tritt die Theorie vollkommen zurück. Für den Referenten Wenkebach handelt es sich nur darum, die Erfahrungen des Krieges für die Diagnostik und Therapie der Herzkrankheiten zu verwerten. Er kommt zu der Feststellung, dass eine Herzvergrösserung nicht pathologisch zu sein braucht. Ermüdung des Herzens durch körperliche Anstrengung führt zur ungenügenden Entleerung, wodurch das Herz als vergrössert nachzuweisen ist; doch geht diese Herzerweiterung nicht mit verminderter Leistung einher, sie kann sicher vollkommen zurückgehen. Immerhin wurden die Krieger mit Funktionsstörung bei erweitertem Herzen für dienstuntauglich erklärt. Geräusche bedeuten nichts für die Leistungsfähigkeit des Herzens, ebensowenig sind Arhythmien und Tachycardien als Zeichen von Herzinsuffizienz betrachtet worden, obgleich im Einzelfalle jede dieser Störungen auch auf Herzkrankheit beruhen kann. Der Referent und zahlreiche Teilnehmer der Aussprache sind darin einig, dass das Kriegserlebnis hauptsächlich nervöse Herzstörungen herbeiführt, aber sorgfältige Untersuchung ist in jedem Falle notwendig, um wirkliche Herzerkrankte auszuschliessen. Besonders eindrucksvoll ist die Bemerkung eines Militärarztes: dass er bei Wanderung über Schlachtfelder oft Leichen gefunden habe, die keine Verletzung aufwiesen, die doch wohl durch Versagen des Herzens zum Tode gekommen waren.

Die Nachkriegszeit bringt neben weiteren Studien über Elektrokardiographie, die durch Spannungsoszillographie verbessert wird, viele neue physiologische und klinische Versuche über Kreislaufdynamik, die durch Bestimmung der Blutmenge, des Schlag- und Minutenvolumens, des O-Verbrauches und des Gasaustausches in den Alveolen erforscht wird. Aus der Fülle der Experimentalarbeiten erheben sich Versuche des zu früh verstorbenen Göttinger Klinikers Erich Meyer († 1925) hervor, der mit Seyderhelm gefunden hat (1921), dass nach grossen Blutverlusten das Herz sich verkleinert, und nun an Kaninchen nachwies, dass sowohl die Blutmenge, als auch der Eiweissgehalt des Blutes für die Grösse des Herzens maßgebend sei. Die Anpassung des Herzens ist teils tonogen, teil myogen; die nervöse Vermittlung geschieht in der Peripherie ohne Mitwirkung der Centren.

Eine vollkommene Zusammenfassung des für die Herzpathologie neu erarbeiteten Materials wird 1929 in den Referaten von Straub (Göttingen) und Romberg (München) gegeben. Obwohl die Referate auf die Klappenfehler des linken Herzens beschränkt sind, bringen sie doch einen Überblick über die jetzt als feststehend zu betrachtenden Tatsachen der gesamten Kreislaufphysik. Nach Straub besitzen die in der Klinik üblichen Methoden zur Feststellung des Ablaufs der Druck- und Volumenkurve noch nicht die wünschenswerte Genauigkeit, und das Vertrauen, das die klinischen Arbeiten den Messungen des Blutdrucks entgegenbringen, steht in peinlichem Gegensatz zur Grösse der Fehler; die Unsicherheit über die klinische Höhe des Venendrucks und seine Beziehung zum intrathorakalen Druck ist noch erheblich. Über die Druckverhältnisse im kleinen Kreislauf wissen wir klinisch so gut wie gar nichts, ja selbst die Bestimmung der Herzgrösse und des Schlagvolumens arbeitet in der Klinik noch mit grossen Fehlerquellen. Aus Modellversuch und Berechnung entwickelt Straub den wichtigen Schluss, dass alles, was lediglich zu einer Zunahme des Schlagvolumens führt, eine mit klinischen Mitteln nachweisbare Dilatation nicht veranlasst. Eine solche kann vielmehr nur durch Zunahme des systolischen Rückstandes, d. h. zunehmender unvollständiger Entleerung verursacht werden. Der systolische Rückstand ist das Mittel zur Regulierung der Kompensation. Die Dilatation ist die Voraussetzung für die Leistung von Mehrarbeit durch Heranziehung der Reservekraft. Diese ist der Ausdruck der von O. Frank auch für den Herzmuskel endgültig festgelegten Zuckungsgesetze, welche besagen, dass der Muskel seine Leistung innerhalb weniger Minuten auf den Grad der verlangten Arbeit einzustellen vermag. Automatisch stellt das Herz seine Anfangsbedingung, Anfangsfüllung und Anfangsspannung auf den Wert ein, der es befähigt, genau die verlangte Arbeit zu leisten. Mit diesen experimentellen Feststellungen ist das alte Postulat der Kliniker von der Kompensationskraft des Herzens erfüllt. Natürlich ist die Reservekraft nicht unbeschränkt. Bei zunehmender Erhöhung der Anfangsbelastung wird das Herz insuffizient, die Grenze der Reservekraft ist überschritten. Diese Grenze liegt anders beim gesunden und hypertrophischen als beim muskelschwachen Herzen. Das Straubsche Referat bringt eine ins einzelne durchgeführte Darstellung der Druck- und Volumenverhältnisse bei den verschiedenen künstlich hervorgerufenen Herzfehlern. Sie zeigen in exakter Weise, wie die durch den Klappenfehler hervorgerufene Vergrösserung des Schlagvolumens und des Widerstandes die Dynamik des Herzens beeinflusst; aber sie entbehren der Korrektur, welche beim kranken Menschen die chronische Entwicklung, die Regulationsvorrichtungen des grossen Kreislaufes und die Nerveneinflüsse bedingen.

Die notwendige klinische Ergänzung wird in dem Referat von Romberg über die „Dekompensation der erworbenen Herzklappenfehler und ihre Behandlung" gegeben. Auch Romberg konstatiert die vollkommene Unabhängigkeit der Leistungen des Herzens von der Herzgrösse. Eine Herzerweiterung entsteht fast immer durch ungenügende Herztätigkeit, aber in günstigen Fällen kann ein hochgradig erweitertes Herz Erstaunliches leisten. Es kommt darauf an, wie weit die Kontraktion dem erhöhten Antrieb durch die vermehrte Anfangsspannung entsprechen kann. Immer aber ist der Spielraum der Arbeit des erweiterten Herzens mehr oder minder verkleinert. Die Herzerweiterung braucht nicht zurückzugehen, wenn die Herztätigkeit sich wesentlich bessert; die Besserung der Herztätigkeit ist zum Teil durch Nerveneinfluss, zum grösseren Teil durch den Einfluss der Blutgefässe, sowohl der Arterien, wie auch der Venen, als auch der Capillaren zu erklären. Die genaue Feststellung des Einflusses der Blutmenge, der Blutverteilung auf die Herzarbeit unterliegt noch der klinischen Bearbeitung.

In neuerer Zeit verspricht das durch Eppinger angeregte Studium der Blutmilchsäure weitere Aufschlüsse. Ob der erhöhte Milchsäuregehalt des Blutes mehr Ursache oder mehr Folge der Herzinsuffizienz ist, bleibt noch dahingestellt. Immerhin erscheint der Vorschlag berechtigt, durch Massage die Zirkulation in der Peripherie und damit das Herz zu unterstützen. Im übrigen kommen für die Entstehung der gestörten Kompensation teils Fortschreiten der anatomischen Veränderung, teils funktionelle Störungen, seltener Arhythmien in Frage. Unter den Erscheinungen der Dekompensation ist besonders das Verhalten der Kohlensäure im Blute, neuerdings der Farbwert im Harn (Heilmeier), sowie das Verhalten der Schweissabsonderung im Zusammenhang mit dem Wasserwechsel studiert worden. Von Wichtigkeit ist der Hinweis von Wenkebach, dass der Herzmuskel durch Quellung insuffizient und durch Entquellung wieder leistungsfähig werden kann; so erklärt sich manchmal vielleicht die gute Wirkung des Salyrgans aufs Herz, wenn Digitalis und selbst Strophantin versagen. —

Neuerdings ist es dem Erlanger Anatomen Kirch gelungen, die Unterscheidung zwischen myogener und tonogener Dilatation auch anatomisch festzustellen. Bei der ersteren ist der Herzmuskel irgendwie geschädigt und krankhaft verändert, so dass er nicht mehr die notwendige Auswurfsfähigkeit besitzt, bei der tonogenen Dilatation ist das Myocard völlig gesund, es bestehen jedoch erhöhte Widerstände bei der Systole. Bei der myogenen Dilatation findet Kirch vorwiegend eine Erweiterung der Kammer in querer Richtung; bei der tonogenen fehlt diese Erweiterung fast ganz, weswegen sie sich dem klinischen Nachweis meist entzieht; statt dessen findet man eine erhebliche Verlängerung des Ventrikels.

* * *

Die Klinik der **Endokarditis** wird 1900 von Litten in eingehender Weise dargestellt, nachdem 1888 von dem Freiburger Pathologen Ziegler anatomische Beschreibungen der verschiedenen Formen der Erkrankung gegeben waren. Littens Unterscheidung zwischen septischer und rheumatischer Form, seine Beschreibung des benignen und malignen Verlaufs, auch der verschiedenen Komplikationen, und ihre prognostische Würdigung ist noch heute als gültig anzusehen. Der Fortschritt der bakteriologischen Erkenntnis der verschiedenen Erreger hat die Klinik der Endokarditis kaum gefördert; auch die chronisch-septische Form, die Münzer 1920 beschreibt, und welche der ,,lenta" von Schottmüller entspricht, ist bei Litten bereits erwähnt. In therapeutischer Beziehung ist ebensowenig von Fortschritten zu berichten; die Milzexstirpation, welche Münzer vorschlägt, wird wohl mit Recht von Minkowski abgelehnt; die inneren Antiseptica, Kollargol, Trypaflavin usw. haben sich nicht durchsetzen können.

Die Diagnostik der **Perikarditis** wird von Schott 1891 noch auf Anamnese und Perkussion aufgebaut; die Probepunktion gilt noch als gefährlich. 1897 ist zuerst von der Therapie des Ergusses die Rede. A. Fränkel verwirft die Entleerung durch Punktion und empfiehlt die Eröffnung des Herzbeutels durch Schnitt. 1922 ist Einigkeit, dass das Exsudat (nach dem Vorgang des älteren Curschmann) durch Punktion zu entleeren sei. Külbs berichtet von einem Fall, in welchem er durch Punktion von der hinteren Axillarlinie das perikarditische Exsudat in das gleichzeitig vorhandene Pleuraexsudat hinein entleert hat. Andere bevorzugen die Curschmannsche Regel, dass in oder ausserhalb der Mamillarlinie zu punktieren sei.

Die damals geführte Diskussion zeigt, dass der Ort der Punktion von Fall zu Fall verschieden sein kann. Wir erfahren, dass die Vortäuschung grosser Pleuraexsudate durch Perikardergüsse schon in den 70er Jahren von dem Wiener Arzt Pins beschrieben und von französischen Autoren als signe de Pins bezeichnet wird. Die operative Behandlung der chronischen Perikarditis, d. h. die Lösung bzw. Ausschneidung perikarditischer Verwachsungen wird nur in einer Diskussionsbemerkung von Hess (Bremen) gelegentlich einer Mitteilung von Elias (Wien) über den perikardialen Stauungstyp (1924) kurz erwähnt.

* * *

Was die **Behandlung** der Herzkrankheiten anbetrifft, so wird die mechanische Therapie in Form aktiver und passiver Gymnastik mehrfach von dem Nauheimer Badearzt Schott empfohlen. Seine Mitteilungen werden nicht immer ohne Kritik aufgenommen. Die Bädertherapie wird 1902 von dem damaligen Leipziger Assistenten Otfried Müller besprochen. Er findet, dass die Wirkung der Kohlensäurebäder wesentlich von der Temperatur abhängt. Bäder unter der Körpertemperatur steigern den Blutdruck und senken die Frequenz; heisse Bäder senken den Blutdruck, um ihn später zu steigern.

Dasselbe Thema wird 1914 von Strasburger (Frankfurt) aufgenommen, der ebenfalls bei kühlen Temperaturen im Nauheimer Bad eine initiale Gefässverengerung findet, welcher aber später eine Erweiterung folgt.

Die medikamentöse Therapie wird zuerst 1889 von Paessler besprochen, welcher die Digitaliswirkung am Herzen bei akuten Infektionskrankheiten ungenügend findet, während Campher und Coffein durch ihre Gefässwirkung hervorragend gut wirken. Im nächsten Jahr empfiehlt Groedel in Nauheim den protrahierten Digitalisgebrauch bei chronischen Kreislaufstörungen, wobei er wöchentlich $\frac{1}{2}$ g verbraucht, ohne dass eine Gewöhnung eintritt.

Eine ausführliche Besprechung über Herz- und Vasomotorenmittel gibt 1901 der Heidelberger Pharmakologe Gottlieb. Er zeigt, dass Strychnin, Coffein, Campher und Suprarenin gefässverengernd wirken, während Äther und Alkohol die Gefässe erweitern, soweit krampfhafte Verengerung in der Peripherie besteht. Die therapeutische Wirkung der Digitalis besteht in der Besserung der Systole, wie in der Vertiefung der Diastole, bei gleichzeitiger Verengerung der Gefässe; auch eine Pulsregulierung ist vorhanden. Auch beim Campher ist eine Herzwirkung nachweisbar, während der Alkohol nur durch Gefässerweiterung herzwirksam ist. Herzmittel und Vasomotorenmittel ergänzen sich.

Der Berner Kliniker Sahli zeichnet als Korreferent das klinische Bild der Stauung; auch Hochdruckstauung wird durch Digitalis beseitigt. Besonders schwer zu behandeln ist die splanchnische Stauung. Die pulsverlangsamende Wirkung der Digitalis macht sich besonders im Coronarkreislauf geltend. Hochdruckstauung wird auch durch Alkohol günstig beeinflusst, dessen Haupteinfluss beim Kollaps mit Schüttelfrost sich geltend macht. Die Diskussion bringt namentlich klinische Mitteilungen, insbesondere über die lange dauernde Verträglichkeit der Digitalis bei chronischen Herzschwächen. 1902 weist A. Fränkel (Heidelberg) darauf hin, dass kleine Dosen von Digitalis, sowohl im Tierversuch, wie beim Menschen auch bei langem Gebrauch nicht kumulativ wirken. 1914 berichtet Gottlieb nach neuen Experimentalstudien, dass die Nachwirkung der Digitalisverabreichung auf Speicherung im Herzmuskel beruht. Die Schnelligkeit der Bindung ist abhängig von der Konzentration des Giftes. Das Gift lässt sich bei Auswaschung nur schwer entfernen. Fahrenkamp (Heidelberg) bringt Beobachtungen über Digitalis im Elektrokardiogramm. Bei Vorhofsflimmern wird die Überleitung blockiert (Vaguswirkung, es treten tertiäre Centren im Ventrikel hervor). 1920 findet Straub mit Clotilde Meyer, dass eine Adsorption der Digitalisstoffe an die Muskelzellenkolloide stattfindet. 1923 berichtet Edens über den Digitalistod bei Kammerautomatie, wobei eine unbemerkte Kumulation stattfindet. Schliesslich sind die Versuche von Hering aus dem Jahre 1930 über die Abhängigkeit der Digitalisbradykardie von den Blutdruckzüglern zu erwähnen. In dem schon erwähnten, grossen Referat von Romberg wird die praktische Digitalistherapie ausführlich erörtert.

Von sonstigen Digitaliskörpern wird Scilla im Jahre 1924 von Fahrenkamp, Adonis vernalis 1928 von Roos erwähnt.

Strophantus wird in der innerlichen Anwendung als Tinktur schon von Oertel und auch sonst mehrfach erwähnt. Das Strophantin in parenteraler Anwendung findet sich zuerst 1890 in den Verhandlungen. Ein Wiener Assistent, Dr. Rothziegel, hat ein von Merck hergestelltes amorphes Präparat teils per os, teils in Form subcutaner·Injektion in Dosen bis zu ½ mg angewandt und eine starke Herzkräftigung dadurch erzielt, welche aber im allgemeinen hinter der Tinctura strophanti zurückblieb. Der Autor berichtet, dass der Pariser Kliniker Sée ein von Würtz dargestelltes krystallisiertes Strophantin in Dosen von 2—4 mg anwendet, das aber in schweren Herzfällen keine Erfolge gezeigt hatte.

Es mussten noch 16 Jahre vergehen, ehe dieses wirksamste Cardiacum dem Arzneischatz gewonnen wurde. Im Jahre 1906 trug Albert Fränkel (Heidelberg) über die intravenöse Strophantintherapie vor, welche starke Digitaliswirkung in kürzester Zeit hervorbringt. Die Wirkung bleibt nur aus, wo für die Anwendung von Digitalis nur eine relative oder überhaupt keine sichere Indikation oder Wirkungsmöglichkeit besteht. Neben der Pulsverlangsamung und der gesteigerten Diurese wurde als dritter Digitaliseffekt die Vergrösserung der Blutdruckamplitude festgestellt, wie sie sich schon 3—4 Minuten nach der Strophantininjektion nachweisen liess. Bei bedrohlichen Graden von Herzinsuffizienz wirkt die Injektion lebensrettend. Subcutane Anwendung ist nicht möglich.

Während A. Fränkels Versuche an dem Strophantin Böhringers ausgeführt sind, werden drei Jahre später von dem Berliner Assistenten Fleischmann Versuche mit dem von Thoms dargestellten Gratusstrophantin (Ouabain) berichtet. Dasselbe erwies sich doppelt so stark wie das Böhringerpräparat. In der Aussprache macht Fränkel die wichtige Bemerkung, dass die Gefahren der Strophantininjektion um so grösser sind, je schwerer der Fall von Herzinsuffizienz ist, so dass die Dose um so geringer sein muss, je grösser die Herzschwäche. Der Berliner Kliniker His berichtet, dass auch bei hohen Blutdrucksteigerungen Strophantin die Herzschwäche verbesserte, ohne den Blutdruck zu senken, während der Tübinger Kliniker Otfried Müller Sinken des Blutdruckes bei Hochdruckstauungen nach Strophantin beobachtet. Die Ursache scheint in der starken Verminderung der Schlagfrequenz zu liegen.

Die herzkräftigende und blutdrucksteigernde Wirkung des Adrenalins wird in der Diskussion zu den Strophantinvorträgen von verschiedenen Seiten hervorgehoben. Es ist in 1 mg bei subcutaner Anwendung wirksam. Die Wirkung hält nicht lange an. Von Heubner werden bis zu 12 mg täglich gestattet. Volhard hält auch die intravenöse Injektion in einmaliger Dose von ½—1 ccm für unschädlich.

Schliesslich ist noch über das Chinidin zu berichten, welches von Morawitz als ein sicheres Vorbeugungsmittel zur Verhütung des Sekundenherztodes gerühmt wird; während in einem Jahr (1927) auf der Leipziger Klinik 24 Patienten an Kammerflimmern zugrunde gingen, hat sich diese Zahl 1928 bei regelmäßiger Darreichung kleiner Chinidindosen bei schweren Herzkrankheiten auf die geringe Zahl von 5 Fällen vermindert.

Von der Herzwirkung körpereigener Substanzen, der sog. Herzhormone ist erst in den letzten Jahren auf dem Kongress die Rede. Romberg äussert sich kritisch und vorsichtig über dieselben. Erwähnenswert ist, dass schon im Jahre 1911 von Stuber aus Freiburg über ein schwachalkalisches Pankreasextrakt berichtet wurde, das in Durchströmungsversuchen merkwürdigerweise gefässverengernde Wirkung ausübt.

An die Krankheiten des Herzens schliessen wir die Gefässerkrankungen an. Zuerst werden die syphilitischen Gefässerkrankungen ausführlich von Rumpf und Litten im allgemeinen beschrieben (1886); der besondere Fall der Aortitis luetica wird 1922 von Schottmüller in ihren klinischen Symptomen, insbesondere in therapeutischer Beziehung gewürdigt. Er empfiehlt energische Kuren mit Quecksilber und Salvarsan.

Dem Aortenaneurysma wird die erste Röntgendemonstration des Kongresses gewidmet, indem Levy-Dorn 1897 die Möglichkeit sicherer Diagnose auch in solchen Fällen zeigt, die bis dahin durch physikalische Diagnostik überhaupt nicht zu erkennen oder von anderen Mediastinaltumoren nicht zu scheiden waren. Zwei Jahre später wird das Aneurysma von Moritz Schmidt in allen klinischen Beziehungen ausführlich beschrieben.

Die arteriosklerotischen Gefässveränderungen werden 1895 von Thoma dargestellt, welcher die Bedeutung des Elasticaschwundes besonders hervorhebt.

Ausführliche Würdigung erfährt das ganze Krankheitsbild der Arteriosklerose 1904 in erschöpfenden Referaten durch den Leipziger Pathologen Marchand und durch Romberg, der inzwischen Marburger Polikliniker geworden ist.

Marchand gibt zuerst die anatomische Kennzeichnung der Intimaverdickung und Verfettung, mit weiterer Umwandlung in schleimige Quellung, hyaline Sklerosierung und Ablagerung von Kalksalzen in den homogen gewordenen, abgestorbenen Geweben und schliesslichem atheromatösen Brei und Ulcerationen. Sekundär entwickeln sich atrophische Herde und Veränderungen der Elastica durch Bindegewebsherde in der Media. Verkalkung der Media findet sich hauptsächlich in den Extremitäten. Die Folge sind funktionelle Störungen der Elastizität, Kontraktilität und der Festigkeit. Die Ursache der Veränderungen liegt in der funktionellen Überanstrengung der Gefässe; aber auch in Giftwirkungen, Alkohol, Blei, Tabak, besonders aber infektiöser Toxine, welche das Vorkommen von Arteriosklerose in jugendlichem Alter erklären. Der Einfluss nervöser Erregungen ist durch Blutdruckerhöhung zu verstehen. Die Sklerose der splanchnischen Gefässe ist zweifelhaft; Granularatrophie der Nieren häufig nachzuweisen. Wegen des häufigen Vorkommens der primären, fettigen oder atheromatösen Entartung, welche innig mit den sklerosierenden Prozessen zusammenhängt, schlägt Marchand für die ganze Krankheit die Bezeichnung Atherosklerose vor.

Der Kliniker Romberg schildert die Funktionsstörungen der Arteriosklerose, welche in verminderter Dehnbarkeit der Gefässe und dem erhöhten Widerstand für den Kreislauf bestehen. Bei Sklerose der Lungen hypertrophiert der rechte Ventrikel stark, bei splanchnischer Sklerose besteht linksseitige Hypertrophie, bei Hirn- und Extremitätensklerose kommt es nicht zur Hypertrophie. Erhöhter Blutdruck besteht nicht bei allen Fällen von Arteriosklerose. Die Schädigung des Kreislaufes zeigt sich bei der Tätigkeit der Arterien, indem die Störungen der Vasomotoren zur verminderten Anpassungsfähigkeit und leichten Ermüdbarkeit der Arterienwände führt. Romberg gibt danach ausführliche klinische Schilderungen der Symptomatologie, wobei die funktionellen vasomotorischen Störungen im Gebiet des Gehirns (prämonitorische Symptome), des Unterleibs (ileusartige Anfälle) und der Extremitäten (intermittierendes Hinken) hervorgehoben werden. Vielfach besteht eine Kombination mit wirklicher Neurasthenie. Die Arteriosklerose kennzeichnet sich weniger als Alterskrankheit, vielmehr als eine Abnutzungskrankheit. Die Therapie hat die an die Arterien gestellten Ansprüche einzuschränken und besonders die seelischen Einwirkungen zu berücksichtigen, wobei besonders hervorzuheben ist, wie schädlich oft auf den Patienten die Mitteilung der Diagnose wirkt. Körperliche Schonung ist wichtig ohne plötzlichen Wechsel der gewohnten Lebensweise und ohne den Patienten durch das Empfinden vorzeitiger Invalidität zu deprimieren. Von besonderer Bedeutung ist die Erzielung reichlichen Schlafes, Einschränkung, aber nicht vollkommene Ausschaltung gewohnter Genussmittel. Eine spezielle Diätetik gibt es nicht, Wasserzufuhr bedarf der Vorsicht. Sorge für Peristaltik ist wichtig. Vom Jodkali macht Romberg die wichtige Feststellung, dass es die Viscosität des gesamten Blutdruckes vermehrt, weswegen mehrfach tägliche Dosen bis zu $\frac{1}{2}$ g für jahrelangen Gebrauch mit eingeschobenen Pausen empfohlen wird. Digitalistherapie, CO^2-Bäder und Gymnastik sind mit Vorsicht anzuwenden.

Derselbe Kongress bringt mancherlei wichtige Tatsachen zur Kenntnis der Arteriosklerose. Der Heidelberger Kliniker und Neurologe Erb spricht über das intermitierende Hinken (Dysbasia angiospastica), das er besonders auf den Missbrauch von Zigaretten zurückführt, während sein früh verstorbener Sohn experimentelle Untersuchungen über Adrenalininjektionen vorträgt, durch welche er bei Kaninchen eine hochgradige Erkrankung der Körperarterien, besonders der Aorta, und zwar vorwiegend Degenerationsherde der Media mit sekundären Endothelwucherungen der Intima erzielt. Dieser Form der Experimentalarteriosklerose gelten Studien, welche Fischer (Bonn) im nächsten Jahr mitteilt.

Hoppe-Seyler (Kiel) berichtet über Arteriosklerose des Pankreas, die sehr häufig zu Diabetes führt. Kisch hebt den Zusammenhang zwischen Fettleibigkeit und Arteriosklerose hervor. Von anderer Seite wird das häufige Vorkommen bei Ärzten hervorgehoben und die Arteriosklerose als Abhetzungskrankheit bezeichnet, im übrigen die vielfach beobachtete Lebensdauer vieler Arteriosklerotiker trotz vieler Organerkrankungen berichtet. Wichtig sind die Bemerkungen von Albert Fränkel (Berlin), der auf das Vorkommen von Arterienthrombosen hinweist und im übrigen die Bedeutung der Digitalistherapie, häufig in Kombination mit Morphium, betont.

Sinngemäß schliesst sich an die Krankheiten des Herzens und der Gefässe die Betrachtung des Blutdrucks und seine pathologischen Veränderungen. Im Jahre 1883 demonstrierte Basch das erste noch unvollkommene Modell seines Blutdruckmessapparates. Er hebt doch schon die ärztliche Bedeutung der Blutdruckmessung hervor. Drei Jahre später zeigt der Würzburger Physiologe Fick im Tierversuch Blutdruckschwankungen, im linken Ventrikel gemessen, bei Morphiumvergiftung; die Abhängigkeit des Blutdrucks von centralnervösen Regulationen zeigt Felix Klemperer 1908, als er bei hypnotisierten Patienten durch die Suggestion seelischer Erregung den Blutdruck steigern kann. 1922 weist Weitz (Tübingen) darauf hin, dass Blutdruckerhöhung oft endogen bedingt ist und in Familien im dominanten Erbgang sich vererben kann; während Adler zeigt, dass beim essentiellen Hochdruck nach Injektionen hypertonischer Lösungen die danach eintretende Hydrämie auffallend lange anhält.

Der ganze Stand der experimentellen und klinischen Kenntnisse und Probleme des Hochdrucks wird auf dem Wiener Kongress 1923 von dem Physiologen Durig und dem Kliniker Volhard, damals noch in Halle, ausführlich besprochen. Durig trennt die Hypertonie als Erhöhung des normalen Tonus, von der Hypertension, welche eine Zunahme der elastischen Spannung und einen Spasmus, bzw. Tetanus des Gefässes bedeutet. Der Hochdruck entsteht durch das Missverhältnis zwischen der Ausflussmenge und dem Abströmen, nicht durch einen dieser Faktoren allein. Blutmengenerhöhung erzeugt keinen Hochdruck. Die Reservoire im Muskel und Bauchgefässen nehmen den Überfluss auf. Der Viskositätsfaktor ist nicht erwiesen. Der Zustand der Gefässe ist charakterisiert durch ihre Elastizität und Kontraktion. Die Abnahme der Elastizität bedingt vermehrte Herzarbeit. Bei Verengung des Lumens durch Intimaschwellung erhöht sich der Reibungswiderstand. Die Vasokonstriktion kann peripher oder central bedingt sein. Auch die Capillaren beteiligen sich an der Drucksteigerung. Reflektorisch tätige Regulatoren sind der Depressor und Splanchnicus. Die Dauerreizung kann ebensowohl vom Centrum, wie hämatogen oder reflektorisch stattfinden. Die Centren der Oblongata sind Mittelstationen. Vorstellungen und Affekte erregen dieselben. Eine direkte Erregbarkeit der Gefässe ist nicht erwiesen. Die Rolle der Hormone (Adrenalin, Hypophysin) für den Dauerzustand ist noch wenig geklärt; das Hereditätsverhältnis dürfte unbestritten sein.

Der klinische Referent Volhard legt den Hauptwert auf die Zusammenziehung der Arteriolen, die mit wechselnder Füllung der Capillaren einhergeht. Er unterscheidet den blassen und roten Hochdruck, bei dem ersteren konstanter Hochdruck mit Mattigkeit und Leistungsschwäche, relativ kleines Herz und blasse Niere, gegenüber dem blühenden Aussehen, der guten Leistungsfähigkeit, dem relativ grossen Herzen und der roten Niere. Beim roten Hochdruck wird eine Reflexhypertonie angenommen, während der blasse Hochdruck auf der Sensibilisierung der kleinsten Gefässe durch adrenalinähnliche Substanzen beruht. Der Hochdruck entsteht 1. durch Nierenkrankheiten, Nierenexstirpation, Harnverschluss, Nierenschrumpfung; die Rolle der retinierten, harnfähigen Stoffe ist noch unentschieden, 2. Gefässerkrankung der Nieren (Lues, primäre Endarteriitis), 3. Hypernephrome betreffen meist auch die Nieren, 4. bei Gravidität und Bleivergiftung sind die Nieren sekundär betroffen (primärer Gefässkrampf), 5. bei der genuinen Schrumpfniere wird ein primäres, angiospastisches Stadium angenommen.

Der rote Hochdruck kann in blassen übergehen; beim roten ist als Präsklerose in den Nierengefässen bindegewebige Verdickung der Elastica nachzuweisen. Die Ursache des primären Hochdrucks ist noch unbekannt; psychische und toxische Einflüsse sind sicher, auch die familiäre erbmäßig bedingte Abnutzbarkeit der Gefässe und des Vasomotorencentrums sind sichergestellt. Jeder Hochdruck steht in naher Beziehung zur Niere; er ist Folge oder Ursache der Nierenerkrankung. Die Herzschädigung ist eine Folge des Hochdrucks. Retinitis und Krampfurämie sind Erscheinungsformen des Gefässkrampfes, während echte Urämie allein abhängig ist vom Versagen der Nierenleistung.

Erich Meyer zeigt 1924, dass Injektionen 20%iger Traubenzuckerlösung den Hochdruck erniedrigen; augenscheinlich durch Einwirkung auf das kolloidale Verhalten des Blutes (Kolloidoklase). Sein Mitarbeiter Handowsky zeigt, dass solche Injektionen kleiner Mengen hypertonischer Lösungen den Cholesteringehalt des Blutserums vermindern, während Westphal die Beziehungen zwischen Cholesterin und Hochdruck erörtert. Der Cholesteringehalt der Hypertoniker ist in der überwiegenden Mehrzahl wesentlich erhöht. Zur Behandlung der Hochdruckkrankheit bringt Determann Hungerkuren und Eiweissbeschränkung in Vorschlag, eine Therapie, die sich auch bei gutgenährten Migränekranken und bei Graviditätserbrechen bewährt. Morawitz warnt vor radikaler Senkung des Blutdrucks.

Den Schluss unseres Berichts bildet die Lehre von der Angina pectoris, welche zuerst im Jahre 1891 von Albert Fränkel (Berlin) und Vierordt (Heidelberg) besprochen wurde. A. Fränkel berichtet, dass ausgesprochen reine Fälle von Angina pectoris, speziell solche der schweren Form, viel seltener sind, als allgemeinhin angenommen wird. Er stimmt darin mit Stokes überein, welcher weder wahre noch nervöse Angina pectoris jemals gesehen hat, sondern diese Krankheit passender als Herzasthma bezeichnen wollte. Fränkel hebt den Zusammenhang mit Arteriosklerose, die ätiologische Bedeutung von Alkohol, Tabak, besonders auch von Gemütsbewegungen, aber auch die Bedeutung der Erblichkeit, hervor. Die klinischen Erscheinungen sind so klassisch geschildert, dass ihnen noch heute nichts hinzuzufügen sein dürfte. Auch das Flattern der Herztöne wird hervorgehoben. Als Ursache sieht A. Fränkel die Verlegung der Koronararterien durch sklerosierende Prozesse, bei denen sich dann auch thrombotische Erweichung, die zur Herzruptur führen kann, sowie Schwielenbildung entwickelt. Die Ursache des Schmerzgefühls sieht er nicht, wie Heberden, in einem Herzkrampf, sondern mit Traube in einer durch irgendeine Gelegenheitsursache ausgelösten, plötzlich einsetzenden Steigerung des arteriellen Gefässdruckes, wobei die Herzkraft mehr als gewöhnlich in Anspruch genommen und dadurch ein plötzlicher Schwächezustand des Herzens verursacht wird. Die namentlich von französischen Klinikern geäusserte Ansicht, dass die Schmerzanfälle von einer entzündlichen Veränderung der Herznerven herrühren, weist er auf Grund negativer anatomischer Befunde zurück. Scharf scheidet er die Pseudoangina (Angina pectoris spuria) mit dem neuralgischen Charakter der Anfälle, zu denen er auch die Tabakangina, die Anfälle der Tabiker, sowie die bei Hysterie und Neurasthenie, sowie die angeblich reflektorischen Anfälle bei Magen- und Darmerkrankungen und bei Bleikoliken rechnet. Auch der Korreferent Vierordt hebt die Unsicherheit der Prognose selbst bei sicherer Coronarsklerose hervor. Er berichtet von Fällen, wo eine Coronarangina auf Jahrzehnte zurückgehen kann. Für die Behandlung akuter Anfälle ist die Frage, „ob man mehr stimulieren oder narkotisieren soll", auf das Sorgfältigste zu erwägen und oft sehr schwer zu beantworten. Mäßige Morphiumdosen hält Vierordt selbst bei stärkster Pulsschwäche für unschädlich. Aber er verweist auf die vor fünf Jahren gemachte Mitteilung des Würzburger Physiologen Fick, dem es gelungen ist, die Blutdruckschwankungen in der Herzkammer des Kaninchens direkt zu messen, und welcher mit seiner Apparatur das Auftreten unvollkommener Systolen, d. h. eine herzschlagverzögernde Wirkung des Morphiums, nachgewiesen zu haben glaubte. Auch Binz hätte sich danach für eine Schädigung des Herzens durch Morphium ausgesprochen. Campherinjektion ist immer ratsam, Digitalis wirkt zu spät, Strophantin wirkt ungünstig. Die Nitrite, besonders Amylnitrit und Nitroglycerin, werden in Deutschland fast durchweg perhorresziert, während man in

England auf Empfehlung von Lauder Brunton die Wirkung der Nitrite auch bei organischer Coronarangina für sicher hält. Vierodt empfiehlt sie besonders bei Anginen, bei denen der Gefässkrampf eine besondere Rolle spielt. Es ist zu hoffen, dass die Nitrite eine viel weitergehendere Anwendung erreichen werden. Die Behandlung der Syphilis kann sehr wichtig sein. Vom Jod berichtet er ohne eigene Erfahrungen von erstaunlichen Erfolgen der Franzosen, besonders Huchard und Sée, welche jahrelang 1—3 g Jodnatrium täglich geben. Vielleicht ist noch von Interesse, dass Vierordt im Gegensatz zu der von Fränkel acceptierten Abhängigkeit des Schmerzes von der Lähmung des Herzens die Auffassung vertritt, dass Schmerz und Lähmung koordinierte Folgeerscheinungen einer noch unbekannten Schädlichkeit sind. Als diese Schädlichkeit nimmt er im Anschluss an Cohnheim eine bei der Herzarbeit selbst gebildete chemische Substanz an, „ein Herzgift", welches Schmerz und Lähmung verursacht. In der Diskussion wird auf die ursächliche Bedeutung der Sklerose, welche unter Umständen nur kleinere Äste der Kranzarterien befällt, von Curschmann hingewiesen, welcher gleichzeitig vor dem Morphium warnt, da es in schweren Fällen zum Tode führen könne. Der Wiener Kliniker Nothnagel weist auf die Möglichkeit hin, dass der Schmerz durch die Erregung sensibler Nerven in den Gefässen selbst ausgelöst werden könne. Er empfiehlt das Nitroglycerin zu 1—5 mg. Der Münchener Kliniker Ziemssen tritt dieser Empfehlung bei, während der Nauheimer Badearzt Schott günstige Einwirkung von natürlichen und künstlichen Bädern hervorhebt. Albert Fränkel will den Gefäßschmerz, den er für Aneurysma als sicher ansieht, von dem eigentlichen Vernichtungsgefühl der wirklichen Angina pectoris trennen. Vierordt macht auf den Unterschied zwischen Herzflimmern und Wühlen, welches nach dem Absterben des Herzens auftritt und den subjektiven Empfindungen des fluttering heart aufmerksam.

In der Folgezeit prüft Morawitz 1913 die Durchblutungsverhältnisse der Kranzgefässe am freigelegten Herz. Er findet eine Vermehrung bei Drucksteigerung durch Adrenalin, eine Verminderung durch Strophantin. Acceleransreizung ergibt vermehrte Durchblutung.

Das Schmerzproblem bei Angina pectoris wird auch später vielfach beleuchtet. Sternberg hat 1923 starke Schmerzanfälle bei jugendlicher Mitralstenose beobachtet, bei der er autoptisch zeigen konnte, dass die erweiterte Pulmonalarterie auf die übrigens zarte und unveränderte Coronaria einen Druck ausübte. Wenkebach sieht die Hauptveränderung, ja die einzige pathologische Veränderung, in allen Fällen, nicht sowohl in den Kranzarterien, sondern vielmehr in einer Schädigung des Anfangsteiles der Aorta, von welcher der Schmerz ausgeht. Angina pectoris ist ihm gleichbedeutend mit Aortalgie. Nach seinem Vorschlag ist die Krankheit durch Resektion des Depressors, der die sensiblen Fasern führt, günstig zu beeinflussen.

Im letzten Jahr ist die Angina pectoris von neuem Referatthema geworden. Im Vordergrund der Betrachtung stehen die physiologischen

Versuche über Durchblutung der Coronaria, welche von Krayer am Herzlungenpräparat, von Rein (Freiburg) am Hundeherz in situ bei uneröffneten Gefässen mit einer geradezu klassischen Technik vorgenommen worden sind. Krayer prüft die Grösse der Coronariadurchblutung, ihre Abhängigkeit vom arteriellen Druck, von der Herzmuskelkontraktion, ihrer Frequenz, dem Sauerstoffmangel und von veränderten Innervationsverhältnissen. Rein misst mit Hilfe einer Thermostromuhr die Durchblutungsgrösse der vena cava sup. et inf. und arteria coronaria anterior. Bei Abkühlung stieg unter Frequenzsteigerung die Coronariadurchblutung bedeutend stärker, als bei Vermehrung des Schlag(Minuten)volumens. Die Regulation erfolgt durch die vagosympathische Steuerung. Der Vagus enthält coronarkonstriktorische Fasern. Adrenalin erweitert die Coronaria.

Das klinische Referat wurde von Edens und Morawitz erstattet. Ein Vergleich mit den vor 40 Jahren erstatteten Referaten zeigt, dass in der Symptomatologie sich wenig geändert hat. Die pathogenetische Betrachtung ist einheitlicher und sicherer geworden, durch bessere Kenntnisse des autonomen Nervensystems; der Behandlung stehen grössere medikamentöse Hilfen zu Gebot. Für Edens ist die Angina pectoris ein klinisches Bild, welches unabhängig von der anatomischen Grundlage durch krampfhafte Zusammenziehung der Kranzarterien zustande kommt, deren leichte und rasche Verengung charakteristisch ist. Von 420 Fällen seiner Beobachtung litten 170 an Krämpfen anderer Art (Gallenblase, Magen, Darm, Herz, Gefäßstörungen, Migräne u. a.). Die klinische Prognose ist unsicher; höchst charakteristisch die Formulierung von Edens: wenn der Kranke das fünfte Jahr erlebt, so darf die Prognose als günstig bezeichnet werden. Auch Coronarthrombosen können mehrere Anfälle überleben. Therapeutisch vorübergehend wirksam sind die gefässerweiternden Mittel, insbesondere Nitrite und Purinkörper; die Sedativa wirken günstig durch Herabsetzung der Empfindlichkeit des Nervensystems. Die Wirkung der Herzhormonpräparate wird angezweifelt. Es empfiehlt sich eine individuelle Verordnung (der Arzt, nicht der Fabrikant soll das Rezept schreiben), paravertebrale Injektion ist zu versuchen. Morawitz legt bei der Analyse des anginösen Schmerzes den Hauptwert auf die Reizbereitschaft des autonomen Nervensystems, während er die anatomischen Veränderungen, die meist ohne Schmerz verlaufen, in zweite Reihe versetzt. Eine vollkommene Einigung über die Krampfnatur des Schmerzes wird nicht erzielt. Ein Mitarbeiter Wenkebachs, Kutschera-Aichbergen, weist darauf hin, dass die Obduktion häufig eine Muskelatrophie der Coronaria ergäbe, wonach der Schmerz eher durch Überdehnung als durch Krampf erklärt werden solle. Andererseits wird aus der Greifswalder Klinik auf die gute Wirkung der Teilbäder hingewiesen, welche reflektorische Gefässerweiterung ohne Steigerung des Schlagvolumens verursachen. Frank aus Breslau demonstriert Elektrokardiogramme, welche die Diagnose der Coronarthrombose gestatten.

3. Nierenkrankheiten.

Die Pathologie des Morbus Brightii ist das Thema des ersten Referates, welches vor 50 Jahren auf diesem Kongress erstattet worden ist, und es ist bezeichnend für die Bedeutung, die man dem Gegenstand beimaß, dass der Gründer des Kongresses selbst die Darstellung übernommen hat. Das von Leyden erstattete Referat zeigt, wie sehr auf diesem Gebiet der anatomische Gedanke damals in der Klinik überwog; es ist ganz anatomisch-histologisch orientiert, es geht wesentlich darauf aus, die verschiedenen Formen der Nierenveränderungen herauszuarbeiten, welche den klinischen Bildern entsprechen. Leyden teilt den eigentlichen Morbus Brightii, d. h. die diffusen Erkrankungen der Niere, welche gewöhnlich mit Albuminurie und Hydrops einhergehen, in vier verschiedene Unterabteilungen: 1. diffuse Nephritis, 2. Schwangerschaftsniere, 3. Amyloidniere, 4. Nierensklerose. — Die Nephritis tritt in akuter oder chronischer Form auf. Die klinische Beobachtung ergibt drei Stadien, wie sie schon Frerichs unterschieden hat. Das erste Stadium der akuten geht in das zweite der chronischen Nephritis über, während das dritte Stadium die Schrumpfniere darstellt. Der entzündlichen Form (weisse Niere) steht die sklerotische (rote Schrumpfniere) gegenüber. Bei jeder diffusen Nephritis, am häufigsten bei der Nierenschrumpfung, entwickelt sich Herzhypertrophie mit Dilatation. Die anatomischen Beobachtungen sind sehr vollständig und enthalten vieles, was uns modern anmutet, so die Veränderungen der Glomeruli bei akuter Nephritis, wobei die Gefäßschlingen auf etwa die Hälfte zusammengedrückt und blutleer erscheinen, bzw. zwischen Glomerulus und Kapsel eine körnige eiweiss- oder fibrinartige Masse zu finden ist, welche die Kapsel ausdehnt und den Glomerulus zusammendrückt. Die Intensität dieser Exsudation bedingt die Intensität der Albuminurie und der Harnbeschränkung. In symptomatologischer Beziehung werden die Retinitis und die urämischen Erscheinungen erwähnt, aber die Blutdruckerhöhung wird nicht genannt und von der Funktionsbeschränkung der erkrankten Niere ist nicht die Rede. In therapeutischer Beziehung werden an erster Stelle die Diuretica genannt, von denen damals nur die Kalisalze, Scilla und bei bestehender Herzbeteiligung Digitalis erwähnt werden. Schweissprozeduren, warme Bäder und Pilocarpin sollen mit Vorsicht gebraucht werden; Milchdiät macht Nierenkranke leicht hydrämisch. Milchkur ist nur anzuwenden bei kräftigen, blutreichen Patienten mit akuter Nephritis. Die Albuminurie ist nicht medikamentös zu beschränken, selbst das Tannin verspricht keinen sicheren Erfolg.

Das Korreferat des Leidener Klinikers Rosenstein dreht sich im wesentlichen um die Frage, ob auch die nichtentzündlichen Nierenkrankheiten dem Morbus Brightii zuzurechnen sind. Rosenstein will die parenchymatöse Degeneration von den wirklichen Entzündungen trennen, auch hält er die Stadieneinteilung für allzu schematisch und will die weisse Schrumpfniere prinzipiell nicht von der roten scheiden. Den parasitären Ursprung der Nephritis nach Typhus, Scharlach usw. hält er nicht für bewiesen. Auch die Bleivergiftung will er nicht als Ursache der Schrumpfniere anerkennen. Was die Therapie anbetrifft, so perhorresziert er die allgemeine Anwendung der Diuretica, die das noch gesunde Nierenparenchym krank machen können. Warum soll man so gefährliche Mittel wählen, wo wir in der Diaphorese doch ein geeignetes Mittel haben, Wasser und Salz aus dem Blut durch die Haut zu entfernen? Die Eiweissausscheidung kann durch gelegentlichen Gebrauch von Plumbum aceticum inhibiert werden. Die akute Nephritis hat eo ipso Neigung zur Heilung, man braucht nur den Kranken unter günstige hygienische Verhältnisse zu bringen und ableitend auf den Darm zu wirken. Bei chronischer Nephritis gibt es nur eine Indikation, das ist die, die Kräfte des Kranken zu erhalten und jeder, auch der leisesten Kompensationsstörung des Herzens, wo solche droht, vorzubeugen. Ausser denjenigen Mitteln, die einzelne lästige Symptome beseitigen und beim Auftreten derselben zur Anwendung kommen, sind die Tonica, Eisen und Arsen, hier die besten Mittel.

Die Diskussion dreht sich nur um anatomische und histologische Dinge und deren Beziehung zum Verlauf der Erkrankung; die Hauptbeiträge werden von den pathologischen Anatomen Klebs und Rindfleisch geliefert, aber auch die Kliniker Aufrecht (Magdeburg) und Ewald (Berlin), Rühle (Bonn) berichten nur von ihren histologischen Untersuchungen. Therapeutische Bemerkungen machte der Baseler Kliniker Immermann, welcher die methodische Behandlung mit diuretischen Salzen, besonders Kali aceticum, empfiehlt, wonach er nie schlimme Wirkungen, auch nie den Eintritt von urämischen Erscheinungen beobachtet hat. Auch die innere Anwendung 3—4%iger Borsäure empfiehlt er zur diuretischen Behandlung der Nephritis.

Als 8 Jahre nach dem ersten Referat die Behandlung des chronischen Morbus Brightii von neuem zur Diskussion gestellt wird, werden die anatonischen Grundlagen als gegeben angesehen, es ist bei dem Referenten Senator[1] nur noch von zwei Gruppen der Erkrankung die Rede: der chronisch-parenchymatösen Nephritis und der Schrumpfniere, die auch in Mischformen vorkommen. Die Prophylaxe findet ein reichliches Betätigungsfeld, wenn man die Mannigfaltigkeit der Ätiologie übersieht (akute Nephritis, Erkältungen, Gicht, Malaria, Syphilis, Tabak, Blei, Nierensteine, seltener Diabetes, Schwangerschaft, langdauernde Stauung, klimatische Einflüsse, auch deprimierende Affekte). Vor zu energischer Luesbehandlung ist zu warnen. Die antiphlogistische Behandlung ist unwirksam, ebenso die Reizbehandlung; Arzneien versagen gänzlich. Es kommt nur Schonungsbehandlung zur Erreichung einer möglichen Defektheilung in Betracht. Im Vordergrund steht die Diätetik, Eiweissbeschränkung

[1] Als Berliner Polikliniker Nachfolger von Romberg und Josef Meyer, Vorgänger von Goldscheider, Vorsitzender des 19. Kongresses; hat sich besonders durch Experimentalarbeiten über den fieberhaften Prozess ausgezeichnet.

schont die Epithelien, die in erster Linie erkrankt sind. Fett und Kohlenhydrate sind zu reichen, Milch, Butter, Kefir werden empfohlen. Im übrigen weisses Fleisch und wenig Eier. Zur Nierenspülung ist für reichliches Getränk zu sorgen, besonders alkalischen Brunnen und diuretische Tees, dazu Schwitzprozeduren und mäßige Bewegung. Bei der Schrumpfniere mit Hochdruck (der hier zum erstenmal erwähnt wird) ist die Einschränkung des Eiweisses nicht so wesentlich, doch ratsam. Getränke sind sparsamer zu reichen, körperliche Ruhe und Hautpflege sind zu empfehlen; warmes Klima, evtl. Ägypten ist empfehlenswert. Im Vordergrund steht die Kräftigung des Herzens. — Als Korreferent schliesst sich der Münchener Kliniker von Ziemssen im wesentlichen an den Referenten an. Er empfiehlt besonders Heissluftbäder, auch Dampfkasten, heisse Vollbäder mit Packung. Bei torpiden Ödemen auch Pilocarpin. Er macht reichlichen Gebrauch von Diureticis und Digitalis; neben Scilla erscheint zum erstenmal das Theobromin. In schweren Fällen wendet er Drastica an. Bei starkem Hydrops empfiehlt er Hautdrainage; bei der Schrumpfniere: Jod (auch bei Fällen ohne Syphilis), Digitalis, evtl. Aderlass; Verbot von Alkohol. Bei Urämie: Digitalis, warme Bäder, Diaphorese, Drastica, Morphium. In der Diskussion wird besonders die Herabsetzung der Eiweisszufuhr bei chronischer Nephritis als nützlich hervorgehoben. 30—40 g täglich sind ausreichend. Auch Traubenzuckerinfusionen werden empfohlen.

Die diätetische Behandlung wird 1899 von Noorden von neuem diskutiert, indem er zeigt, dass weisses und dunkles Fleisch sich hinsichtlich der Verträglichkeit bei chronischen Nierenkrankheiten nicht unterscheidet; weiter will er die Flüssigkeitszufuhr besonders bei nachlassender Herzkraft einschränken und Trinkkuren nur bei längeren gut kompensierten Fällen zulassen.

Eine klinische Übersicht über ein grosses Kapitel der Nierenpathologie ist im späteren Verlauf nur noch einmal gegeben worden, das war auf dem Kriegskongress 1916, als Hirsch (Göttingen) über Feldnephritis referierte. Er legte dar, dass es sich um typische akute Glomerulonephritis kombiniert mit Epitheldegeneration (Nephrose) handelt, für deren Entstehung in gleicher Weise Infektion wie Erkältung und Durchnässung, Übermüdung und unzureichende einseitige Ernährung verantwortlich waren. Im klinischen Verlauf war die Häufigkeit der urämischen Erscheinungen auffallend, die doch nur in 1% der Fälle zum Exitus führten, ausserdem die Neigung zu Rezidiven und das häufige Auftreten von Ödemen, die übrigens oft vor der Hämaturie und sogar ohne nephritische Erscheinungen überhaupt, insbesondere bei lokaler Kältewirkung, beobachtet wurden. Die Ursache dieser Ödeme sieht Hirsch in Stoffwechselstörungen und davon abhängigen Kapillarschädigungen, also nicht in Störungen der Nierentätigkeit, sondern in Störungen im Quellgebiet derselben. Der Blutdruck war stets gesteigert, Retinitis wurde niemals beobachtet. Anatomisch bestand neben der ausgesprochenen Glomeruluserkrankung stets tubuläre Schädigung. Die Behandlung besteht vor allem in der Versetzung in Bettwärme und hygienische Pflege, wobei strenge Diät nicht immer zur Genesung notwendig war. Milchkuren empfehlen sich nicht. Nierenheilbäder gibt es nicht. Ödeme werden durch Hautdrainage besser als durch Schwitzkuren behandelt. Ultima ratio der Therapie ist die oft lebensrettende Dekapsulation. Die sehr ausführliche Diskussion fügt im Tatsächlichen nichts Wesentliches hinzu, bringt aber sehr viel kasuistisches Material und gibt durch die Beteiligung hervorragender Sachkenner (Volhard, Lichtwitz, Munk) zugleich eine gute Übersicht des damaligen Standes der Kenntnisse von der akuten Nephritis.

Die klinische Forschung wendet sich von Anbeginn in immer zunehmendem Maße der Funktionsprüfung zu. Ihre Vorläufer bilden in den Verhandlungen die Mitteilungen, welche Fleischer[1] schon 1883 machte. Er weist damals Harnstoff im Speichel Urämischer nach. 1887 berichtet er über Tierexperimente einseitiger Nierenexstirpation mit Abklemmung des gegenseitigen Ureters, wonach beim Versagen der Nieren ein allgemeiner Gefässkrampf auch in den Nieren auftritt mit folgenden urämischen Erscheinungen.

Systematische Funktionsprüfungen der Niere am Menschen werden zuerst 1902 von Hermann Strauss (Berlin) berichtet, welcher durch Ureterenkatheterismus den Urin der einzelnen Niere gewinnt und die Bestimmung der Gefrierpunktserniedrigung als wichtigen Maßstab für die Arbeit der einzelnen Niere feststellt. Auf demselben Kongress berichtet auch Steyrer (Graz) über die Kryoskopie des Harns, welche ausführliche chemische Analyse ersetzen kann.

Im Jahre 1905 ist zum erstenmal von systematischer Kochsalzentziehung bei Nephritikern die Rede, ohne dass die therapeutische Bedeutung volle Anerkennung findet. Rumpf (Bonn) hat den Kochsalzgehalt des Blutes der Ergüsse und der Organe bei Nephritikern untersucht, ohne dass es ihm gelang, eine Steigerung derselben nachzuweisen. Er will also die Kochsalzentziehung nicht in rigoroser Weise anwenden.

Inzwischen ist die Schädigung einzelner Nierenfunktionen, namentlich in bezug auf die Ausscheidung einzelner Salze, schärfer erkannt worden. 1909 erstatten die Hauptbegründer dieser Lehre hierüber ausführliche Referate. Der Pariser Kliniker Widal berichtet über die Kochsalzretention beim Morbus Brightii, von der schon andeutungsweise bei Frerichs die Rede war und die in exakter Weise zuerst von Strauss nachgewiesen wurde. Widal hat bei Nierenkranken durch Zufuhr von 10 g Kochsalz experimentelles Ödem erzeugt. Der Harnstoff wirkt nicht hydropigen. Salzretention führt zur hydropigenen Urämie. Die Chlorurämie, das Präödem, ist nur durch Körpergewichtsmessung festzustellen. Kochsalzzufuhr vermehrt auch die Albuminurie. Die Durchlässigkeit der Niere für Kochsalz ist wechselnd. Nach Koch-

[1] Damals Prof. eo. in Erlangen, vorher Assistent bei Gerhardt in Jena und Friedreich in Heidelberg; galt als eine Hoffnung der inneren Klinik und ist früh gestorben.

salzentziehung setzt ein umgekehrter Strom von Kochsalz und Wasser zur Niere ein. Das Verhältnis von Kochsalz und Wasser bei der Ausschwemmung kann wechseln. Nach Entwässerung kann man steigend kleine Mengen von Kochsalz zulegen. Die Retention von Harnstoff und Kochsalz geht nicht parallel. Man hat zwischen Azotämie und Chlorurämie zu unterscheiden. Bei einem Harnstoffgehalt im Blut bis zu 100 mg in 100 ccm kann durch Kochsalzentziehung noch Besserung erreicht werden. Im übrigen ist der Harnstoff des Blutes von der Nahrung abhängig. Dieselbe Harnstoffhöhe, welche bei 100 g Eiweiss normal wäre, kann bei 30 g Eiweiss eine starke Retention bedeuten. In therapeutischer Beziehung ist wegen des Kochsalzgehaltes die Milch nur in kleineren Gaben zu reichen; Fleisch ist im allgemeinen bis zu 150 g erlaubt, Kohlenhydrate, Gemüse und Früchte verdienen den Vorzug. Als Diuretica sind Digitalis und Theobromin zu empfehlen.

Strauss bezeichnet die Chlorentziehung, die von ihm in die Therapie eingeführt worden ist, als kausale Behandlung der Nierenkrankheiten; auch beim kardialen Hydrops bewährt sie sich. Die Stauungsniere zeigt ähnliche Funktionsstörungen wie der Morbus Brightii. Auf demselben Kongress macht Soetbeer (Giessen) auf den hohen Stickstoffgehalt im Blut nephrektomierter Hunde aufmerksam. Die Organe sind dabei weniger N-haltig als das Blut, dagegen findet sich eine vikariierende N-Ausscheidung im Magensaft und Speichel.

Programmatische Ausführungen über die Bedeutung der funktionellen Betrachtung in der Nierenpathologie macht 1910 Volhard, damals Direktor der Krankenanstalten in Mannheim, der damit zuerst auf diesem Gebiet vor die Öffentlichkeit tritt. Er führt den Wasser- und Durstversuch in die funktionelle Diagnostik der Nierenkrankheiten ein und benutzt sie zur Unterscheidung der primären (arteriosklerotischen) roten Granularatrophie von der sekundären entzündlichen (weissen) Schrumpfniere. Während bei der ersten wesentliche Hypertrophie des Herzens bei meist normalem Ausfall des Wasser- und Durstversuches besteht, ist bei der sekundären Form das Herz weniger beteiligt, doch besteht Hyposthenurie und Retinitis; die Prognose ist schlecht, es kommt zur Urämie; das Bestehen von Kombinationsformen wird zugegeben.

Schlayer prüft die Nieren mit Belastung von Wasser und Kochsalz einerseits, von Milchzucker und Jodkali andererseits und schliesst aus dem Ausfall auf das Vorwiegen vasculärer oder tubulärer Störungen. Dass so präzise Lokalisation auf Grund der Funktionsprüfung nicht ohne weiteres angenommen werden dürfe, wird bei späterer Gelegenheit (1914) von den sachverständigsten Kritikern (Minkowski, Fr. Müller, Lichtwitz) betont; es wird besonders darauf hingewiesen, dass bei Kochsalzretention auch ein extrarenaler Faktor wirksam sei. Lichtwitz entwickelt aus der Anwendung diuretischer Mittel bei Diabetes insipidus eine Theorie ihrer Wirkung auf den kolloidchemischen Zustand der Zellen. Hedinger berichtet, dass Nierenmittel und Digitalis bei kranken Nieren anders wirken, als bei gesunden, so dass eine Empfindlichkeit der kranken

Niere anzunehmen ist. Zwei Jahre später (1912) zeigt Schlayer, dass Diuretica ebenso wie Kochsalzbelastung zur Ermüdung der Niere führen. Schrumpfniere und Fälle von parenchymatöser Nephritis sind besonders ermüdbar, weswegen sich Schonungstherapie empfiehlt. Hedinger hat gefunden, dass nach den meisten Mitteln bei gesunden Nieren Steigerungen der Harnmenge eintreten, während bei Nephritikern keine Schwankungen stattfinden. Auf die osmotische Eigenschaft der Nierenzellen macht Siebeck (Heidelberg) aufmerksam. Überlebende Froschnieren vermögen aus verschiedenen Salzlösungen Salze aufzunehmen. Der Mechanismus der Kochsalzausscheidung wird durch Schlayer analysiert. Er zeigt, dass eine Insuffizienz der Kochsalzausscheidung eintritt, bei Kochsalzbelastung, wobei Wasser retiniert wird, teils ohne, teils mit Ödembildung. Vor allem aber bei tubulärer Schädigung, wobei die Ausfuhr- und Konzentrationsfähigkeit für Kochsalz geschädigt ist. Bei dieser Form ist strenge Kochsalzentziehung indiziert.

Über die Fähigkeit der Niere, das Gleichgewicht des Säurebasenverhältnisses im Blut aufrecht zu erhalten, berichtet Straub (Göttingen) 1921; in Nierenkrankheiten entsteht durch die Retention eingeführter saurer oder basischer Valenzen Poikilopikrie des Blutes, d. h. der Gehalt an Säure-Ionen, gemessen an der CO_2-Bindungskurve, ist je nach dem Grad der Insuffizienz verschieden. Beckmann (Halle) bestätigt 1922 im Kaninchenversuch, dass es bei wesentlicher Verletzung der Niere zu Änderungen der Alkalireserve kommt; Acidosis trotz alkalischer Kost wurde aber auch bei Vergiftungen beobachtet, so dass auch extrarenale Säuerung angenommen werden muss. Aromatische Oxysäuren werden im Blut urämischer Patienten 1925 von Becher (Volhardsche Klinik) neben anderen Produkten der Eiweiss-Darmfäulnis nachgewiesen.

Neue Feststellungen über die komplizierten Ursachen der Säuerung[1] des Nephritikerbluts machen 1927 Magnus-Levy und Siebert, welche bei schwerer Urämie in Bestätigung früherer Angaben von E. Münzer (Prag) Verminderung des Ammoniak bis zu extremen Graden bei steigender H-Ionenzahl nachweisen (ph im Urin zwischen 5,2 und 4,7). Da besonders die dem Eiweißstoffwechsel entstammende Schwefelsäure nicht genügend neutralisiert wird, empfiehlt sich auch aus diesem Grunde äusserste Eiweissbeschränkung in der Nahrung, dazu kleine Gaben Natron bicarbonicum bzw. Kali aceticum. — Die Abhängigkeit der Nieren vom Nervensystem wird von dem damaligen Strassburger Kliniker Erich Meyer zusammen mit Jungmann demonstriert; Piqûre des Vaguskerns und Splanchnicusdurchschneidung erzeugen Polyurie und erhöhen die Salzausscheidung. Die Wirkung des Salzstiches beruht zum Teil auf Vasomotoren-, zum Teil auf Nierenzellreizung.

[1] Magnus-Levy vermeidet hier den Ausdruck Acidosis, der einen Vorgang d. h. das verstärkte Auftreten saurer Valenzen bedeutet, während Säuerung einen Zustand darstellt, der von andern unlogischer Weise als kompensierte oder unkompensierte Acidosis bezeichnet wird.

In Fortführung dieser Versuche zeigt Jungmann 1914, dass der Claude-Bernardsche Zuckerstich neben der Glykosurie auch Polyurie mit vermehrter Chlorausscheidung bewirkt, so dass er in Wirklichkeit auch ein Salzstich ist; aber Polyurie und Hyperchlorurie bleiben aus, wenn die Nieren vorher entnervt werden, während die Zuckerausscheidung fortbestehen bleibt.

Die Abhängigkeit des Ablaufs der Nierenkrankheiten vom vegetativen Nervensystem wird durch weitere Versuche von Jungmann (1925) bewiesen: nach Splanchnicotomie tritt auf Uranvergiftung eine stärkere Schädigung der Niere ein. Andererseits zeigt E. F. Müller (Hamburg) 1930, dass eine Erkrankung der Nieren durch Erkältung und Infektion stets eine auf Sympathicusreizung beruhende Kontraktion der Nierengefässe zur Voraussetzung habe.

Einzelnen Symptomen des klinischen Bildes der Niereninsuffizienz gelten Mitteilungen Volhards und seiner Schüler. Volhard spricht über die Retinitis albuminurica; dieselbe ist nicht entzündlich, beruht vielmehr auf Gefässkontraktionen, im Rahmen der Gefäßspasmen der Nephritiker. Die gelbliche Hautfarbe und die blasse Harnfarbe bei schwerer Niereninsuffizienz hat Becher 1929 analysiert. Er macht wahrscheinlich, dass Chromogene von Harnfarbstoffen in Blut und Geweben retiniert werden; der Schrumpfnierenharn enthält wenig Farbstoffe, aber Vorstufen derselben, die von der kranken Niere nicht mehr in Farbstoffe übergeführt werden können.

Die Untersuchung der Harnfarbstoffe, ihre quantitative Bestimmung und ihre Charakterisierung wird durch die von Veil und Heilmeyer (Jena) in die Klinik eingeführte Stufenphotometrie (1928 und 1929) in ihrer Bedeutung sowohl für Nieren- als auch für Blut- und Leberkrankheiten wesentlich gefördert. — Der Symptomenkomplex der Urämie, ihre Entstehung und ihre Behandlung, findet mehrfache Besprechung. Zuerst zeigt Pässler 1906, dass einfache Harnsperre überhaupt nicht zur Urämie führe, so dass das Urämiegift nicht zu den normalen Stoffwechselendprodukten gehören kann. 1911 wird von Hohlweg (Giessen) auf die starke Erhöhung des im Blut löslichen N hingewiesen und Volhard lehrt, dass Urämie ohne vermehrten Rest N auf Hirnödem beruhe oder mit cerebraler Arteriosklerose zusammenhänge; diese eklamptische Urämie wird durch Lumbalpunktion geheilt; in solchen Fällen ist, wie E. Frank betont, der Kochsalzgehalt des Blutes vermindert. Neue Wege beschreiten die ungarischen Autoren Rohonyi und Lax 1924, indem sie zeigen, dass im urämischen Zustand die Permeabilität der Gewebe sich verändert. Während beim Normalen eine intravenöse Kochsalzinfusion den NaCl-Gehalt des Serums beträchtlich steigert, wird derselbe bei Urämischen dadurch nicht vermehrt, die Gewebe sind in erhöhtem Maße permeabel geworden, sie saugen sich voll gleich einem Schwamm. Anderseits geben die urämischen Gewebe die diffusibeln N-Schlacken reichlich an das Blut ab. Im Verfolg dieser Versuche zeigt Nonnenbruch 1925, dass der Muskel des durch Nephrektomie urämisch gemachten

Tieres in einer Rohrzucker-Kalilösung 2—4mal so schnell gelähmt wird als der normale Muskel der anderen Seite vor der Entnierung.

Auf die Bedeutung der Darmfäulnis für die Entstehung der Urämie weist neuerdings Becher hin, nicht nur das Indikan, sondern auch Phenole und Amine sind im urämischen Blut vermehrt, so dass B. geneigt ist, vom Coma aromaticum im Gegensatz zum Coma aliphaticum der Diabetiker zu sprechen. — Ebensowenig wie das Problem der Urämie ist das der Pathogenese der nephritischen Ödeme als gelöst zu betrachten, obwohl insbesondere die physikalische Chemie hier fördernd eingegriffen hat. Vor 25 Jahren stand die Unterscheidung zwischen renaler und extrarenaler Entstehung der nephritischen Ödeme im Vordergrund. Schlayer zeigte 1906, dass sich die Hautschwellungen bei experimenteller Urannephritis vor der Nierenschädigung entwickeln; dabei sind die Hautkapillaren normal, so dass eine Funktionsschwäche derselben angenommen wird; zur gleichen Zeit betont Pässler, welcher bei einfacher Harnsperre trotz 10tägiger Anurie und starker Wasserretention kein sichtbares Ödem entstehen sah, während doch die nephritische Anurie zu starkem Anasarka führe, dass sowohl nephrogenes als auch extrarenales Ödem in Frage komme. Die aktive Rolle des Unterhautgewebes beim Ödem wird von Hoff an der Novasurolwirkung in einem Fall von Niereninsuffizienz bewiesen; hier floss der Hydrops überaus reichlich aus der skarifizierten Haut nach intravenöser Novasurolinjektion. Die Theorie von Fischer freilich, welcher das Ödem auf die Säuerung des Gewebes und dadurch bedingte Quellungsfähigkeit zurückführt, wird im Anschluss an Untersuchungen von Schade von allen Seiten abgelehnt; dagegen ein Verlust an Elastizität, den Schade durch ein besonderes Instrument (Elastometer) konstatiert, in ihrer Bedeutung für die Lymphbewegung durchaus anerkannt. — Die Bedeutung des Kochsalzes für die Entstehung der Ödeme bei Nierenkranken ist seit Strauss und Widal 1909 allgemein erkannt; aus der Naunynschen Klinik wird im gleichen Jahre darauf hingewiesen, dass auch bei Nierengesunden, insbesondere azidotischen Diabetikern, durch Natron bicarbonicum Ödeme entstehen können; sicherlich spielt hier die Gewebsbeschaffenheit die Hauptrolle. Die Ödeme bei Haferkuren der Diabetiker und die Insulin-Ödeme schliessen sich hier an. Damit tritt die Pathogenese der Ödeme endgültig aus dem Bereich der Nierenpathologie und wird zu einem Teil der Stoffwechsellehre, welche sich mit dem Wasserwechsel im Organismus beschäftigt.

4. Krankheiten des Atemapparates.

Chronische Bronchitis wird in den Verhandlungen nur in therapeutischer Beziehung erwähnt, insofern als Röntgenbestrahlung sie günstig beeinflusst (1906 und 1909 Schilling), und als man sie auch durch ein eingeführtes Bronchoskop mit anästhesierenden und ätzenden Flüssigkeiten behandelt hat (1910) ein Verfahren, von dem glücklicher weise später nicht mehr die Rede ist.

Bronchiektasien sind der Gegenstand eines sehr ausführlichen Referats, erstattet 1925 durch Brauer, den mutigen Pionier und unermüdlichen Förderer der chirurgischen Behandlung der Lungenkrankheiten. Die Einteilung der Bronchiektasien soll nicht nach ihrer Form, sondern nach pathogenetischen Gesichtspunkten getroffen werden. Angeborene Bronchiektasien sind sehr selten; die bei jugendlichen Individuen häufig festgestellten, fälschlich als angeboren angesehenen Fälle sind meist auf entzündliche Prozesse in den Bronchien und Lungen, wie sie bei Masern, Keuchhusten u. a. sich abspielen, zurückzuführen. Bei den erworbenen Bronchiektasien findet man in den Bronchien und um sie herum alle Veränderungen und Übergänge vom einfachen superfiziellen Katarrh bis zu den schwersten ulcerösen und sekundär cirrhotischen Prozessen. Ausgang der Bronchialerweiterung sind Fremdkörper, Verengungen und Knickungen, ferner Bronchitis, Peribronchitis und Bronchopneumonie, und endlich pleurogene Prozesse. Die entzündlichen Veränderungen führen zu Elastizitätsverlust und Verdünnung der Bronchialwand, die dem aus der chronisch entzündlich veränderten Umgebung wirkenden Narbenzug nachgibt; ascendierende und gangränöse Veränderungen treten komplizierend hinzu, die Kombination mit Tuberkulose ist häufig. Die bei der Lungenseuche des Rindes in viel ausgesprochenerer Weise vorkommenden analogen Veränderungen geben einen guten Einblick in die Entstehung der Bronchiektasien. Die frühe Erkennung der Bronchialerweiterungen wird wesentlich gefördert durch die Kontrastfüllung mit Jodipin, welche sehr charakteristische Röntgenbilder gibt. Das Jodöl wird nach vorhergehender Anästhesierung mittels Sonde vor dem Röntgenschirm in Menge von 50 ccm eingefüllt. Lästig ist nur die lokale Anästhesierung; das Jodöl, das nach 24 Stunden zum grössten Teil wieder ausgehustet ist, macht keine Beschwerden oder Schädigungen. Die Bronchographie nach Jodipininjektion ist von Lorey (Hamburg) systematisch ausgebildet und 1927 auf dem Kongress ausführlich vorgetragen worden. Für die Behandlung der Bronchiektasien sind neben Tieflagerung des Oberkörpers, Durstkuren, Ruhe, alle Maßnahmen und Mittel, welche der Behandlung der Bronchitis dienen, zu empfehlen, insbesondere auch Bäderkuren in Ems, Reichenhall usw. Trotzt das Leiden interner Behandlung, so tritt die chirurgische Therapie in ihre Rechte, welche Brauer selbst ausübt. Die häufigste und zumeist entscheidende Indikation liegt in den grossen Mengen putriden Sputums, daneben die Tendenz des Prozesses sich auszubreiten, die Bronchopneumonien, Blutungen, der oft unerträgliche Hustenreiz, oft die schwere Erwerbsstörung. Die schwersten Fälle geben eine absolute Indikation zum chirurgischen Vorgehen. Für jeden Fall ist das passende Verfahren auszuwählen. Pneumothorax und Phrenicotomie sind unsicher, Thorakoplastik und Eröffnung der Krankheitsherde durch Pneumotomie mitunter erfolgreich; am wirksamsten erwies sich die Totalresektion bzw. Querresektion des erkrankten Lungenlappens mit nachfolgender Drainage, wonach trotz lange bestehenbleibender Lungenfistel volle Erwerbsfähigkeit erreicht werden konnte.

Die anschliessende Diskussion bewegt sich auf dem Boden konservativer innerer Behandlung; Cahn-Bronner empfahl das Transpulmin zur Behandlung der eitrigen Bronchitis; Curschmann sah Erfolge von Salvarsan bei Oberlappenbronchiektasien; Krehl rät zur Zurückhaltung gegenüber chirurgischem Eingriff; nicht wenige Fälle bessern sich unter interner Behandlung bis zu klinischer Heilung, während andererseits die Gefahren und Dauererfolge der Operation noch nicht endgültig abzuschätzen sind. Genaue Statistiken über beide sind zu fordern und abzuwarten. Im Schlusswort erkennt Brauer durchaus die Berechtigung vorsichtiger Indikationsstellung an; grade aus diesem Grund ist die Zahl seiner Operationen trotz grossen Materials noch gering. Er kann nicht mit grossen Zahlen aufwarten, aber er hat gezeigt, dass der operative Weg gangbar und nützlich ist.

Die Pathogenese des **Bronchialasthma** wird bereits auf dem ersten Kongress besprochen. Bekanntlich hatte Leyden auf die eigentümliche Beschaffenheit des Asthmasputums aufmerksam gemacht, welche auf eine Erkrankung der Schleimhaut der feinen Bronchien schliessen lässt. In seinem ausführlichen Vortrag suchte Ungar (Bonn) 1882 aus der durch die Bronchitis gegebenen Verlegung der Bronchiallumina den ganzen Symptomkomplex des Asthmas zu erklären.

Einen weiter umfassenden Standpunkt nahm drei Jahre später Curschmann, damals noch in Hamburg, ein, indem er in den Mittelpunkt der Symptomatologie den Bronchospasmus stellt, welcher seltenerweise primär (essentiell) vom Centralorgan, viel häufiger sekundär verursacht sei und zwar entweder durch eine Erkrankung der Bronchien selbst, oder von anderen Organen her, wobei namentlich die Nase mit Polypen, blutreichen Schwellkörpern, sowie mit Heuschnupfen in Frage kommt. Unter den primären Bronchialerkrankungen spielt die von Curschmann zuerst besprochene Bronchiolitis exsudativa eine besondere Rolle; aber auch andere Formen des exsudativen Katarrhs können Asthma verursachen. Sowohl bei den bronchitischen, wie bei den von anderen Organaffektionen hervorgerufenen Asthmaanfällen ist stets eine besondere Irritabilität, sei es der dazugehörigen nervösen Zentra, sei es der beteiligten Schleimhäute oder muskulösen Gebilde anzunehmen. Das Heuasthma ist der Typus der vasodilatatorischen Form. Sie ist gleichzeitig ein Beispiel von Idiosynkrasie, welche sich dadurch äussert, dass bei gewissen Individuen durch äusserst verschiedene, z. T. sehr sonderbare Ursachen, sei es materieller, sei es psychischer Art, die einzelnen Anfälle hervorgerufen werden. So kann Asthma entstehen durch Blumendüfte, Medikamente, verdorbene Luft und vielfach das Psychische streifende Einflüsse, in bestimmten Räumen, zu bestimmten Tageszeiten oder bei besonderen, seelischen Erregungen. Vollkommen modern ist Curschmann, wenn er die dispositionelle Anlage von den Gelegenheitsursachen, welche den einzelnen Anfall unmittelbar erregen, scharf von einander trennt. Die Behandlung des Anfalles geschieht durch Narkotica, Morphium, Chloral, evtl. Cannabis und Atropin. Die Narkoticainhalationen wirken verschieden, wie denn auch eine individuelle

Empfindlichkeit in bezug auf die Mittel zur Beseitigung des Anfalles besteht. Für das Nasenasthma ist Cocainpinselung zu empfehlen. Die operative Nasenbehandlung kann bei ausgesprochenem pathologischen Befund günstig wirken. Für die Behandlung der dem Asthma zugrunde liegenden Zustände kommt besonders Jodkalium in Betracht, im übrigen die grosse Reihe der Nervina: Arsenik, Brom und Chinin.

Der Korreferent Riegel[1] beschäftigt sich nur mit den örtlichen Ursachen des Asthmaanfalls, als welche er einen primären Zwerchfellkrampf annimmt, und auch die Diskussion hebt sich wenig über diese Beschränkung, nur ein praktischer Arzt Dr. Heck (Johannisburg) spricht vom psychischen Asthma, das Curschmann in seinem Referat nur gestreift hat, wie er überhaupt das Terrain des primären, essentiellen Asthmas als ausserordentlich beschränkt bezeichnet hat. Heck beschreibt Patienten, deren Anfälle durch Angstzustände hervorgerufen waren. Er zieht aber nicht die richtige therapeutische Konsequenz, wenn er bei all diesen Patienten eine Beteiligung der Nasenschwellkörper nachweist und diese operativ beseitigt. In derselben Kongresstagung hält, auf direkte Einladung des Vorstandes, der Freiburger Rhinologe Hack einen ausführlichen Vortrag über chirurgische Nasenbehandlung des Asthmas, da diese Therapie auch beim grossen Publikum grosses Interesse hervorgerufen hatte und damals eine Art Modetherapie darstellte.

Der Reichenhaller Arzt von Liebig, der Sohn des grossen Justus Liebig, empfahl im besonderen Vortrag die Anwendung der pneumatischen Kammern.

In den folgenden Jahren wird zur Pathogenese des Asthmas auf die besonderen chemischen Einwirkungen hingewiesen, welche sich bei Fellfärbern finden. (v. Criegern 1902.) Es handelt sich um Paraphenyldiaminpräparate (Chinondiimin), bei welchen der Asthmaanfall mit unzweifelhafter Bronchitis und Asthmasputum einhergeht, während die nervöse Komponente nur in einem Teil der Fälle nachzuweisen war. Analoge Beobachtungen machte der jüngere Curschmann (Rostock), welcher nun freilich im Jahre 1920 das Asthma als anaphylaktisch bezeichnet und die anaphylaktische Natur durch Sensibilisierung von Meerschweinchen gegen den Farbstoff durch vorherige Injektion des Blutserums eines asthmatischen Fellfärbers nachweist. Einen weiteren Beweis für die anaphylaktische Natur sieht Curschmann in der prophylaktischen Wirkung von Calciumlösungen im Tierversuch.

Die anaphylaktische Natur mancher Anfälle von Bronchialasthma wird 1923 im Anschluss an amerikanische Forscher von Roth (Budapest) erörtert, indem er an zahlreichen Asthmakranken durch intracutane Reaktionen die Überempfindlichkeit gegen verschiedene Eiweißsubstanzen feststellt. Gleichzeitig liess sich gesteigerte Eosinophilie im Blut nachweisen. Durch wiederholte Einspritzungen von Eiweisspräparaten liess

[1] Aus der Schule Bambergers in Würzburg, seit 1879 Kliniker von Giessen, vorher Direktor des Krankenhauses in Köln, Lehrer von Noorden und Volhard (1843—1904).

sich das Sistieren von Asthmaanfällen erreichen. In die Gruppe eiweissempfindlicher Asthmaformen rechnet Roth das Heuasthma, das Fellfärberasthma und die durch tierisches und pflanzliches Eiweiss verursachten Anfälle, während die reflektorisch ausgelösten, sowie diejenigen, deren Ätiologie unbekannt ist, zu der Gruppe der nicht eiweissempfindlichen gehören.

Zur Therapie wird 1909 die Röntgenbehandlung, anderseits 1910 örtliche Einwirkung auf die bronchiale Zirkulation durch die Kuhnsche Saugmaske, sogar endobronchiale Einbringung von Cocain, Adrenalin auf die Schleimhaut empfohlen. Röntgenbehandlung wird 1928 von A. Müller (Rostock) als ein gesicherter Besitz im therapeutischen Rüstzeug bezeichnet. Es steht für ihn fest, dass wenigstens ein Teil der Asthmatiker auf Bestrahlung mit einer an Heilung grenzenden Besserung reagiert; er stellt fest, dass sich bei Asthmatikern nach Röntgenbestrahlung die Eosinophilen regelmäßig vermindern und dass der Kaliumgehalt des Blutes abnimmt, woraus Verminderung der Vagotonie zu folgern ist. Die unzweifelhafte Wirkung des Höhenklimas wird von dem Baseler Stäubli besprochen. Er hebt neben der sicheren Wirkung auf die Psyche, eine nicht zu erklärende besondere Wirkung hervor, die der Höhenlage nicht quantitativ proportional und ausserdem individuell verschieden sei.

In ausführlichem Referat wird der jetzige Stand unseres Wissens 1926 von Klewitz (Königsberg) dargestellt. In bezug auf die örtliche Krankheitsäusserung fügt er der Curschmannschen Feststellung von Bronchospasmus, hyperämischer Sekretion und Volumen auctum nur hinzu, dass die Sauerstoffsättigung des Blutes, sowie die Kohlensäurespannung in den Alveolen nicht verändert sei. Auch in der Einteilung in primär centrales und Reflexasthma folgt er Curschmann. Aus letzterer Gruppe bespricht er nun in ausführlicher Weise das allergische und anaphylaktische Asthma. Der anaphylaktische Ursprung ist durch die passive Übertragung durch das Blut Asthmatischer mehrfach bewiesen, wenngleich dieser Versuch auch oft versagt. Als asthmogene Substanzen, sogenannte Allergene, werden Nahrungsmittel, tierische Substanzen, Arzneien, Parasiten, pflanzliche Substanzen und Klima bezeichnet. Zu den parasitären Asthmaerregern gehören Schimmelpilze und Milben, und von pflanzlichen Substanzen spielen das Heu und die Gräserpollen, vielfach übrigens die auf den Pflanzen lebenden Parasiten, eine Rolle. Bei der Klimawirkung mögen Pflanzen, Tiere und Parasiten beteiligt sein. Konstitution und Heredität sind wesentlich. Die Überempfindlichkeit besteht meist gegen viele Substanzen. Die spezifische Diagnose durch die Intracutanwirkung ist unsicher. Neben der anaphylaktischen gibt es sicherlich ein rein essentielles (funktionelles) Asthma, das auf Übererregung des autonomen Nervensystems, insbesondere des Vagus, beruht. In diesem Falle können ebensowohl psychische, wie peripher angreifende thermische und chemische Reize einen Anfall auslösen; ein Übergang zwischen Überempfindlichkeit und nervösem Asthma kommt vor. Die prophylaktische Behandlung der Anfälle sucht die Allergene durch Klimawechsel, Betthygiene, im Einzelfall nach Feststellung besonderer Überempfindlichkeit, auszuschalten. Die spezifische Desensibilisierung ist unsicher; zur unspezifischen Desensibilisierung gehören Kuren mit Tuberkulin, Schwefel, Vaccinen, auch die Röntgenbehandlung. Die Psychotherapie kann die psychogene Auslösung des Anfalls abstellen; für die arzneiliche Behandlung des Anfalls ist Adrenalin das beste; Medikamente für Dauerbehandlung sind Jod und Calcium. Chirurgische Eingriffe am Vagus und Sympathicus werden abgelehnt. — Im Anschluss an das Referat sprach der holländische Allergieforscher Storm van Leeuwen. Er hat bei 95% seiner Fälle eine Allergie gegen allgemeine Staubextrakte gefunden, die er als Klimaallergene bezeichnet, und auf deren Fehlen er die Heilwirkung des Höhenklimas zurückführt. Er hat aus diesen Erfahrungen die praktische Konsequenz gezogen, indem er in die Klinik und auch in die Wohnung der Kranken kleine abgeschlossene Kammern einbauen liess, denen durch ein bis in 10 m Höhe reichendes Zuleitungsrohr gereinigte und gekühlte Luft zugeführt wird. In diesen allergenfreien Kammern schlafen die Patienten des Nachts und bringen einige Tagesstunden zu, wodurch sie wenigstens für die Zeit allergenfreien Schlafes anfallsfrei bleiben. In der Diskussion wird mehrfach hervorgehoben, dass Anaphylaxie und psychischer Ursprung sehr schwer zu trennen seien. Auch im allergischen Anfall spielt das psychische Moment eine Rolle, allmählich tritt es in den Hintergrund und die Krankheit wird organisch. Die Unsicherheit der intracutanen Proben wird allseitig hervorgehoben; in therapeutischer Hinsicht die Psychotherapie mehr in den Vordergrund gerückt, als Medikament neben dem Adrenalin das innerlich einzunehmende Ephedrin empfohlen. Im übrigen bringt die Diskussion einige Angaben über allgemeine Veränderungen bei Asthmatikern. Schäfer (Königsberg) findet in Bestätigung der Mitteilung des Referenten, dass die aktuelle Reaktion des arteriellen Blutes im allgemeinen festgehalten wird, so dass das Blut nicht als Reiz für das Atemcentrum gelten kann. Veil (München) dagegen konstatiert Mineralstörungen, die auf Störungen im Magen und Niere hinweisen. Er schliesst hieraus, ebenso wie aus der Eosinophilie auf eine universelle Störung im vegetativen System und Petow (Berlin) konstatiert im Anfall verminderten CO_2-Gehalt des Blutes; vielleicht können Veränderungen des Hämoglobins, wie sie auch durch Shockgift (Histamin) hervorgebracht werden, die verminderte Kohlensäurebindungsfähigkeit erklären.

Neuerdings macht Kämmerer auf die Bedeutung bakterieller Ätiologie aufmerksam, er hat im Sputum der Asthmatiker häufig Streptococcus viridis und hämolyticus gefunden, so dass er den vergrünenden Streptokokken eine wichtige Rolle in der Ätiologie des Asthmas zuweist, zumal ihre bronchiospastische Wirkung bewiesen sei. Er leitet daraus die Berechtigung einer Streptokokken-Vaccinetherapie bei Asthmatikern her. Berger (Innsbruck) berichtet über die Prüfung der Hautidiosynkrasie mittels Testen, welche aus den verschiedensten Allergenen: Haaren, Federn, Nahrungsmitteln usw. in Extraktform hergestellt worden waren, dabei ergaben sich zahlreiche positive Befunde bei Asthmatikern, welche im Gegensatz ständen zu den seltenen Befunden von Hautsensibilisierung bei der übrigen Bevölkerung. Hansen (Heidelberg) berichtet über die Methoden zur Sicherung der Diagnose des Allergen-Asthmas, speziell des durch Schimmelpilz hervorgerufenen. Es scheint, dass Überempfindlichkeit gegen Schimmelpilz auch manchen anders gedeuteten Fällen von Allergie zugrunde liegt.

Bronchialkrebs ist in letzter Zeit in Deutschland häufiger geworden, wie aus der Besprechung auf dem 35. Kongress hervorgeht; sie knüpft sich an eine Mitteilung von Rostoski (Dresden) 1923 über die seit langem bekannte sogenannte Schneeberger Bergkrankheit; dieselbe stellt sich als eine chronisch indurierende Pneumonokoniose dar, welche selten zu Tuberkulose, relativ oft zu Bronchialcarcinom führt; es scheint dass Arsen hierfür ätiologisch in Frage kommt.

Pleuritische Exsudate. Die operative Behandlung der Pleuraexsudate hat der Kongress in den Jahren 1886 und 1890 behandelt. Der Referent der ersten Tagung, der Berliner Traube-Schüler Fräntzel, sprach zuerst über die Indikation zur Entleerung seröser Exsudate, die gewöhnlich erst nach einer Erkrankung von vier Wochen bei Abklingen der Entzündung gegeben ist; frühere Punktion nur bei vitaler Indikation. Grosser Wert wird damals auf Vermeidung von Luftaspiration gelegt und für diesen Zweck ein besonderer Aspirationsapparat nach Potain empfohlen, da selbst ein Minimum von Luft in der Pleurahöhle die grössten Gefahren für den Kranken erzeugt. Über 1500 cbm soll nicht entleert werden, da sonst Lungenödem auftreten kann. Auch hämorrhagische Exsudate sind vorsichtig zu punktieren. Empyeme sind nach dem Vorgang von Kussmaul stets zu operieren; am besten durch Rippenresektion, wonach tägliche Spülungen mit antiseptischen Lösungen empfohlen werden, zuerst mit ½%iger Kochsalzlösung, nach einigen Tagen mit dünnen antiseptischen Lösungen. Die Operation wurde damals noch von den inneren Ärzten gemacht, so dass Fräntzel ausführliche praktische Anweisung für dieselbe gibt. In Ausnahmefällen, besonders bei kleinen Ergüssen, genügt wiederholte, manchmal tägliche Punktion, die evtl. wochenlang fortzuführen ist. Bei Tuberkulose ist die Radikaloperation zu vermeiden, während sie bei Pyopneumothorax und jauchigen Ergüssen indiziert ist. Im letzteren Fall sind die Resultate besonders gut. Der im Verlauf von Tuberkulose eintretende Pneumothorax soll mit Luftabsaugung behandelt werden, sofern es sich nicht um Ventilpneumothorax handelt. Als Korreferent empfiehlt der Hallesche Kliniker Weber, ein anerkannt tüchtiger Praktiker und Lehrer, die grösseren Exsudate möglichst frühzeitig zu entleeren, da sonst die atelektaktische Lunge geschädigt und evtl. tuberkulös werden könnte. Auch wird die Schwartenbildung um so grösser, je später das Exsudat entleert wird. Die Punktion geschieht durch Heberdrainage, wobei auf Vermeidung des Lufteintritts grösster Wert zu legen ist. Übrigens berichtet Weber vom plötzlichen Tod bei Punktionen grösster Exsudate, die z. T. durch schnelle Lageveränderung, z. T. auch nur durch Shock zu erklären waren. Das Empyem behandelt er ebenfalls operativ mit Rippenresektion. Die Operation, die er ebenfalls selbst ausführte, erklärt er für leicht und ungefährlich. In der Diskussion erklärt sich Fiedler, der damals in Dresden als erfahrener Krankenhausarzt und übrigens auch als Leibarzt des Königshauses eine sehr angesehene Stellung einnahm, in bezug auf die Pleuraexsudate für die Spätpunktion durch Heberaspiration, wobei er 2—2½ l und mehr auslaufen lässt. Auch kleinere Exsudate punktiert er, wenn sie unverändert monatelang bestehen, und glaubt dadurch die Entstehung von Schwarten verhindern zu können. Er betont seine Erfahrung, dass grosse Exsudate meist auf Tuberkulose beruhen. Der Frerichs-Assistent Litten ist wiederum für Frühpunktion trotz bestehenden Fiebers. Er empfiehlt Lungengymnastik nach geschehener Punktion, wodurch selbst nach zwölf Wochen bestandener Atelektase sich Lungen entfaltet hatten. Bei der Rippenresektion empfiehlt er Stücke von drei Rippen wegzunehmen, um eine möglichst grosse Öffnung für Einlegung der Kanüle und Ausspülung der Thoraxhöhle zu gewinnen. Er weist auch auf die Gefahr unvollständiger Heilung nach Rippenresektion hin, an welche sich eventuell Amyloiddegeneration anschliessen könnte.

Bei der nächsten Verhandlung im Jahre 1890 handelt es sich nur noch um die Behandlung der Empyeme. Diesmal tritt neben dem inneren Kliniker Immermann (Basel) ein Chirurg, Schede (Hamburg), als Korreferent auf. Die Ausführung der Operation war inzwischen den inneren Klinikern aus den Händen genommen, weil sie sich doch in manchen Fällen als kompliziert und gefahrvoll erwiesen hatte. Es hatte sich aber auch herausgestellt, dass auch tadellose chirurgische Ausführung nicht für guten Ausgang bürgen konnte, und so hatten die Bemühungen nicht nachgelassen, eine weniger gefährliche Art der Entleerung zu ersinnen. Ein wesentlicher Erfolg war dem Hamburger Arzt Bülau beschieden, welcher die permanente Heberdrainage der Empyeme zuerst ausgeführt hatte. Bülau war damals gebeten worden, das Referat über die Behandlung der Empyeme zu halten und erst nach seiner Weigerung war Immermann eingetreten, dessen Referat wesentlich der Frage gewidmet ist, wie die Gefahren der Operation durch ein milderes Vorgehen zu vermeiden ist. Immermann ist durchaus für ganz individuelles Vorgehen; konservative Behandlung mit evtl. Punktion ist nur bei manchen Pneumokokken-Empyemen erlaubt, sonst muss zeitige Operation in allen Fällen, ausser bei Tuberkulose und bei desperaten Fällen, vorgenommen werden, gewöhnlich mit Einschnitt am tiefsten Punkt des Exsudats, Rippenresektion und Drainage ohne Ausspülung, evtl. mit Anlegung einer zweiten Öffnung an der vorderen Thoraxwand. Diese Methode ergibt 83% Heilung. Die Gefahr liegt im Pneumothorax, zu dessen Vermeidung die Bülausche permanente Aspiration und Drainage der Pleurahöhle unter sicherem Luftabschluss empfohlen wird. Sie hat den besonderen Vorzug, durch leichte Ausführbarkeit ohne Narkose auch geschwächte Patienten nicht zu schädigen. Die Methode wird durch Bülau seit 1876 im Hamburger Krankenhaus angewendet, ist aber erst durch Curschmann und Leyden in den 80er Jahren bekannt geworden. Sie wird von Immermann für Empyeme von dünnflüssiger Beschaffenheit des Eiters empfohlen, eigentlich aus theoretischen Gründen, denn seine eigenen Erfahrungen sind nicht gross. Er hat aber aus Hamburg, Berlin und Graz 57 Fälle zusammengestellt, von denen nur drei gestorben sind.

Der chirurgische Referent hebt demgegenüber das häufige Versagen der Bülauschen Methode hervor und tritt unbeschadet aller theoretischen Bedenken für frühzeitige Operation ein, wobei die Ventilwirkung des dichtschliessenden Verbandes zur Entfaltung der vom Flüssigkeitsdrucke befreiten Lunge führt. Eine Gegenöffnung muss angelegt werden. Der Eiterentleerung folgt eine einmalige Spülung mit 3‰iger Salicyllösung, die freilich nicht ungefährlich ist. Weitere Spülungen sind überflüssig. Zwei dünne Gummidrains halten die Öffnung in der nächsten Zeit frei. — Die Heilungsaussichten sind um so besser, je frühzeitiger die Operation gemacht ist. Das chirurgische Vorgehen ist im übrigen der Art des Falls, insbesondere in bezug auf die Wegnahme von Rippen und selbst der Scapula anzupassen. Die ausgezeichneten Heilerfolge werden von Referenten durch 53 ausführliche Krankengeschichten illustriert. Die Methode von Bülau und seinen Vorgängern erkennt der Referent für Einzelfälle an, aber einerseits macht er auf die vielen Versager aufmerksam, die durch Verstopfung der Kanüle hervorgerufen werden und auf die sehr grosse Belästigung, die das lange Stilliegen für die Patienten bedeutet. Die Diskussion dreht sich vor allem um die Anerkennung des Bülauschen Verfahrens, welches von den meisten inneren Klinikern und besonders von Curschmann, dem nunmehrigen Leipziger Kliniker, für die leichten Fälle empfohlen wird. Auch Leyden tritt für das Verfahren ein, weil Narkose und Operation dem nil nocere nicht genügend entspricht. Freilich erkennt er die Schwierigkeiten insbesondere der Nachbehandlung an. Ziemssen und Ewald bevorzugen die Operation in allen Fällen. Auch Fürbringer neigt sich dem chirurgischen Standpunkt zu. Er hat selbst mit einer Art von Thorakotom viele Empyeme operiert, „in Thüringen und anderwärts laufen ein Dutzend Jünglinge und Jungfrauen frisch und munter herum, deren Empyeme ich, als die Geheilten noch Kinder waren, mit diesem Apparat behandelt habe. Wir Inneren sollen kein Gebiet zurückerobern wollen, das uns nicht gehört.“ Der Hamburger Hospitalarzt Eisenlohr, der die Bülauschen Erfahrungen verwertet, tritt warm für dieselben ein. Billroth betont die Gefahren der Operation bei veralteten Fällen mit den dicken Schwartenbildungen; die Resultate würden besser werden bei zunehmender Erfahrung der Operateure. Der Krakauer Chirurg Rüdiger betont die Schwierigkeit des Bülauschen Verfahrens bei Kindern mit den engen Interkostalräumen.

Eine vollkommene Einigung wird in der Diskussion nicht erzielt. Zweifellos ist die Mehrheit der inneren Kliniker geneigt, den Anspruch der Chirurgie auf Behandlung des Empyems zuzugestehen. Eine Minderzahl hält die Situation noch keineswegs für geklärt und indiziert dem Bülauschen Verfahren, für unkomplizierte und frühe Fälle, insbesondere aber in Zuständen grösster Schwäche, eine wesentliche Bedeutung.

Nach 30 Jahren wird die Diskussion wieder aufgenommen. Forschbach (Breslau) demonstriert ein neues Thorakotom, mit dem er in einer Anzahl Fälle, auch bei komplizierten Empyemen, relativ gute Erfolge gehabt hat und Bönninger (Pankow) empfiehlt die Kombination des alten Bülau-Verfahrens mit häufigen Spülungen; auf die Vermeidung des Pneumothorax wird kein Wert mehr gelegt. — Die Diskussion zeigt, dass im allgemeinen die individuelle Behandlung vorherrscht, bei der Behandlung des Empyems gibt es keine Methode der Wahl, es hängt wesentlich vom Zustande der Lungen und des Herzens ab, ob man punktiert (Bülau) oder operiert. Oft werden die Patienten durch Bülau am Leben erhalten und operationsreif gemacht. Nach Wandel (Leipzig) herrscht wohl darin Einigkeit, dass in der Behandlung des Empyems das Indikationsgebiet der Rippenresektion einzuschränken ist, aber dass das Bülausche Verfahren unser therapeutisches Bedürfnis in dieser Frage nicht vollständig zu befriedigen vermag. Für die Anwendung des letzteren tritt als alter Curschmann-Schüler Paessler ein, sowie der Würzburger Pädiater Rietschel. Besonders erwähnenswert ist der Ausspruch von Volhard (damals in Halle), dass man die Empyeme zu dem wirklich nicht schweren Eingriff der Rippenresektion gar nicht erst auf die chirurgische Abteilung verlegen sollte.

5. Verdauungsapparat.

a) Magenkrankheiten.

Aus vielen Einzelmitteilungen über Sekretion, Resorption und Motorik des Magens formt sich das Bild des Fortschritts auf diesem Gebiet. Cahn, Kussmauls Mitarbeiter in Strassburg, macht 1887 die wichtige Feststellung vom Schwinden der Salzsäure beim Carcinom. Von Bedeutung sind Matthes' Studien über das Pepsin (1893), Volhards Mitteilung über die Lipase im Magen (1901) und Leonor Michaelis' neue Methodik der Bestimmung der Wasserstoff-Ionen im Magensaft 1910. Die Verwertung der modernen Anschauungen über die Acidität als H-Ionenkonzentration und die Ergebnisse einer kinetischen Betrachtung des Magenchemismus durch wiederholte Untersuchungen mittels der Verweilsonde (nach Ehrenreich und Ehrmann) werden 1927 in einem sehr eingehenden kritischen Referat von Katsch aus der Bergmannschen Klinik in Frankfurt dargestellt. Aus älterer Zeit verdienen noch die Studien von Külbs über die Bedeutung der Regelmäßigkeit der Nahrungsaufnahme für die Verdauung (1911) sowie die Mitteilung von Tabora über den Einfluss des Öls auf Magenbewegung und Pylorusverschluss (1910) erwähnt zu werden.

Die Forschungen von Merings über die Resorption im Magen (1896) sind heute noch gültig. Er hat bekanntlich gezeigt, dass der Magen zwar Wasser ausscheidet, aber nicht zu resorbieren vermag, während er die im Mageninhalt gelösten Substanzen zu einer gewissen Menge aufzusaugen vermag. Für die Flüssigkeitsresorption ist allein der Darm zuständig.

Auch Methoden zur Feststellung der Magengrösse und der motorischen Tätigkeit werden angegeben; schon im Jahre 1889 übt Dehio in Dorpat die Perkussion des Magens nach sukzessiver Getränkaufnahme; zu gleicher Zeit wird das sogenannte Ölverfahren angegeben, welches aus der Menge des in bestimmter Zeit aus dem Magen herausbeförderten Öles dessen Motorik zu bestimmen sucht.

Aber all diese Methoden treten zurück, je mehr das Röntgenverfahren in die Magendiagnostik eindringt. Im Jahre 1912 wird von Riedel (München), der als einer der ersten die Röntgenologie in die Klinik eingeführt hat, eine eindrucksvolle Übersicht über den damaligen Stand der Diagnostik gegeben. Die Durchleuchtung nach Wismuth-Mahlzeit lässt die Lage des Magens, die Sekretionsverhältnisse und Entleerungszeit sicher erkennen. Gastroptose ist nunmehr eine exakte Diagnose geworden. Ulcus ist nicht immer sicher erkennbar, aber die Nische und die konstante Einziehung an der gegenüberliegenden Seite geben in vielen Fällen einen Beweis. Sanduhrmagen, Pylorusstenose, Antiperistaltik sind sichtbar; das Duodenalgeschwür scheint nicht so selten zu sein, wie man bisher annahm. Trotz der grossen Bereicherung der Diagnostik durch das neue Verfahren, soll es doch stets mit den alten klinischen Untersuchungsmethoden kombiniert werden. Der Pharmakologe Magnus (Utrecht)[1] zeigt die Bedeutung des Röntgenverfahrens für die Lösung vieler physiologischer und pharmakologischer Fragen. Der Chirurge Quervain (Basel) berichtet von den Fortschritten, die das Verfahren für die chirurgische Diagnostik gebracht hat; es ermöglicht die Abtrennung der funktionellen Fälle und gestattet die Kontrolle der Operationsergebnisse. Von den vielen kasuistischen Beiträgen seien besonders die kinematographischen Demonstrationen von Bergmann, damals Krankenhausleiter in Altona, hervorgehoben. Später wird Fortschritt und Verfeinerung der Röntgendiagnostik nur noch, in gelegentlichen Demonstrationen von Katsch (1921), von Walkow (1924) und ganz besonders von Bergmanns Assistenten H. H. Berg vorgeführt, der 1926 durch die Darstellung des Schleimhautreliefs nach Forssell die anatomische Diagnostik wesentlich fördert.

Der Einfluss nervöser und psychischer Erregung auf den Magen erhellt aus den Mitteilungen von Heyer aus der Münchener Klinik Fr. Müllers über die Untersuchungen des Magensaftes nach hypnotischer Suggestion. Wenn Pawlow bewiesen hatte, dass die Beschaffenheit von der Zusammensetzung der Speisen abhängig ist, so gelingt es Heyer bei hypnotisierten Patienten durch einfache Suggestion verschiedener

[1] Dieser hervorragende originelle Forscher, früher Assistent von Schröder in Heidelberg, der dem Kongress oft Teilnahme bewiesen und 1924 noch einmal ein Referat erstattet hat (S. 92), ist allzufrüh 1927 verstorben.

Nahrungsmittel die Saftsekretion nach Gefallen zu ändern (1921). In später (1923) mitgeteilten Versuchen ist es ihm gelungen, in Röntgenpassagenreihen die Wirkung der Suggestion auf die Bewegung des Magens zu demonstrieren. Die Behebung seelischer Noxen, Appetitssuggestion u. dgl. bewirkte regelmäßige Herstellung normaler Peristaltik, guter Peristolen, zweimal Behebung schwerer Ptosen. Umgekehrt führte die Suggestion von Verstärkung psychischer Spannungen zu Gastroptosen und totaler Atonie und Aufhören der Peristaltik.

Von den grossen klinischen Krankheitsbildern des Magens werden die **Neurosen** in ausführlichen Referaten zuerst im Jahre 1884 von Leube und Ewald und 30 Jahre später von v. Bergmann besprochen. Schon im ersten Referat zeigt sich die gegensätzliche Auffassung, welche bei der Betrachtung der Neurosen möglich ist. Leube, einer der besten Kenner der Magenkrankheiten, der die Magensonde zuerst für diagnostische Zwecke benutzt hat, spricht von nervöser Dyspepsie und betrachtet sie als eine perverse Reaktion der Magennerven und in zweiter Linie des Gesamtnervensystems. Die allgemeine Neurasthenie, die er bei allen seinen Patienten erkennt, hält er nur für sekundär, das Ursprüngliche sind die subjektiven Belästigungen durch die empfindlichen Magennerven. Im übrigen erfordert die Diagnostik vollkommen normale Verhältnisse der Magenverdauung, wie sie durch die Magenausspülung festgestellt wird. In therapeutischer Beziehung stellt Leube die „moralische Diätetik" in erste Reihe. Der Korreferent Ewald[1] hält im Gegensatz zu Leube die allgemeine, nervöse Reizbarkeit für das Primäre derart, dass die Magenerscheinungen nur als Teilerscheinungen der gesamten Neurasthenie erklärt werden können. Er will die Krankheit deswegen als Neurasthenia dyspeptica bezeichnen. Für die Therapie sei die Aussprache mit dem Patienten wesentlich; in den Verordnungen soll sich der Arzt nach den Erfahrungen des Patienten richten. Heilend wirkt nicht die Arznei, sondern der Arzt. Im Anschluss an sein Referat hebt Ewald hervor, dass eben eine Abhandlung von Stiller in Budapest erschienen sei, der gleichfalls die Auffassung vertritt, dass das Leiden des Gesamtnervensystems Mittelpunkt und Ursache der Erscheinungen sei.

In der Diskussion wird einmal darauf hingewiesen, wie oft hinter der Diagnose der nervösen Erkrankung sich organische Schäden verbergen; so machte Senator auf Bandwurm und Wanderniere aufmerksam. Der Dresdner Arzt Meinert weist schon damals auf das häufige Vorkommen verborgener Magengeschwüre, verkannter Gallensteinleiden und schliesslich weiblicher Genitalerkrankungen hin. Besonders hervorzuheben und bis heute wenig verwertet sind die Angaben des Virchow-Assistenten Jürgens, eines Mannes, dessen grosse Gelehrsamkeit und Erfahrung leider durch grosse Abneigung gegen literarische Äusserungen im Verborgenen geblieben ist. Jürgens hat in 41 Fällen von an-

[1] 1845—1912. Aus der Frerichsschen Schule, Direktor des Berliner Augusta-Hospitals. Er hat mit Boas besonders die chemische Diagnostik der Magenkrankheiten wesentlich gefördert.

scheinend nervösen Magenleiden totale Degeneration der Meissnerschen und Auerbachschen Plexus nachgewiesen. Bei sensiblen Störungen fand er Degeneration der Muscularis mucosae, in Magen und Darm starke Varizen, in der Darmwand Degeneration der sensiblen Nerven und der Meissnerschen Plexus. Die Ganglienzellen waren zur Hälfte geschwunden. Als 1924 der damalige Frankfurter Kliniker v. Bergmann von neuem über nervöse Erkrankungen des Magens zu referieren hat, kann er darauf hinweisen, dass Strümpell im Jahre 1902 ausgesagt hat: „Nicht das Magenleiden macht den Patienten hypochondrisch, sondern die Hypochondrie macht den Magen krank" und dass Dreyfuss von der Krehlschen Klinik bereits im Jahre 1908 die grossen Erfolge der allgemeinen psycho-therapeutischen Einwirkungen bei nervösen Dyspepsien hervorgehoben hat. v. Bergmann selbst steht ausgesprochenermaßen auf dem Standpunkt von dem Primat der centralen psychischen und nervösen Störungen, doch weist er vor allem darauf hin, dass die nervösen Symptome eine organische Krankheit verdecken können, die teils im Magen selbst, teils in entfernten Organen gelegen sein könne. So kann Magengeschwür, Katarrh, Carcinom nicht anders wie Gallensteine, Uteruskrankheiten, Lungentuberkulose, Hirntumor oder Tabes, die Magenneurose vortäuschen, dabei können die verschiedensten Kombinationen von Sekretions- und Motilitätsstörungen vorhanden sein. Selbst bei zweifellos psychischen Störungen brauchen dieselben durchaus nicht die Wurzel der Magenbeschwerden darzustellen. Ein wirklicher psychologischer Komplex schliesst eine organische Störung nicht aus. Die namentlich durch das Röntgenverfahren erleichterte Diagnose wirklicher Magenerkrankungen, insbesondere des Duodenalgeschwürs, machte die Diagnose der Neurose immer seltener, andererseits sind nach v. Bergmann die Neurosen überhaupt seltener geworden, weil durch die moderne Lebensgestaltung, namentlich der jüngeren Weiblichkeit, die Triebkonflikte besser löslich sind, als in der vielfachen Gebundenheit vergangener Zeiten. Trotz alledem gibt es noch zahlreiche Neurosen. Die Beeinflussung der Körperlichkeit durch die Seele geschieht auf dem Wege des autonomen Nervensystems und der endokrinen Drüsen, aber auch ohne psychische Impulse können Neuropathien entstehen. Einstmals unbedingte Reflexe können nach häufiger Wiederholung, nach Verschwinden der Ursache, zu bedingten Reflexen werden. Die Analogie mit dem Bronchialasthma zeigt, dass viscerale Reflexe nicht nur von verschiedenen anderen Organen, nicht nur anaphylaktisch, sondern auch von den leidenden Organen selbst ausgelöst werden können. So begleitet die Neurose das Geschwür und den Katarrh; durch vasoneurotische Diathese kann Katarrh und Geschwür sich bilden und so ist das Nervöse und Organische manchmal nicht zu trennen und im Einzelfall kaum festzustellen, ob das Geschwür durch die Neurose, oder die Neurose durch das Geschwür entstanden ist.

In einem anschliessenden Vortrag zeigte Hansen von der Heidelberger Klinik, wie man bei Organneurose die Organdeterminierung erkennen kann; dabei unterscheidet er das bewusste Erlebnis von dem

Traumerlebnis, wobei die Auswertung des letzteren eine Minderwertigkeit des Organs voraussetzt. Die Therapie der wirklich nervösen Magenerkrankungen, bzw. ihres nervösen Anteiles kann nur eine psychotherapeutische sein, wozu freilich die gewöhnliche Methodik nicht ausreicht, sondern eine besondere Schulung und Erfahrung des Arztes notwendig erscheint.

Die klinische Besprechung der Magenneurose auf dieser Tagung wurde durch ein Referat des Utrechter Pharmakologen Magnus über die physiologisch-experimentellen Grundlagen für die Beurteilung nervöser Magenstörungen eingeleitet. Alles was über die Wirkung des Vagus und des Sympathicus für Förderung und Hemmung der Magenbewegung und der Pylorustätigkeit, was über bedingte und unbedingte Reflexe, über Sekretions- und Motilitätsstörungen, über die Befunde nach Vagus- und Splanchnicusresektionen bekannt ist, fand in diesem mustergültigen Referat ausführliche Zusammenfassung und Würdigung.

Das **Magengeschwür** wurde im Jahre 1902 zum Gegenstand des Referats gemacht. Ewald besprach die Diagnostik, wobei er den Wert der Säurebestimmung und die Bedeutung der Blutung hervorhebt, aber schliesslich zur Entscheidung kommt, dass weder gegen die Neurose, noch gegen das Carcinom eine entscheidende Abgrenzung möglich ist, dass nur die Gesamtheit der klinischen Untersuchungen in vielen Fällen eine gewisse Wahrscheinlichkeit der Diagnose gäbe. In der Therapie verweist Fleiner, der Mitarbeiter Kussmauls, auf die geschichtlichen Vorbilder, die eine Milch- und Breibehandlung als das beste erscheinen lassen, wobei die Eigenerfahrungen des Kranken berücksichtigt werden müssen. In den meisten Fällen empfehle sich die systematische Kur nach Leube mit Bettruhe und häufigen kleinen Portionen von Milch oder Brei. Als Medikament wird Bismutum subnitricum empfohlen. Bei Retentionen ist eine Spülung am Platze; Operation ist in nicht zu spätem Stadium bei allen mechanischen Hinderungszuständen angezeigt. Blutung wird selten Grund zur Operation, häufiger die Perigastritis, immer die Perforation, dabei sei die Gastroenterostomie die Operation der Wahl. In der Aussprache weist Minkowski auf den Nutzen des Atropins als sekretionsbeschränkend hin. Sahli warnt vor Operation bei Blutung und unsicherer Indikation; während der Hamburger Chirurg Rumpel in allen schwerbeeinflussbaren Fällen zur Operation rät; von Mering hebt den geringen Nutzen der Nährklistiere hervor. —

Die diätetische Behandlung des Magengeschwürs wird sieben Jahre später noch einmal zum Gegenstand der Besprechung gemacht. Der Hamburger Krankenhausdirektor Lenhartz, aus der Curschmannschen Schule, legt Wert darauf, dass die bei der Leube-Kur entstehende Unterernährung vermieden wird. Er behandelt deswegen schon unmittelbar nach der Blutung mit kleinen Mengen von Milch und Eiern. In zehn Tagen steigert er die Milch bis auf drei Liter, wobei Zucker, Milchreis, feingehackter Schinken beigefügt werden. Günstig wirkt die natürliche Bindung der Salzsäure durch die Nahrung. In der Diskussion warnt der Altmeister Leube vor Überladung des Magens und der Anregung von Magenbewegung durch zu reichliche Ernährung. Bei seiner Kur hat er keine Unterernährung gesehen; er notiert 90% Heilungen. Krehl tritt für die Lenhartz-Kur ein, ohne schematisieren zu wollen. Fr. Müller weist darauf hin, dass oft Subacidität besteht. Der Schmerz ist von der Säure abhängig, den Hunger braucht man nicht zu fürchten. Schliesslich wird 1924 die Behandlung des Magengeschwürs mit der Injektion von Proteinkörpern, insbesondere von Novoprotin, durch den Chirurgen Pribram empfohlen; er erklärt die angebliche Heilwirkung durch Verminderung der Erregbarkeit des Sympathicus, auf welche er die Angiospasmen zurückführt, die bei der Geschwürsentstehung eine Rolle spielen. Eine zusammenfassende kritische Besprechung des Themas hat seitdem nicht stattgefunden. Der Fortschritt der Diagnostik kommt in Röntgenbildern zur Demonstration, der Fortschritt der Behandlung liegt grossenteils in der Präzision der chirurgischen Indikation.

Die operative Behandlung der Magenkrankheiten kommt schon auf dem ersten Kongress zur Sprache, als Heuck, ein Assistent der Czernyschen Klinik, einen Fall von Resektion des Pyloruscarcinoms vorstellt. Es ist wohl kein Zufall, dass diese ersten tastenden Schritte auf dem Gebiet der Magenchirurgie gerade in Heidelberg gemacht wurden; denn dorthin hatte sich nach ruhmvoll beendeter akademischer Lehrtätigkeit der Altmeister Kussmaul zurückgezogen, der die Notwendigkeit chirurgischer Behandlung in solchen Magenkrankheiten propagiert hatte, welche der inneren Behandlung nicht mehr zugänglich erschienen. Die Teilnehmer des ersten Kongresses verhielten sich ziemlich ablehnend. Lichtheim, Rühle und Ewald betonten die grossen diagnostischen Schwierigkeiten, auch die Wahrscheinlichkeit der Rezidive; und selbst bei der begrenzten Indikation, die Heuck aufgestellt hatte, dass das Carcinom nur dann operiert werden sollte, wenn sich der Kranke noch im leidlichen Ernährungszustand befindet und wenn wir es mit deutlich abgrenzbaren und verschieblichen Tumoren zu tun haben, wurde der Eingriff als eine Art von Zufallsoperation gewertet. Acht Jahre später berichtet der Hamburger Chirurg Lauenstein von der glücklichen Operation zweier Fälle von gutartiger Stenose des Pylorus. Damals wurde der Standpunkt der Leydenschen Klinik dahin präzisiert, dass alle Fälle von Pylorusverschluss, sei es durch Tumor, sei es durch Narbe, der chirurgischen Klinik zu überweisen seien. Die ausgezeichneten Erfolge der modernen Magenchirurgie und die aussichtslose innere Behandlung machten ein solches Vergehen der inneren Therapie zur entscheidenden Pflicht.

Für den Magenkrebs steht Leyden 1889 durchaus noch auf ablehnendem Standpunkt: „es bliebe noch zu beweisen, ob durch die Operation das Leben des Patienten in der Mehrzahl der Fälle erheblich verlängert wird, und zwar in der Weise, dass der Zustand sich nicht qualvoller gestaltet wie vorher;“ dagegen sagte Curschmann, der in den Kongressverhandlungen oft die Sache des klinischen Fortschritts vertritt, er hielte es durchaus nicht für ausgeschlossen, dass Magencarcinome in frühen Stadien auf operativen Wegen radikal geheilt werden können, und dass eine evtl. frühzeitige Laparotomie und frühzeitige Excision denjenigen Grundsätzen entspricht, „welche wir heutzutage für die Behandlung der Carcinome überhaupt als richtig und zuweilen erfolgreich erkannt haben. Bei bereits palpablem Pyloruscarcinom kommt die Resektion freilich fast immer zu spät.“ 1897 werden operativ geheilte Magenfälle von Stadelmann und Ewald in Berlin vorgestellt, unter denen sich augenscheinlich zwei maligne Tumoren befinden.

Zum letzten Male 1899 wird die operative Behandlung charakteristischerweise wieder von Heidelberg aus zur Darstellung gebracht. Petersen aus der Czernyschen Klinik berichtet über 76 Operationen bei gutartigen Magenkrankheiten, deren grösste Zahl das Ulcus ventriculi stellt; indem er sich direkt auf Kussmauls Einfluss bezieht, erörtert er ausführlich die Gründe des chirurgischen Eingriffs; absolute Indikation ist die vorgeschrittene Pylorusstenose; relative Indikation: atonische Insuffizienz, bedrohliche Blutungen, schwere Gastralgien und unstillbares Erbrechen. Was das Carcinom des Magens anbetrifft, „so bestehen heutzutage keine ärztlichen Differenzen zwischen Internen und Chirurgen.“ Der Interne muss suchen, die Diagnose und damit die Anzeige zur Operation zu stellen, der Chirurg muss bestrebt sein, durch weitere Fortschritte der Technik seine Dauererfolge noch weiter zu verbessern.

Seit 1899 ist die chirurgische Behandlung der Magenkrankheiten auf dem Kongress nicht wieder behandelt worden. Die Förderung auf diesem Gebiet ist einerseits auf den Chirurgenkongress übergegangen, andererseits machte sich wohl die Tatsache geltend, dass ein selbständiger Kongress für Verdauungskrankheiten sich gebildet hat, vor dessen Forum die chirurgischen Fragen erörtert worden sind.

Von den Krankheiten der **Speiseröhre** können wir kurz berichten. 1888 demonstrierte Leyden die Behandlung der carcinomatösen Verengerungen durch eingelegte Dauersonden. 1901 und 1910 wird die Erweiterung der Speiseröhre von Strauss und Fleiner besprochen und schliesslich gibt Starck (Karlsruhe) 1922 eine ausführliche Darstellung der spasmogenen Dilatation und ihrer Sondenbehandlung.

b) Darmkrankheiten.

Grosse zusammenfassende Referate widmet der Kongress dem Ileus, der Perityphlitis und den Darmintoxikationen. Der **Ileus** und seine Behandlung wird im Jahre 1889 besprochen. Der Referent Leichtenstern[1] unterscheidet zwischen mechanischem und dynamischem Ileus. Ursachen des letzteren sind lokale Peritonitis, operative Eingriffe und Rückenmarksaffektionen. Der mechanische Ileus wird durch Obturation, Achsendrehung und Incarceration verursacht. Die Art der Stenose lässt sich nur anamnestisch, der Sitz wesentlich durch Inspektion feststellen, auch Lufteinblasung per rectum und Darmpunktion kommt in Frage. Die Möglichkeit der Selbstheilung besteht. Von 105 Fällen

[1] 1845—1900. Schüler von Pfeufer in München und Liebermeister in Tübingen; seit 1879 dirigierender Arzt des Bürgerhospitals in Köln.

waren 37 = 35¼% zur Heilung gelangt. Für viele Fälle ist nicht bewiesen, dass die Laparotomie gefahrloser sei, als die Krankheit. Frühzeitige Operation ist nur indiziert bei frühgestellter, klarer Diagnose; evtl. soll die Operation in dem sofortigen Anlegen eines künstlichen Afters und schonendem Suchen nach der Verschlußstelle bestehen. Curschmann glaubt, dass in Zukunft der Schwerpunkt der Behandlung in der Operation liegen wird. Für die Gegenwart bleibt dem inneren Mediziner die Behandlung mit absoluter Diät, Opium und sorgfältigster Beobachtung. Die Diskussion ist von einer ungewöhnlichen Lebhaftigkeit. Die chirurgische Indikation kommt bei den meisten Rednern nicht über eine Relativität und ein non liquet hinaus. Leube gibt auf die Frage, wann darf operiert werden, eine Antwort, die wohl selten praktisch verwertet werden kann, „wenn die Mittel der inneren Therapie erschöpft sind und der Puls noch gut ist.“ Im übrigen werden Darmaufblasung und Gaspunktion, teils zustimmend, teils warnend, besprochen. Seither ist auf dem Kongress vom Krankheitsbild des Ileus und seiner Behandlung nicht mehr die Rede gewesen; darin spiegelt sich die Tatsache, dass der Darmverschluss nur noch chirurgisch behandelt wird. Von interner Seite wird nur einmal auf das Röntgenbild beim spastischen Ileus hingewiesen (Assmann 1924); die einzige experimentelle Untersuchung zur Pathogenese des Ileus, von der wir 1927 erfahren, stammt von einem Chirurgen [Habler (Würzburg)].

Das Referatthema der **Typhlitis** wird 1895 von Sahli und Ewald behandelt. Der Berner Kliniker bespricht ausführlich die anatomischen Verhältnisse und die Entstehungsmöglichkeiten der Perityphlitis. Er bespricht die klinischen Symptome und die Wahrscheinlichkeit der Heilung ohne Operation. Eine sechsjährige Statistik über 2000 innerlich behandelte Fälle hat 96% Heilung ergeben. Die Behandlung besteht in kleinen Dosen von Opium; Eisblase, seltener warmer Umschlag, oft Blutegel. Operation ist indiziert, wenn in 3—8 Tagen keine Besserung eintritt; sie ist dringend indiziert, wenn Schüttelfrost eintritt, oder wenn die Probepunktion Eiter ergibt; auch wenn es während eines Rezidivs zu stärkeren Erscheinungen kommt. Der Chirurg Helferich hält ebenfalls den chirurgischen Eingriff nur bei ausgesprochener Eiterung, oder bei drohender Gefahr symptomatisch für indiziert. Die Indikation zur Frühoperation ist ihm noch nicht geklärt; im allgemeinen aber muss eher operiert werden, als früher. Die Gefahr der Operation ist geringer, als die der Krankheit. Im Anschluss daran trägt der Berliner Chirurg Sonnenburg[1] über Appendicitis simplex vor; er, der später jahrelang ein Vorkämpfer der Frühoperation der Perityphlitis geworden ist, unterscheidet damals noch zwischen der Appendicitis simplex, Appendicitis catarrhalis und Appendicitis suppurativa (perforativa) und hält nur die letzte für die Domäne des Chirurgen, weil sie spontan nie vollständig ausheilt und zu schweren, lebensgefährlichen Komplikationen führt, wenn sie nicht durch Operation im Beginn beseitigt ist. Bekanntlich ist

[1] 1848—1916. Schüler von Lücke, letzter Assistent Langenbecks, Chirurgischer Direktor im Berliner Krankenhaus Moabit.

Sonnenburg, durch dessen Bemühungen die Frühoperation sich allgemein durchgesetzt hat, in seinen letzten Jahren zu diesen Anschauungen zurückgekehrt, indem er für alle Fälle chirurgische Bereitschaft, für katarrhalische Perityphlitis aber Ricinus für indiziert erklärt hat. In der Diskussion 1895 überwiegt durchaus die Anschauung, dass die Perityphlitis individuell behandelt werden muss, selbst die inneren Kliniker Curschmann, Quincke, Aufrecht, Ewald und Heubner wollen nur bei sicheren Symptomen von Eiterung operieren, die evtl. durch Probepunktion festzustellen ist; meist wird die Opiumtherapie angeraten, vor welcher indes Sonnenburg, namentlich bei Kindern, warnt. Aufrecht weist auf die Statistik Murphys hin, welcher von 194 unterschiedlos operierten Fällen 9,6% verloren hat. Der Chirurg Angerer glaubt, dass die Zahl der Anhänger der Frühoperation, der „absoluten Intervenisten", sich wesentlich verringern wird, und als den Schluss dieser Diskussion darf man den Sieg der individualisierenden Behandlung ansehen. — Mit dem wechselvollen Symptomenbild der chronischen Appendicitis, ihrer Differentialdiagnostik und ihrer unbedingt notwendigen chirurgischen Behandlung beschäftigte sich Singer (Wien) 1905; auf die Vortäuschung der Appendicitis durch Unterlappenpneumonie, namentlich bei Kindern, wies Volhard hin. 1911 zeigte Fischler, dass die von ihm sogenannte Typhlatonie (früher als Coecum mobile bezeichnet) diagnostisch oft als Appendicitis imponiere und doch durch Abführmittel und Massage geheilt werden könne, und Krehl benutzt die Gelegenheit, um auf das Problematische der unterschiedslosen operativen Behandlung hinzuweisen. Seitdem ist die Behandlung der Blinddarmentzündung auf unserem Kongress nicht wieder allgemein besprochen worden. Es würde gerade in unserer Zeit lockend erscheinen, die Stimmen, insbesondere die der Chirurgen, zu hören, wie oft sie wohl unter dem Dogma der unbedingt notwendigen Frühoperation solche Fälle operiert haben, die sicherlich auch ohne Operation zur Heilung gekommen wären.

Über die **Autoxikationen** intestinalen Ursprungs wurden 1898 von Fr. Müller und L. Brieger[1] Referate erstattet. Es sind unter diesem Begriff die typhusähnlichen Nahrungsmittelvergiftungen, der Botulismus, sowie gewöhnliche Gastroenteritis zusammengefasst worden, die sämtlich durch Darmfäulnis und Gärung besonders bei Passagehindernissen im Darm schwere Vergiftungserscheinungen verursachen können. Die Schwierigkeit, diese mannigfaltigen Symptombilder in Ätiologie und Symptomatologie einheitlich zusammenzufassen, wird von Fr. Müller scharf hervorgehoben. Im übrigen werden alle klinischen Erscheinungen, die mit infektiösen und toxischen Magenerkrankungen zusammenhängen, in grosser Vollständigkeit aufgeführt und die psychischen Depressionen, die Migräne, die Tetanie, ja sogar das Coma diabeticum finden Erwähnung; auch der Zusammenhang mit Rachitis, Cystinurie, vielen Haut- und

[1] 1849—1913. Schüler von Nencki, gehörte mit Ehrlich zu den letzten Assistenten von Frerichs, bekannt durch seine Arbeiten über Ptomaine, wurde zuletzt als Prof. eo. für allgemeine Therapie Leiter des hydrotherapeutischen Instituts in Berlin.

Nervenkrankheiten wird hervorgehoben; als Behandlung gilt ausser der Diät, die Darmentleerung und die Magenspülung. Brieger spricht eingehend über die Giftstoffe, die durch krankhafte Zersetzung im Darm entstehen können, Putrescin und Cadaverin, sogar Neurin und Muskarin. Er verbreitet sich über den Nachweis dieser und anderer giftiger Stoffe in den verschiedensten Krankheiten. In der Diskussion weist Quincke auf den Nutzen der Hefe-Therapie hin, welche eine Umstimmung der Darmflora bewirken könne. Eine ähnliche Wirkung erwartet der Hamburger Arzt Ageron vom Weissbier, welches Cholerakranke mit Nutzen getrunken haben. Die heute im Vordergrund stehende adsorbierende Wirkung der feinstverteilten tierischen Kohle wird erstmalig 1914 von dem Prager Pharmakologen Wiechowski vorgetragen. Bei brauchbaren Kohlepräparaten kann man schon in vitro feste Adsorptionen von giftigen Substanzen nachweisen; auch Kristalloide und Bakterien werden adsorbiert. — Auf der Prager Klinik sind ausgezeichnete Erfolge der Kohlebehandlung bei akuter Gastroenteritis, Wurst-, Pilz- und Fischvergiftungen, sowie bei Vergiftungen mit Lysol, Morphium, Phosphor und Sublimat erzielt worden (Adler). Von 30 Fällen solcher Vergiftung ist nicht ein einziger gestorben. Bekanntlich haben diese Mitteilungen einen weiten Widerhall gefunden und seither hat die Behandlung der intestinalen Infektionen und Vergiftungen mit absorbierenden Substanzen, insbesondere mit Carbo medicinalis, festes Bürgerrecht in der Medizin erhalten und sicherlich unzähligen Menschen das Leben gerettet. Mit modernen chemischen Mitteln wurde das Studium der Darmfäulnis von Kämmerer (München) aufgenommen, welcher 1923 über die Steigerung der Porphyrinbildung durch Darmbakterien berichtete; ferner durch Becher (Frankfurt a. M.), welcher 1925 das Verhältnis des Schwefelwasserstoffes und der Phenole im Darm und die Ausscheidung der gebundenen Phenole durch die Nieren studierte und in diesem Zusammenhang die Kohletherapie bei Niereninsuffizienz empfahl.

Von den Einzelvorträgen über Physiologie und Pathologie des Darmes ragen besonders die Mitteilungen von Adolf Schmidt[1] über die Prüfung der Darmfunktion hervor. In einem zusammenfassenden Vortrag beschreibt er 1908 seine Probediät und die damit zu erzielenden diagnostischen Ergebnisse, ferner den Nachweis der erhaltenen Zellkerne, welche einen Schluss auf die Pankreasfunktion zulassen. Er präzisiert die Krankheitsbilder der Gärungsdyspepsie und der Fäulnisdyspepsie im Gegensatz zu den seltenen nervösen Diarrhöen. Für die Behandlung der Verstopfung, bei der oft infolge Resorption der Nährstoffe und geringem Bakteriengehalt die Masse der Faeces relativ gering sei, empfiehlt er den Quellstoff Agar-Agar, welcher sich als Regulin in die praktische Therapie eingeführt hat. Lenhartz (Hamburg) erklärt die sogenannte

[1] Adolf Schmidt, 1865—1917, Schüler von Gerhardt und Fr. Müller, Kliniker in Halle und Bonn, hat sich besonders durch seine Arbeiten mit Strasburger über die Untersuchung der Faeces bekannt gemacht.

Colitis membranacea für eine reine Sekretionsneurose. Volhard verwendet das Ölprobefrühstück zum Zweck der Untersuchung des Duodenalinhalts. Im übrigen wird die Darmdiagnostik durch Mitteilungen von Rautenberg über das Pneumoperitoneum (1920) von v. d. Reis über die Methode der sogenannten Darmpatrone (1921) bereichert. Die Bedeutung der Einhornschen Duodenalsonde wird durch Rosenberger (1913), Faber (1924) und in dem grossen Referat von Katsch 1927 gewürdigt. Die Fortschritte, die das Röntgenverfahren der Darmdiagnostik gebracht haben, werden 1912 von den Referenten (S. 89) ausführlich dargestellt und in neuerer Zeit von Berg (1926) und Pribram (1927) hervorgehoben.

Abgesehen von Ileus und Appendicitis wird die chirurgische Therapie der Darmkrankheiten nur einmal vor das Forum des Kongresses gebracht, als der Leipziger Chirurg Payr über die Behandlung der Verengerungen des Kolons, welche durch Knickungen und Adhäsion der Flexurae coli entstehen, vorträgt. Die Flexura lienalis zeigt die stärksten Fixationen und Knickungen. Stenosen entstehen besonders bei Koloptose, sowohl bei bestehender Fixation (Hernien, Fettansammlungen, Cysten, Netzentzündungen) oder bei Adhäsionen infolge früherer Peritonitis. Chronische Stenosen machen coecalen Meteorismus mit Obstipation, Zeichen von Autointoxikation und Herzbeschwerden. Akute Zustände geben ein peritoneales Bild mit Blähung, Koliken und Fieber, das oft nach Nahrungsaufnahme auftritt. Die Diagnose wird durch Rektoskopie und Röntgenverfahren sichergestellt. Die operative Lösung mit folgender Colopexie und Anastomosenbildung, führt meist zur Heilung. In der Diskussion wird auf die Bedeutung der konservativen Maßnahmen, insbesondere Ölbehandlung, Physostigmin, Atropin, hingewiesen.

c) Leberkrankheiten.

Die **Gallensteinkrankheiten** werden im Referat von Naunyn und Fürbringer 1891 besprochen. Naunyn stellt die Pathogenese so dar, wie sie in seinem kurz vorher erschienenen Buch, wesentlich auf Grund seiner eigenen Untersuchungen, zum Ausdruck gekommen war. Die Steinbildung entsteht durch Stagnation (Gravidität, Schnürung, träger Gallenfluss, bei Greisen). Schuld ist aber nicht die Eindickung der Galle, sondern die Erkrankung der Gallenwege, mit dem Zerfall der Epithelien und der entzündlichen Absonderung von Eiweiss. Dadurch entsteht ein amorpher Niederschlag in der Galle. Aus dem Detritus bildet sich eine Schale und nachträglich eine feste Krystallisierung. Die Erkrankung der Gallenwege entsteht durch die Gallensäuren, die als Zellgift Epithelzerfall bewirken; in zweiter Linie durch Infektion. Der Cholesteringehalt der Galle ist unabhängig von der Cholesterinzufuhr, vom Cholesteringehalt des Blutes und von der Nahrungszusammensetzung. Die Klinik der Gallensteinkrankheit wird ausführlich von Naunyn beschrieben. In bezug auf die Therapie hält er das meiste von einer vorsichtigen Diät zur Vermeidung von Katarrhen. Eine Einwirkung der Diät auf die

Gallensteinbildung ist unsicher; cholagoge Mittel gibt es kaum. Die Mahlzeit an sich wirkt stärker gallentreibend als Alkalien, Salicyl und Terpentin. Der Korreferent Fürbringer (Berlin) gibt sehr eingehende klinische Darlegungen, die durchaus unseren heutigen Kenntnissen entsprechen. Hervorgehoben sei nur die Feststellung, dass es eine reine Visceralneuralgie gibt, die den Gallensteinkoliken zum Verwechseln ähnlich sähe. In der Therapie empfiehlt Fürbringer für schwer verlaufende Fälle chirurgischen Eingriff und hält die Probelaparotomie in diagnostisch unklaren Fällen für geboten. Für die innere Behandlung empfiehlt er neben einer vorsichtigen gemischten Diät und rationeller Kleidung, gallensaure Salze als einzig wirksames Cholagogon, daneben auch salicylsaures Natron und Öl. In der Diskussion tritt der Jenenser Chirurg Riedel für die operative Behandlung, die er in jedem Fall bei schwerem Verlauf und unzureichendem Erfolg der inneren Therapie empfiehlt, ein. — Lange Jahre ist danach auf dem Kongress von Gallensteinkrankheit nicht die Rede; nur der Nutzen der Karlsbader Quellen wird gelegentlich (1899) besprochen. Naunyn selbst, der bis in sein hohes Alter in bewunderungswürdiger Weise um die Erforschung der Gallensteine bemüht war und die Fortschritte der Kolloidchemie und der Krystallographie zu verwerten trachtete, nimmt seit 1911 an den Kongressen nicht mehr teil. — Erst im letzten Jahrzehnt geben die Verhandlungen wieder Kunde von der Arbeit, die dem Problem der Gallensteinbildung gewidmet wird. Aus der Bergmannschen Klinik in Frankfurt a. M. berichtet Westphal 1922 über die Beeinflussung der Motilität der Gallenwege durch das vegetative Nervensystem. Die Gallenblase, wie die Muskulatur des Choledochus und vor allem der Oddisphinkter, wird durch Sympaticusreizung verengt, durch Lähmung zum Erschlaffen gebracht. Durch die verminderte oder gesteigerte Gallenaustreibung kann es einerseits zur Stauung der Galle mit Cholesterinanreicherung und aseptischer Steinbildung kommen, auf der anderen Seite zu Coliinfektionen mit oder ohne Steinbildung. 1930 berichtet derselbe Autor, dass er durch elektrische Vagusreizung in der vom Lebergallenzufluss abgeschnittenen Gallenblase eine so erhebliche Eindickung der Galle herbeiführen kann, dass aus derselben tropfige Bilirubinausfällungen und Bildung von Mikrokonkrementen stattfindet. Ob solche Steigerung der Konzentrationsfähigkeit auch durch andere Einflüsse (Hormone, Nahrungsstoffe, Änderung der Ionenmischung) herbeigeführt werden kann, bleibt dahingestellt. Auch die grossen Arbeiten von Thannhauser (1922 und 1927) über die Bildung der Gallensäuren und ihr Verhältnis zum Cholesterinstoffwechsel gehören hierher. Schliesslich ist die Demonstration der Neumann-Askanazyschen Galle-Mikrolithen aus der Morawitzschen Klinik durch Lemmel (1931) zu nennen; sie bestehen aus Gallenfarbstoff, Kalk und eiweissartiger Grundsubstanz und werden als Grundstock der Gallensteine angesprochen; sie finden sich freischwimmend in der Galle, aber nur bei schweren Leberkrankheiten, besonders Cirrhosen, und scheinen eine enge Beziehung zwischen Lebererkrankung und Gallensteinbildung aufzuzeigen. — Die

Behandlung der Cholelithiasis, insbesondere die chirurgische Therapie, findet keine eingehende Besprechung mehr; auch dies Thema scheint ganz den Chirurgen zugefallen zu sein. Sicherlich wird es nicht lange währen, dass auch unser Kongress wieder einmal den jetzigen Stand unseres Wissens und Könnens gegenüber der Gallensteinkrankheit zusammenfassen wird.

Von den Leberkrankheiten wird die **Lebercirrhose** 1892 von Rosenstein (Leiden) und Stadelmann (damals Kliniker in Dorpat) besprochen. Rosenstein bringt hauptsächlich anatomische Darlegungen und beschränkt sich in klinischer Beziehung auf die Unterscheidung zwischen den hypertrophischen und atrophischen Formen; funktionelle Betrachtung tritt gar nicht hervor; die Therapie besteht bei der Unmöglichkeit ätiologischer Behandlung in der Anwendung drastischer und diuretischer Mittel und der Punktion. Das Referat, das uns wenig inhaltreich erscheint, gewann dem Redner ungewöhnlich starken Beifall, da es mit grosser Beredsamkeit frei vorgetragen wurde. Der Korreferent Stadelmann vertrat einen etwas moderneren Standpunkt, indem er die scharfe Trennung der atrophischen und hypertrophischen Formen nicht anerkennt. Degenerative und regenerative Prozesse werden bei beiden Formen angetroffen. Es gibt hypertrophische Vorstadien der Atrophie. Man darf die biliäre Cirrhose nicht mit der hypertrophischen Cirrhose verwechseln; Alkohol ist für beide Formen ätiologisch maßgebend; vielleicht wird die Zelldegeneration durch spezifische Giftwirkung oder Arteriosklerose verursacht. Die Funktion der Leberzellen bleibt auch bei vorgeschrittener Cirrhose erhalten, die Harnstoffausscheidung ist nicht vermindert, der Ammoniakgehalt nicht vermehrt. Ungestört bleibt auch der Zuckerstoffwechsel und die entgiftende Wirkung. In der Diskussion hebt Minkowski die Selbständigkeit der Leberzellfunktion hervor. Eine besondere Form hypertrophischer Lebercirrhose wird 1922 von E. Frank beschrieben; sie ist dem erworbenen hämolytischen Ikterus analog, ohne Resistenzverminderung der Erythrocyten, doch mit Leukopenie und Thrombopenie. Milzexstirpation wirkt günstig durch Leberschonung, sie beseitigt den Ikterus. — Die akute gelbe Leberatrophie wurde 1893 von Senator zur Sprache gebracht. Es ist ihm gelungen, zwei Fälle dieser sonst tödlichen Krankheit, die im Frühstadium syphilitischer Infektion entstanden waren, durch Behandlung mit Sublimat zur Heilung zu bringen. — Linser zeigt 1922, dass die Lues sehr oft zu Leberschädigungen führt, von 43 Luetikern mit Bilirubinämie hatten fast $^2/_3$ eine sichere luetische Lebererkrankung. Die Leberlues spielt also im Verlaufe des seropositiven Frühstadiums eine wichtige Rolle und es scheint, dass die Rolle des Salvarsans in der Ätiologie des Ikterus überschätzt wird, so dass Linser für die Mehrzahl dieser Fälle weitere antiluetische Behandlung für notwendig hält. Weitere klinische Mitteilungen werden von Pick und Münzer (1897 und 1901) über septische Lebererkrankungen, von Pick auch über die perikarditische Lebercirrhose gemacht.

Reich ist die Ausbeute der Verhandlungen an wissenschaftlichen Beobachtungen, aus denen sich allmählich das Verständnis der Pathogenese der Leberkrankheiten und ihrer Hauptsymptome entwickelt. Die Entstehung des Gallenfarbstoffs aus Blutfarbstoff und namentlich die Frage, ob diese Umwandlung nur in den Leberzellen, oder auch in den Speicherzellen der Leber, der Milz und der Gefässwände geschehen kann, wird verschiedentlich, besonders in der grossen Ikterus-Diskussion 1922 erörtert (s. u.). Dass das Urobilin im Darm durch Bakterienwirkung aus dem Bilirubin entsteht und nach Resorption in der gesunden Leber wieder in Bilirubin zurückverwandelt wird, ist bekanntlich zuerst von Fr. Müller bewiesen worden. 1895 bringt Schmidt eine Bestätigung durch die den Dickdarminhalt rotfärbende Sublimatprobe (Bilirubin wird grün gefärbt). 1908 zeigt Fischler (Heidelberg), dass bei der experimentellen Lebercirrhose, die man bei Hunden durch verschiedene Vergiftungen erzeugen kann, auch nach Unterbindung des Choledochus Urobilin im Urin auftritt; der jüngere Gerhardt findet hierzu kein Analogon in der menschlichen Pathologie und hält den enterogenen Ursprung des Urobilin für gesichert. 1922 zeigen Kämmerer und Miller aus Fr. Müllers Klinik, dass die Urobilinbildung im Darm eine komplizierte Tätigkeit verschiedener Fäulnisbakterien, anaerober und aerober, und gleichzeitige Gärungsvorgänge voraussetze; es ist möglich, dass durch alimentäre Beeinflussung der Darmflora die Urobilinurie vermindert werden könne. — Über die Verwertung der Lävulose berichtet Strauss 1904, über die Umwandlung NO_2-haltiger Gruppen in NH_2-Verbindungen Erich Meyer, über Experimente an Hunden mit Eckscher Fistel Fischler (1912). Wesentliche Mitteilungen schliessen sich 1922 an ein Referat von Eppinger über den Ikterus; Eppinger erörtert zuerst die Entstehung desselben bei ungestörtem Gallenabfluss und unversehrten Gallencapillaren. Die Minkowskische Theorie der pathologisch umgekehrten Richtung der Gallenströmung, die sogenannte Parapedese, erkennt er nicht an und setzt dafür die wohl ebensowenig sichere Hypothese, dass die Gallenwege durch Druck von aussen, namentlich durch die veränderten Leberzellen, usuriert werden können. Eppinger tritt für die anhepatische Bildung des Gallenfarbstoffes in den Reticuloendothelialzellen ein, besonders beim hämolytischen Ikterus, wobei Gallenfarbstoff nicht durch den Urin ausgeschieden wird und Gallensäuren im Blut nicht nachweisbar sind. Den katarrhalischen Ikterus führt er vielfach auf Leberzellschädigung zurück und betrachtet ihn oft als Vorstadium der akuten Leberatrophie. Bei der Bantikrankheit ist die ursächliche Rolle der Milz durch das Verschwinden des Ikterus nach Milzexstirpation bewiesen; es handelt sich um eine Kombination der Lebercirrhose mit einer Art des hämolytischen Ikterus, um gestörte Wechselbeziehungen zwischen Reticuloendothelialzelle und Leberparenchym. Im ganzen unterscheidet Eppinger drei Arten von Gelbsucht: 1. eine einfach mechanische durch Gallenstase, 2. ein hämolytischer Ikterus, der auf die Tätigkeit der Reticuloendothelien zurückgeführt wird, welche ebenso in der Milz, wie in der Leber selbst verbreitet sind und schliesslich der hepatotische Ikterus, durch Erkrankung der Leberzellen, welche sowohl mikroskopisch, wie funktionell verändert sein können. Bieling und Isaak (Frankfurt a. M.) demonstrieren den hämolytischen Ikterus an Mäusen, der durch Injektion von hämolytischem Immunserum erzeugt wird. Bingold (Hamburg) zeigt, dass beim hämolytischen Ikterus Hämoglobin zum Teil zu Hämatin abgebaut wird; der Hämatin-Ikterus findet sich bei verschiedenen Toxikosen, sowie bei Tubargravidität; das Hämatin wird spektroskopisch erkannt.

Nürnberger (Hamburg) erweist die Schwächung der Leberzellen in der Schwangerschaft durch den Nachweis der Lävulosurie bei derselben.

Thannhauser zeigt, dass Nahrungscholesterin erst nach Ablauf von 16 Tagen vom Körper retiniert wird, und zwar nur dann, wenn Fett zur Lösung vorhanden ist. Eine Mehrproduktion von Gallensäure liess sich nicht nachweisen, so dass diese als ein physiologisches Sekret der Leber unabhängig vom Angebot des Cholesterins angesprochen werden müsste.

Rosenthal versucht durch Collargolblockade der Reticuloendothelien die Frage nach der Herkunft des Gallenfarbstoffes zu entscheiden, ohne den anhepatogenen Ikterus mit Sicherheit ausschliessen zu können. Bittorf (Breslau) hat Bilirubin in Metastasen von Leberkrebs gefunden, woraus man direkt schliessen kann, dass Leberzellen den Gallenfarbstoff produzieren. Reiss (Frankfurt a. M.) beweist den Wert der Galaktoseprobe für die Funktion der Leberzellen und Schilling macht auf die Verwertbarkeit des Blutbildes in Leberkrankheiten aufmerksam. Viele Beiträge betreffen die direkten und indirekten Reaktionen auf Bilirubin im Blute. Nägeli weist auf die häufigen, sehr langsamen Übergänge von einfachem Ikterus, Milzvergrösserung und Cirrhose hin, welche langdauernde und ununterbrochene Beobachtung solcher Kranken notwendig machen. Westphal berichtet das häufige Vorkommen von Lamblia intestinalis bei katarrhalischem Ikterus hin, Lichtwitz berichtet über Hyperbilirubinämie bei Ulcus duodeni, welche spastische Vorgänge am Choledochus beweisen. Von anderer Seite wird die Wichtigkeit der funktionellen Diagnostik, neben der Galaktoseprobe die Duodenalsonde und die Injektion eines gallefähigen Farbstoffes, des Tetrachlorphthaleins, besprochen. In den klinischen Erscheinungen seien die cerebralen Störungen oft das erste Zeichen der beginnenden Leberinsuffizienz. Auch von Stepp (Giessen) wird die Duodenalsonde empfohlen, welche u. a. die Diagnose der eiterigen Gallenblasenentzündung sicherstellen könnte. Die Bedeutung gesteigerten Cholesteringehaltes im Blut bei Choledochusverschluss wird von Bürger (Kiel) hervorgehoben. Hans Fischer (München), der bekanntlich für seine Forschungen über den Blutfarbstoff später den Nobelpreis erhielt, macht auf die Schwierigkeit des chemischen Verständnisses für den Übergang von Blutfarbstoff in Gallenfarbstoff aufmerksam. Den Höhepunkt der Diskussion bilden die Bemerkungen von Minkowski, welcher auf die relativ geringe Bedeutung der Kupferschen Sternzellen für die Entstehung des Ikterus hinweist. Er zeigt Präparate aus dem Jahre 1886, in denen die Kupferzellen in ikterischen Lebern mit wenig Eisen gefüllt sind, ganz geringfügig gegenüber den grossen Eisenmassen, die die Leberzellen ausfüllen. Er hat 1886 diese Zellen als blutkörperhaltige Zellen bezeichnet, 1921 betont er die von ihm seit langem vertretene Ansicht, die sich nun durchzusetzen beginnt, dass die primäre Ursache der Gelbsucht in vielen Fällen in einer Schädigung der Leberzellenfunktion zu suchen ist. Er erneuert seine Theorie von der Parapedese, die in der Albuminurie nach Schädigung der Nierenepithelien eine Analogie besitzt. Auch die Rolle der Milz beim Zustandekommen des Ikterus, welche durch die operativen Erfolge beim hämolytischen Ikterus sichergestellt sei, beschränkt sich auf die Bereitstellung des Materials, das in Leberzellen zu Gallenfarbstoff verarbeitet wird.

L. R. Müller bringt eine zusammenfassende Darstellung der Nerven, welche teils den Blutgehalt der Leber, durch vasomotorische Funktionen, teils die Stoffwechselvorgänge in derselben steuern; hierfür sind die Stoffwechselcentren im Zwischenhirn und der Medulla oblongata, vor allem aber in den grossen Centren im Bauchhirn, dem Plexus coeliacus, verantwortlich. Nur dann, wenn dem Abfluss der Galle Hindernisse in den Weg gelegt werden und wenn die Muskulatur versagt, durch starke Kontraktion diese zu überwinden, dann würde auch das Grosshirn von den stürmischen Vorgängen in der Leberinnervation unterrichtet. Diese Schmerzleitung erfolgt zweifellos nicht über den Nervus vagus, sondern über das Ganglion coeliacum und den Nervus splanchnicus. In den vegetativen Centren des Rückenmarks, des verlängerten Marks und des Zwischenhirns kommt es nun zu starken Irradiationen, die Erblassen, Erbrechen, Schweissausbruch und Pupillenveränderungen zur Folge haben. Ein Beweis dafür, wie innig die Innervation aller inneren Organe miteinander zusammenhängt.

Aus den letzten Jahren seien die Experimente über Leberausschaltung beim Hunde aus den Breslauer Kliniken erwähnt (Melchior, Rosenthal, Licht 1925); sie beweisen in Analogie zu den berühmten alten Versuchen von Minkowski an der entleberten Gans, dass der überwiegende Teil der Gallenfarbstoffbildung in der Leberzelle geschieht; im Anschluss an die Breslauer Versuche teilt Thannhauser gleichsinnige Experimente an entleberten Hunden mit, die von Enderlen operiert waren; er fand bei solchen Tieren einen sehr geringen Bilirubingehalt im Blut, aber einen lipoiden Farbstoff bisher unbekannter Art, dazu in einem Fall starke Vermehrung des Estercholesterin im Blut. — Die entgiftende Funktion der Leber wurde durch neue Versuche von Beckmann (Greifswald) illustriert, welcher zeigte, dass Säuren und Alkalien, die in die Vena portae injiziert werden, weitgehend in der Leber zur Neutralisation kommen. — Eine colorimetrische Methodik zum Nachweis des Imidazols benutzte Kauffmann (1930), um die Grösse der Histidinzersetzung zu prüfen: bei Leberkranken war die Imidazolausscheidung nach Histidinbelastung sehr gesteigert. — Schliesslich sei die Darstellung der Leber im Röntgenbild erwähnt, die Radt 1931 durch Injektion kolloidalen Thoriumdioxyds erzielte, das sich in den Speicherzellen von Leber und Milz anhäuft (Hepatolienographie).

6. Nervenkrankheiten.

Den Erkrankungen des Nervensystems ist auf den Kongressen von jeher ein gebührender Raum zuteil geworden. Organische Nervenkrankheiten — Anatomie und Klinik der Hirn- und Rückenmarksleiden und der Erkrankungen der peripherischen Nerven — fanden ebenso Erörterung wie Natur und Behandlung funktioneller Nervenstörungen, und auch an den allgemeinen Problemen der Neurosenlehre und Psychotherapie sind die Kongressverhandlungen nicht vorbeigegangen. Die Geschichte der älteren Kongresse lehrt, in wie hohem Maße die Nervenkrankheiten als zur inneren Klinik gehörig betrachtet wurden; aber auch seitdem Neurologie und Psychiatrie sich als Sonderfächer herausgebildet haben, ist der Kongress sich der innigen Beziehung zu diesen Grenzgebieten bewusst geblieben und hat an ihrer Entwicklung lebhaften Anteil genommen. Während in den älteren Kongressberichten einzelne Krankheitsbilder des Nervensystems im Rahmen der allgemeinen Klinik ihre klassische Darstellung fanden, sind in den letzten Jahren hauptsächlich Allgemeinprobleme nervöser Funktionsabläufe beim gesunden und kranken Menschen zur Erörterung gekommen.

Hirnanatomie. Auf dem 19. Kongress im Jahre 1904 hat O. Vogt (Berlin) die Notwendigkeit genauester hirnanatomischer Arbeiten für die Erkennung der Nervenkrankheiten betont. Aber schon vorher fehlte es nicht an Vorträgen über den jeweiligen Stand der Kenntnisse vom makroskopischen und mikroskopischen Bau des Centralnervensystems. 1885 demonstrierte Edinger (Frankfurt a. M.) an Präparaten von embryonalen Gehirnen den Verlauf der Hinterstrangsfasern in der Oblongata, dem Pons und den anschliessenden Hirnteilen. Er konnte die Fasern aus den Hintersträngen über Schleifenkreuzung, Olivenzwischenschicht, Schleifenschicht, obere Schleife, hintere Partie der Capsula interna, Centrum semiovale bis zur Rinde des Paracentrallappens verfolgen. Ein Teil der Hinterstrangfasern gelangt durch die Fibrae arcuatae ext. ant. und post. in das Corpus restiforme und von dort in den Wurm des Cerebellum. Interessant ist, wie vorsichtig sich Edinger noch über die Sensibilitätsfunktionen dieser Bahnen ausdrückt: „Es ist nicht unwahrscheinlich, aber mit dem vorliegenden klinischen Material durchaus noch nicht mit Sicherheit zu entscheiden, dass die geschilderten Bahnen der Leitung der Hautsensibilität dienen“. Zwei Jahre später demonstrierte Monakow Schnitte pathologischer Gehirne. 1888 weist Flechsig (Leipzig) an Präparaten schwerer Chorea anatomische Veränderungen im Globus pallidus des Linsenkernes nach. 1893 gab Edinger eine ausführliche Schilderung der anatomischen Befunde bei dem von Goltz operierten grosshirnlosen Hunde. 1901 berichtete Rothmann (Berlin) über Versuche mit Durchtrennung der Pyramidenbahnen und gab der Vermutung Ausdruck, dass das Monakowsche Bündel kompensatorisch für die Pyramidenbahn eintreten könne. Auf demselben Kongress sprach von Kahlden (Freiburg i. Br.) über die Ursachen der Porencephalie und wies darauf hin, dass nicht nur durch arteriosklerotischen resp. thrombotischen Verschluss der Gehirnarterien ein der Porencephalie sehr ähnliches Bild entstehen könne, sondern auch durch Embolien, namentlich im Bereich der Arteria fossae Sylvii. Bei den kongenitalen Defekten hätten wir keinen Anlass, derartige Gefässverschlüsse durch Embolien oder Thrombosen anzunehmen. Die häufigste Ursache zu einer Höhlenbildung im Gehirn sei eine traumatische Erweichung, so dass auch für die angeborene Porencephalie eine traumatische Genese anzunehmen sei. In der Diskussion wies Benda (Berlin) darauf hin, dass für die angeborene Porencephalie ausser dem Trauma auch eine Erweichung und eine echte Encephalitis der Föten und Neugeborenen in Betracht komme. In jedem Fall handle es sich um eine Art Narbenbildung im Gehirn.

Im folgenden Jahr weist Kohnstamm[1] an Präparaten nach, dass das Speichelcentrum (Nucleus salivatorius) im Haubenteil der Brücke die Fasern des Nervus intermedius erreicht.

In neuester Zeit berichtete L. R. Müller über die Anatomie und Histologie der Rautengrube.

Sensibilität. Kohnstamm konnte in sensiblen Nerven auch centrifugale Leitungen nachweisen (1905). Die klinische Beobachtung des Herpes zoster, reflektorischer Herpesarten und des Haarausfalls nach Nervenresektionen gestatten Schlüsse auf einzelne Ausbreitungsgebiete.

1909 berichtete Head (London) von seinen Beobachtungen, dass einzelne Gefühlsqualitäten in verschiedener Höhe des Rückenmarks gekreuzt werden. Auch Befunde von Wiederherstellung der Sensibilität nach Verletzungen sprechen für das Vorhandensein verschiedener Bahnen für einzelne Qualitäten. Er unterscheidet zwei Arten von Oberflächensensibilität und eine Tiefensensibilität. Goldscheider, der bereits 1897 über das Thema „Neurone“ referiert und das Vorhandensein der Headschen Zonen bestätigt hatte, wies in der Diskussion darauf hin, dass eine Änderung der Empfindung durch Änderung der Erregbarkeitsschwelle zustandekomme. Bei Hemiplegie wird oft schwache Berührung gar nicht, stärkere besonders unangenehm empfunden. Hiermit hat er wohl erstmalig auf das später von Förster als Schmerzhyperpathie bezeichnete Phänomen hingewiesen. 1923 legte Spiegel (Wien) dar, dass der Gefäßschmerz durch die vegetativen Rami communicantes zum Rückenmark und hier durch die Vorderseitenstränge geleitet werde.

Eine zusammenfassende Darstellung fanden die Probleme der Sensibilität dann auf dem 37. Kongress (1925). Von Frey sprach über physiologische Sensibilitätsprüfungen. Im Gegensatz zu den Sinnesempfindungen des Gesichts, Gehörs, Geruchs und Geschmacks ist der Tastsinn der Haut und die Körpersensibilität noch nicht abschliessend erforscht. Seit den Untersuchungen von E. H. Weber wird allgemein die Spezifität der

[1] Sanatoriumsleiter in Königstein (Taunus) † 1917. Hat als Schüler des Physiologen Gad im Du Boischen Institut in Berlin seine Ausbildung erhalten und sich später durch originelle Arbeiten auf dem Gebiet der hypnotischen Therapie bekannt gemacht.

Empfindungen und der Organe für Wärme, Kälte und Berührung angenommen. Neuere Untersuchungen mittels Prüfung durch kleinflächige Reize ergeben eine besondere Lokalisation der einzelnen Empfindungen derart, dass die den Kältereiz rezipierenden Organe oberflächlicher liegen als die für Wärmeempfindung, und dass die Drucksinnespunkte tiefer liegen als die Schmerzpunkte. Die Dichte der verschiedenen Empfindungspunkte ist eine sehr verschiedene. Ein Muskelsinn für die Schätzung von Kraft und Leistung scheint sicher vorhanden zu sein. Es ist aber nicht angängig, die Sensibilität in einen Oberflächen-, Tiefen- und Drucksinn zu gliedern, da für das Zustandekommen der Empfindungen ihre Verknüpfung und ihre Zusammenfassung maßgebend ist, ein Vorgang, der als Gestaltung bezeichnet wird und der die Wandelbarkeit der Gefühlseindrücke bedingt. Wir „gestalten" die als Berührung, Druck, Schwere, Kitzel usw. empfundene Erregungen. Sie dürfen nicht als gesonderte Sinnesleistungen besonderer nervöser Einrichtungen angesehen werden. Auch bei den Hautempfindungen findet eine formative Verknüpfung der übermittelten Reize im Centralnervensystem statt.

Auch von Weizsäcker (Heidelberg) vertritt die Ansicht, dass aus der Dissoziation der Leistungen nicht auf getrennte Sinnesapparate geschlossen zu werden braucht, sondern es sich um einen Abbau in funktionellen Stufen an demselben Gebilde handele. Die Sensibilitätsprüfung soll nicht nur den Ausfall, sondern auch die krankhaft veränderte Leistung feststellen. Falscheindrücke, Empfindungsstörung im Eigenzustand und Koordinationsstörungen müssen unterstrichen werden. Es besteht eine Schwellenlabilität der Empfindung. Bei der Analyse sensibler Phänomen interferieren meist topographisch-anatomische mit psychologischen Wirkungen, besonders bei kinästhetischen Empfindungen. Die alte Lehre von dem einheitlichen Hautsinn gewinnt wieder an Boden, die Störungen der Sensibilität sind im Sinne eines Funktionswandels zu deuten.

Der Erlanger Kliniker L. R. Müller behandelte in einem dritten Referat die Sensibilität der inneren Organe und des Gehirns. Den inneren Organen fehlen die einzelnen Empfindungen der Berührung, des Drucks, der Wärme und der Kälte, sie verfügen nur über Schmerzempfindungen. Die sensiblen Nerven der Bauchhöhle führen durch den Nervus splanchnicus über den Sympathicus zum Rückenmark und Gehirn. Bei seinem Eintritt ins Rückenmark strahlt der Reiz ins Gebiet der sensiblen Nerven über (viscerosensibler Reflex-Headsche Zonen), seine Ausstrahlung ins Gebiet der Vorderhörner (visceromotorischer Reflex) äussert sich in Muskelspannung über dem erkrankten Organ. In weitestem Umfang kann der Reiz im autonomen System sich verbreiten (viscero-viscerale Reflexe). Pupillenerweiterung, Schweißsekretion, Ohnmacht bei starkem Organschmerz beweisen, dass die Ausstrahlung über das ganze autonome System bis hinauf in die Regio subthalamica sich ausbreiten kann. Die bewusste Schmerzempfindung ist im Thalamus opticus lokalisiert. Bei den Brustorganen bestehen prinzipiell dieselben Verhältnisse wie bei den Bauchorganen; verschieden aber ist die Allgemeinrichtung der Gesamtreaktion des autonomen Systems insofern, als bei Schmerzen aus der

Bauchhöhle die Nausea, bei Affektionen in der Brusthöhle das Druck-, Angst- und Vernichtungsgefühl vorherrscht. Das Gehirn selbst ist schmerzfrei. Die Dura mater verursacht Schmerz bei Spannung, nicht bei Schneiden und Brennen. Erhöhung des Liquordrucks verursacht durch Erregung der Nervenfasern in der Pia den Kopfschmerz, auch den der Migräne. Aus der Diskussion darf hervorgehoben werden, dass Goldscheider, der Entdecker der Wärme-Kältepunkte, im Gegensatz zu Frey und Weizsäcker die Schichtung der sensiblen Nervenpunkte noch nicht für bewiesen hält und besonders für das Vorhandensein des tiefen Drucksinns eintrat.

Lokalisation von Gehirnstörungen. Zu den bedeutsamsten und interessantesten Erörterungen gehören wohl die über die Lokalisation von Gehirnstörungen. Über diese Frage hielten 1887 Nothnagel und Naunyn grundlegende Referate. Nothnagel fasste die bis dahin gesicherten Erfahrungen zusammen. Die motorischen Felder in den Centralwindungen sind bekannt, der Muskelsinn wird in den Scheitellappen verlegt. Die sensiblen Felder sind noch nicht sicher abzugrenzen, aber die Centralwindungen, Parietal- und hinteren Frontalwindungen werden für bedeutsam gehalten. Der Gesichtssinn wird in Verbindung mit dem Occipitallappen, insbesondere dem Cuneus gebracht, dessen Verletzung eine homonyme Hemianopsie hervorruft. Optische Halluzinationen werden als Reizerscheinungen der entsprechenden Rindenpartien aufgefasst. Für das Auftreten der Seelenblindheit wird eine Läsion im Occipitallappen mit Ausnahme des Cuneus beschuldigt, und die erste Occipitalwindung als Sitz optischer Erinnerungsbilder angenommen. Naunyn entwickelt im besonderen die Lehre von der Aphasie, zu deren Lokalisation Broca 1861 den Grundstein gelegt und insbesondere Wernicke 1874 Entscheidendes beigetragen hatte. Bei Aphasie findet man stets Läsionen der entsprechenden Rindenpartien oder grössere Zerstörung des darunter liegenden Marklagers. Er betont ausdrücklich, dass die Aphasiecentren nicht einfach als Sprachcentren aufzufassen sind. Die Sprache ist eine viel umfassendere Gehirnleistung. In der Diskussion verwahrte sich Hitzig gegen übertriebenen Lokalisatorismus. Das psychische Geschehen erstreckt sich auf weite Rindenfelder. Die sogenannten Centren sind nur Knotenpunkte für bestimmte Funktionen.

Aus einer ähnlichen kritischen Betrachtung der Tatsachen der Lokalisation im Grosshirn und in konsequenter Durchführung einer ganzheitlichen Auffassung aller Vorgänge im Organismus leugnet Goldstein (Berlin) in seinem Referat über Neuroregulation (1930), dass den einzelnen Abschnitten isolierte Leistungen zukommen und dass Läsion einzelner Abschnitte zu bestimmten isolierten Ausfällen führt. Wir dürfen nicht isolierte Ausfälle konstatieren, sondern Veränderungen der Verhaltungsweisen des Organismus. Selbstverständlich sind diese Veränderungen je nach Erkrankung oder Zerstörung verschiedener Teile des Gehirns verschiedene. Die Beobachtung von Einzelerscheinungen soll dazu führen, uns ein Bild vom Ganzen zu machen. Die Erkenntnis typischer Gesetze des Verhaltens ist speziell für das Problem der Regulation von wesentlicher

Bedeutung. „Der Organismus wird gegenüber Störungen reguliert, heisst: er wird immer wieder zu normalem Verhalten gebracht, heisst, es wird ihm die Verwirklichung seines Wesens, seiner Entwicklung, Entfaltung und sein Vergehen garantiert. Diese Verwirklichung ist gebunden an eine bestimmte Art Auseinandersetzung mit der Umwelt, die es ermöglicht, dass jede durch die Umweltreize gesetzte Veränderung in einer bestimmten Zeit sich wieder ausgleicht, der Organismus wieder in jenen mittleren Zustand, der seinem Wesen entspricht, zurückgelangt. Nur dann bleibt der Organismus seinem Wesen entsprechend existent, nur dann können wir überhaupt von einem Organismus sprechen."

Auch von Weizsäcker kam in seinem Korreferat zu dem Resultat, dass der heutige Stand unserer Kenntnisse zur Streichung der „Centren" drängt. Die antagonistischen Schemata der Erregung und Hemmung, die feste Bindung bestimmter Funktionsbilder an bestimmte Centren müssen aufgegeben werden, weil sich diese Centren als Träger zu vieler Erregungsbilder erweisen und weil ein Aufbau der Bewegung aus Reflexen niemals gelang. Die Spezifität einer Leistung ist nicht an den Ort, sondern an die Art der Erregung gebunden. Neben der in Zukunft einzuschränkenden Lehre von den Strukturfunktionen und Regulationscentren entsteht so eine neue Lehre von den Funktionsstrukturen, dem Formwandel, der Um- und Einordnung durch die Funktion.

Lumbalpunktion. Die erste Mitteilung über die von ihm erfundene diagnostische Methode machte Quincke im Jahre 1891. Nachdem er bereits beim Hydrocephalus durch Hirnpunktion nach Trepanation Besserung des Allgemeinbefindens und der Beugekontrakturen erzielt hatte, punktierte er in einem zweiten Fall zwischen dem dritten und vierten Lendenwirbel und kam zu der Annahme, dass Hirnräume und Rückenmarksraum frei miteinander kommunizierten. Nach Beschreibung der Technik erklärt er die Lumbalpunktion für indiziert bei akutem Hydrocephalus und der Leptomeningitis serosa. 1893 berichtete Ziemssen (München) über den diagnostischen und therapeutischen Wert der Quinckeschen Punktion des Wirbelkanals. Er hat die Punktion bei epidemischer und tuberkulöser Meningitis, bei Hydrocephalus, Hirntumor und verschiedenen Rückenmarksaffektionen angewandt und nachteilige Nebenwirkungen niemals beobachtet. Besondere Bedeutung misst er der bakteriologischen Diagnostik bei und erwägt bereits die Frage der Einbringung von Medikamenten in den Lumbalsack. Quincke hat inzwischen die Punktion in 22 Fällen 41mal ausgeführt und weist auf die diagnostische Bedeutung der Druckmessung, des Zellen- und Eiweissgehalts sowie auf den etwaigen Befund von Blutbeimengungen hin. Naunyn, Ewald, Bruns, Sahli bestätigen den hohen Wert der Methode, insbesondere der Feststellung einer Drucksteigerung. Zwei Jahre später berichtet Lenhartz über seine Erfahrungen mit der Lumbalpunktion. Therapeutisch wertvoll hält er sie ausser bei der tuberkulösen und epidemischen Meningitis und dem Hirntumor besonders bei der serösen Meningitis, deren wenig bekanntes Krankheitsbild er ausführlich schildert. Bei Chlorose fand er oft hohen Liquordruck. Krönig konnte Tuberkelbacillen im Liquor nachweisen. Fürbringer berichtete über einen Todesfall nach Punktion bei einem Tumor. In einem Vortrag auf dem Kongress 1899 lenkte Krönig[1] die Aufmerksamkeit auf die Bedeutung von Pulsationsschwankungen im Manometerrohr, die auf freie Kommunikation des Schädels und Spinalkanals hindeuteten. Unterbrechung des Liquorabflusses fand er bei Cysticercus und Tumor. Ihm gelang der Nachweis von Tumorzellen im Liquor, und er beschreibt den Befund von Myelinkugeln bei Erweichungszuständen.

Seitdem ist von der diagnostischen und therapeutischen Bedeutung der Lumbalpunktion, die ein unentbehrliches Requisit der inneren Medizin geworden ist, in den Verhandlungen nicht mehr die Rede. Zu wissenschaftlichen Untersuchungen über die respiratorischen Schwankungen des Liquordrucks wird sie 1924 von Ewig (Königsberg) verwertet.

Epilepsie. Wiederholt stand die Frage zur Erörterung, an welcher Stelle des Centralnervensystems die epileptischen Krämpfe ausgelöst werden. 1887 brachte Unverricht (Jena) einen experimentellen Beitrag. Seine Versuche sprachen für die Bedeutung der Hirnrinde. Bei halbseitiger Hirnexstirpation und Reizung des Resthirns traten nur rudimentäre Zuckungen auf der kontralateralen Seite auf. Die Entstehung dieser sekundären Zuckungen erklärte er durch Übergang des Reizes aufs Rückenmark. Während im Gegensatz dazu 1888 Binswanger (Jena) in einem Referat über die „Pathogenese des epileptischen Anfalls" die Auffassung vertrat, dass die Epilepsie nicht nur von der Rinde ausgelöst werde, sondern dass tonische Krämpfe vom gesamten Rückenmark bis zur vorderen Ponswand ausgehen können, und das Vorhandensein eines eigentlichen Krampfcentrums leugnete — sich dabei der von Nothnagel verfochtenen medullären Theorie anschliessend — legte Unverricht, der inzwischen in Magdeburg wirkte, 1897 noch einmal in einem umfassenden Referat seine Auffassung dar, dass die epileptischen Krämpfe Rindenkrämpfe sind und es kein medulläres Centrum im Sinne Nothnagels gibt. Reizung einer Seite greift auf die andere in bestimmter Reihenfolge über. Exstirpierte Rindencentren ergeben keine Krämpfe in entsprechenden Teilen. Sekundäre Krämpfe können von beliebiger Stelle der Rinde aus hervorgerufen werden. Die genuine Epilepsie ist mit der corticalen wesensverwandt. In der Diskussion betonte Binswanger, dass die corticale Theorie nicht alles erkläre, und wies auf die von Ziehen vertretene Beteiligung der basalen Ganglien hin. Für die Behandlung der Epilepsie war damals noch die Brommedikation die Methode der Wahl. Flechsig wies auf die Notwendigkeit hin, die Patienten während der Bromkur kochsalzarm zu ernähren und riet zu gleichzeitiger Anwendung von Opiumgaben.

Apoplexie. Die lange Zeit herrschende Auffassung von der Entstehung des Schlaganfalls durch Platzen eines arteriosklerotisch veränderten Gefässes unter der Einwirkung des arteriellen Hochdrucks oder

[1] Der letzte Assistent von Frerichs, hat sich besonders mit physikalischer Diagnostik beschäftigt und ist als dirigierender Arzt des Berliner Krankenhauses am Friedrichshain 1903 gestorben.

durch Zerreissen von miliaren Aneurysmen hat schon in den achtziger Jahren durch die Untersuchungen von Pick und Ellis über die wahre Natur der miliaren Aneurysmen und die weiteren Forschungen von Loewenfeld und Rosenblatt eine Erschütterung erfahren. An diese Beobachtungen anknüpfend, hat Westphal (Frankfurt a. M.) zusammen mit Baer diese Frage erneut untersucht und über seine Ergebnisse 1925 berichtet. Sowohl der anatomische Befund schwerer angionekrotischer Veränderungen an den Arterien, Venen und Kapillaren bis weit in die Nachbargebiete einer apoplektischen Blutung hinein als auch die klinische Beobachtung, dass dem Schlaganfall oft jahrelang vasomotorische Störungen und angiospastische Erscheinungen vorausgehen, lassen ihm die Annahme gerechtfertigt erscheinen, dass in diesen Fällen ein angiospastischer Insult die Ursache des Schlaganfalls darstelle. Liebermeister (Düren) und Dietrich (Köln) schlossen sich dieser Auffassung, die inzwischen wohl Allgemeingut geworden ist, an.

Hiller (München) knüpfte in seinem Referat „Zur Pathogenese der apoplektischen Hirnblutung" 1930 ebenfalls an diese Beobachtungen an, stellt aber die Frage, ob die Gewebsnekrose, die man um eine grosse Blutung so regelmäßig findet, wirklich vor der Blutung oder nicht erst nachher entstanden sei. Experimentelle Untersuchungen an Kaninchen haben ihm gezeigt, dass nach Injektion kleiner Blutmengen ins Gehirn bereits 5 Stunden später das Hirngewebe in der Umgebung der Blutung Nekrosen des ekto- wie mesodermalen Gewebes und massenhafte Diapedesisblutungen aufweist. Man muss sich daher des prinzipiellen Unterschieds zwischen blutiger Erweichung und apoplektischer Massenblutung bewusst bleiben. Die letzten fasst er doch als primäre Rupturblutungen aus grösseren wandgeschädigten arteriellen Gefässen unter anormalen funktionellen Beanspruchungen auf Grundlage von zirkulatorischen Gleichgewichtsstörungen bei der Hypertonie auf.

Für die Behandlung von Hemiplegien nach Apoplexie gibt Lazarus 1902 die beachtliche Anregung, durch Übungsbehandlung neue Bahnungen anzuregen. Indem er mit der gesunden Seite üben lässt, werden die Assoziations- und Kommissurbahnen funktionell in Gang gesetzt.

Myelitis und Neuritis. Der Poliomyelitis und Neuritis widmete Leyden 1884 ein umfassendes Referat, das von Schultze (Heidelberg) als Korreferent ergänzt wurde. Der von Kussmaul geprägte Ausdruck der Poliomyelitis wurde damals noch für verschiedene Krankheitsbilder gebraucht, die anatomisch und klinisch nichts miteinander zu tun haben. Man rechnete zu ihr alle atrophischen Muskellähmungen, welche einigermaßen die Verbreitung spinaler Prozesse aufwiesen, die atrophische Kinderlähmung, wie sie von Heine beschrieben worden war, die progressive Muskelatrophie einschliesslich der Bulbärparalyse und die subakute Spinalparalyse von Duchenne, ja selbst die Bleilähmung wurde von manchen Autoren trotz ihres ausgesprochen peripherischen Typus der Poliomyelitis untergeordnet. Erst allmählich erfuhr diese ursprüngliche Auffassung eine Wandlung durch die strengere Beschränkung dieser

Bezeichnung auf solche Fälle, wo Veränderungen an den Vorderhörnern des Rückenmarks nachgewiesen werden konnten. Nach einer klaren Abtrennung der spinalen von der myopathischen Form von Muskelatrophie kommt Leyden zu dem Resultat, dass die progressive Muskelatrophie und Bulbärparalyse eine Systemerkrankung ist und auf einem eigentümlichen degenerativen Prozess beruht, welcher sich über das gesamte motorische System des Rückenmarks erstreckt. Eine weitere Unterscheidung zwischen einer typischen spinalen Muskelatrophie und der Charkotschen amyotrophischen Lateralsklerose lehnt er ab und will in diesen Bildern nicht Sondererkrankung, sondern nur verschiedene Grade desselben Prozesses sehen. Der Hauptteil des Referats galt der Herausarbeitung der multiplen Neuritis, die als rein peripherische Erkrankung ohne Beteiligung des Rückenmarks charakterisiert wird. Fieberanstieg, Schmerzen und andere sensible Störungen in den Extremitäten, schlaffe Lähmung, Areflexie und Atrophie geben der Erkrankung ihr Gepräge. Die nahe Beziehung zum Gelenkrheumatismus wird aufgezeigt, die Möglichkeit anderer infektiöser Ätiologie offengelassen. Übergang zur Landryschen Paralyse kommt vor. 1897 berichtete Hochhaus (Kiel) über experimentell erzeugte Myelitis bei Kaninchen durch Kälteeinwirkung auf die Wirbelsäule.

Wie grosse Fortschritte die Erkennung der Rückenmarkserkrankungen in den folgenden $1^1/_2$ Jahrzehnten dank der besseren Kenntnis der Infektionskrankheiten und der besonderen Erfahrungen, die die Anwendung der Lumbalpunktion, eine verbesserte histologische Technik und erweitertes experimentelles Arbeiten gestattet hatten, gemacht hatte, zeigte sich auf dem Kongress des Jahres 1901, wo Leyden, Redlich und Strümpell über die Myelitis acuta sprachen. Zunächst brachte Leyden eine präzise Einteilung der verschiedenen Formen der Myelitis acuta. Ausgehend von dem alten Krankheitsbild der akut entstandenen totalen Querschnittslähmung (Myelitis transversa), von der sich die akute Hämatomyelie klinisch nicht unterscheiden lässt, bespricht er die Kompressionsmyelitis, entstanden durch Übergreifen von Knochenprozessen aufs Rückenmark oder durch intradurale Tumoren. Für die infektiöse disseminierte Myelitis muss noch die Frage offenbleiben, ob die Infektionserreger direkt in das Rückenmark eindringen — wie es für die Meningomyelitis und die Poliomyelitis angenommen wird — oder aber ob es sich um toxische Schädigung anlässlich einer allgemeinen Infektionskrankheit handelt. Als erwiesen gilt der Zusammenhang mit Typhus, Influenza, Pneumonie, Pocken, Erysipel, Diphtherie, Masern und Keuchhusten, aber auch im Gefolge von Lues und Malaria und in Verbindung von Schwangerschaft und Wochenbett. Bemerkenswert ist auch die sichere Aufstellung einer Gonokokken-Myelitis. Aus dem Gebiet der traumatischen Myelitiden hat Leyden die erste Beobachtung einer Myelitis bei Caissonarbeitern beschrieben. Die toxischen Myelitiden werden nur kurz gestreift. Als gesichert wird auch die Entstehung einer Myelitis durch Schreckeinwirkung angenommen und ein letal verlaufender Fall, entstanden durch Schreck anlässlich eines Brandes, mitgeteilt. Voll Zuversicht konnte Leyden sein Referat mit dem Ausruf schliessen: „Wenn wir auch noch nicht alles erreicht haben, was wir in dieser Beziehung wünschen und was von uns verlangt wird, so ist doch zweifellos, dass wir selbst schweren Fällen dieser Krankheit nicht hoffnungslos gegenüberstehen und dass wir nicht selten Leben und Gesundheit erhalten können. Wir werden glücklich sein, wenn das neue Jahrhundert die Arbeit des vergangenen auf diesem Feld der Medizin mit ebenso glücklichem Erfolg fortsetzen wird."

Vom anatomischen Standpunkt will Redlich nur zwei Hauptformen unterschieden wissen, nämlich Myelitisfälle, die grössere Abschnitte des Rückenmarks, gleichsam en masse, ergreifen und solche, wo die Veränderungen in kleineren Herden, dann aber meist multipel, auftreten. Hinsichtlich des pathologischen Prozesses lässt es sich im Einzelfall schwer entscheiden, ob echte Entzündung, Erweichung oder akute Degeneration der Nervenfasern vorliegt. Auch im Nachweis von Gefässveränderungen kann ein absolut verlässliches histologisches Merkmal zur Abgrenzung der akuten Myelitis gegenüber anderen Prozessen nicht erblickt werden.

Strümpell nimmt für die akute transversale Myelitis infektiöse Ätiologie und echt entzündliche Veränderungen als sicher an, bei der disseminierten dagegen vor allem chemisch-toxische Schädlichkeiten, wofür auch die elektive Auswahl der betroffenen Fasersysteme spreche. Auch liesse sich so am ungezwungensten das Auftreten von Veränderungen in weit entfernten Teilen des centralen Nervensystems erklären. Schliesslich findet man fast alle Übergänge von der disseminierten akuten Myelitis bis zur kombinierten Strangerkrankung und der ausgesprochenen Systemdegeneration. Auch auf den heutigen Gebrauch der Bezeichnung „Myelitis" trifft noch zu, was Strümpell darüber sagte: „Wie weit man hierbei den Namen „Myelitis" gebrauchen will, hängt beinahe von dem Belieben des Einzelnen ab. Aber nicht auf den Namen, sondern auf klare pathologische Begriffe und Anschauungen kommt es an. Jeder einzelne Fall muss in bezug auf Ätiologie, Krankheitsverlauf und anatomische Veränderung genau analysiert werden, und dann mag man ihn benennen wie man ihn will."

Auf die durch spondylitische Prozesse hervorgerufene Rückenmarkskompression und ihre erfolgreiche Behandlung durch Extension nach Volkmann oder in der Glisson-Schwebe wies Reinert 1895 hin.

1907 berichtete Fedor Krause (Berlin) über mehrere ihm von Oppenheim als Rückenmarkstumor zur Operation überwiesene Fälle, bei denen sich an der vermuteten Stelle wohl eine Duraspannung infolge erhöhten Liquordrucks, aber kein Tumor fand. Nach dem damaligen Stand der Untersuchungstechnik sieht er keine Möglichkeit, dieses Bild einer Meningitis serosa spinalis klinisch von einem Rückenmarktumor zu unterscheiden. Heute vermag uns bekanntlich die Röntgendarstellung mittels der Myelographie genaueren Aufschluss, wenn auch nicht immer sichere Entscheidung zu geben.

Auf derselben Tagung wies Pel (Amsterdam) auf die Bedeutung der Überanstrengung unter psychisch deprimierenden Umständen für die Entstehung der Myasthenia pseudoparalytica hin und schloss aus der gleichzeitig festgestellten Hyperleukocytose ohne erkennbare entzündliche Herde, dass eine Auto-Intoxikation im Spiele sei.

Schliesslich zeigte 1930 Schilling, dass die funiculäre Medullose, welche bereits 1887 von Lichtheim bei perniziöser Anämie beschrieben war (S. 123), durch Lebertherapie heilbar sei (s. S. 125).

Neuralgien und ihre Behandlung. Ein umfassendes Referat von Fr. Schultze (Bonn) gibt 1907 den damaligen Stand der Diagnose und Therapie wieder. Die Bedeutung mechanischer und entzündlicher Vorgänge wird gewürdigt, das Auftreten degenerativer Neuritis bei Diabetes, Gicht, Alkohol, Nephritis, der Zusammenhang mit Arteriosklerose erörtert. Auch die Bedeutung seelischer Momente ist anzuerkennen. Aus der Besprechung der Behandlungsmethoden ist bemerkenswert, dass Referent bereits auf Erfahrungen mit Röntgentiefenbestrahlung bei Neuralgien hinweisen konnte, die heute wieder sehr zu Ansehen kommt. Schlösser (München) berichtet anschliessend über seine Erfolge mit endoneuraler Einspritzung von 80 %igem Alkohol, Lange (Leipzig) über die guten Resultate, die er durch Injektionen grosser Mengen Flüssigkeit unter hohem Druck erzielte. In der Diskussion betonte Goldscheider, dass der Nerv nicht selbst getroffen zu werden braucht, da das Entscheidende die mechanische Wirkung, und zwar auf die Muskulatur, sei. Fedor Krause trat für die Ganglionexstirpation bei verzweifelten

Krankheitsbild entwickelt: Maskengesicht, Zittrigkeit, schwache Stimme, Flexibilitas cerea, Propulsion, Retropulsion, auffällige kataleptische Starre. Frank (Breslau) hat sowohl in 24 Stunden entstehende Rigidität wie völlige Tonuslosigkeit beobachtet, wodurch die Annahme einer Läsion des Linsenkern-Mittelhirngebiets gestärkt wird.

Im Jahre 1923 hielt Economo ein zusammenfassendes Referat über diese von ihm erstmalig als Encephalitis lethargica beschriebene Erkrankung. Schon vor der Grippe zeigte die Encephalitis eine gewisse Frequenz in Wien, Rumänien, Frankreich. Historische Notizen gehen bis ins 16. Jahrhundert zurück. Die Beziehung des Herpesvirus zum Encephalitisvirus kann als gesichert gelten. Der Nachweis der Spezifizität ist durch Affenversuche gelungen. Anatomisch ist die Erkrankung im Mittelhirngrau, der Substantia nigra und den Stammganglien zu lokalisieren. Er unterscheidet drei klinische Formen: die somnolent-ophthalmoplegische, die hyperkinetische und die amyostatische. Aus der Herderkrankung lassen sich viele psychische Phänomene und vegetativ-hormonale Störungen erklären, insbesondere auch die Schlaflosigkeit und Schlafumkehr durch Störung des Schlafcentrums. Nonne als Korreferent besprach besonders die chronischen Verlaufsformen. Auch nach leichtem Beginn kann Parkinsonismus resultieren. Das Striatum ist dem Pallidum übergeordnet. An Hand von Hirnbefunden brachte er eine pathologisch-anatomische Analyse der Beziehungen der Stammganglien zum Kleinhirn und zur Rinde.

Tabes dorsalis. Ein Beitrag zur Anatomie der Tabes dorsalis findet sich erstmalig 1887. Der Würzburger Pathologe Rindfleisch erklärt die Atrophie der Hinterstränge durch Druckwirkung. Im Modellversuch fand er, dass bei gleichmäßigem Druck auf das Rückenmark die Hinterstränge eher komprimiert werden als die Vorderstränge. Edinger und Helbing fanden 1898, dass pyridinvergiftete anämische Ratten, durch ermüdende Zwangsbewegungen erschöpft, primären Schwund der Hinterstrangfasern ähnlich wie bei der Tabes aufwiesen. Diese Beobachtung verwertete Edinger in seinem Referat über die Funktionstheorie der Tabes. Die Syphilis schaffe bei dieser Erkrankung nur die Prädisposition, das Wesentliche sei der Funktionsaufbrauch der für die Statik maßgebenden Nervenapparate. So erkläre sich das Erlöschen der Pupillen- und Sehnenreflexe und das Nachlassen des Muskeltonus. Anamnestisch lasse sich zu Beginn der Erkrankung oft Überanstrengung nachweisen. Diese Beobachtung mahne zu schonender Lebensführung bei bestehender Syphilis, und therapeutisch müsse man sich bei der Übungstherapie vor Überanstrengung des Kranken hüten. Demgegenüber betonte Schultze (Bonn), dass bei der Entstehung der Tabes die Wirkung des syphilitischen Giftes doch das Ausschlaggebende sei.

Das Problem der Neurolues in seiner Gesamtheit bildete einen Hauptverhandlungsgegenstand im Jahre 1926. Spielmeyer (München) ging von Noguchis Entdeckung aktiver Spirochäten im Gehirn aus, die die bislang theoretische Neuroluesforschung in sichere Bahnen lenkte. Die metaluischen Erkrankungen, Tabes und Paralyse, sind nicht Nachkrankheiten der Lues, da sich bei ihnen stets noch aktive Spirochäten finden. Sie müssen ihrer Art nach von den sonstigen syphilitischen Erkrankungen des Centralnervensystems abgetrennt werden. Bezüglich der Frage, ob anatomisch eine Heilung der Tabes und Paralyse nachgewiesen werden kann, hat der Befund umschriebener abgeheilter Herde bei der Tabes, aber auch bei der Paralyse, insbesondere bei defektgeheilter Paralyse nach Malariakuren, fassbare Ergebnisse gezeitigt. Immerhin sind die anatomischen Kriterien unsicher. Klinisch bedeutsam ist die Sanierung des Liquors. Der Nachweis verschiedener Arten von Spirochätenstämmen ist experimentell geglückt. Neurotropie von Spirochäten ist für die Frühperiode als sicher anzunehmen. Das Bestehen einer Spätneurotropie ist fraglich. Auch der sogenannte Zivilisationsfaktor, der das Auftreten der Neurolues mit der Domestikation, den Alkohol, der Pockenimpfung, der Frühbehandlung der Lues in ursächlichen Zusammenhang bringen will, hat keinen festen Boden. So bleibt schliesslich die Annahme einer Besonderheit des Individuums, das an Neurolues erkrankt, das Vorhandensein einer Immunschwäche. Eine besondere Reaktionsschwäche des Nervengewebes gegenüber den Spirochäten bei der Paralyse ist allerdings nicht erwiesen, eher ist eine besondere Affinität zu den Toxinen anzunehmen.

Anschliessend sprach Wagner-Jauregg über die Therapie der Neurolues und gab einen geschichtlichen Überblick der Entwicklung der unspezifischen Behandlung, die über Versuche mit Tuberkulin, Nucleinsäure, Typhusvaccine, Phlogetan, Milch-Salvarsan zur erstmaligen Impfung mit Malaria im Jahre 1917 geführt hat. Nach seinen Erfahrungen empfiehlt er eine Kombination der Malariabehandlung mit Neosalvarsan. Klinischer Befund und Liquorbefund gehen häufig, aber nicht immer, parallel. Bisweilen ist erst nach zweiter Malariakur Heilung zu erzielen. Impfung mit Recurrens gibt gleichgute Resultate. Die Anophelesimpfung ist gefährlicher, da die echte Malaria chininresistenter ist als die Impfmalaria. Am empfehlenswertesten ist ein gametenfreier Stamm. Die Wirkung der Kur ist als Resistenzsteigerung des Wirtsorganismus aufzufassen. Die Hämolysinreaktion ist vor der Kur in 62 % der Fälle positiv, nach der Kur in 6 %. Unser Bestreben muss sein, Frühfälle der Malariakur zuzuführen. Bei vorgeschrittener Tabes ist Malaria kontraindiziert. In der Diskussion bestätigten Nonne, Trömmner, Dreyfuss die günstigen Erfahrungen mit Malariabehandlung der Paralyse, Hitzenberger hält nur das Vorliegen dekompensierter Herzleiden für eine Kontraindikation gegen Malariabehandlung. Wittgenstein trat für die endolumbale Salvarsanbehandlung bei Tabes ein, vor der Nonne warnt.

Vegetative Centren und Nerven. Vom vegetativen Nervensystem ist zum erstenmal 1906 die Rede. In diesem Jahr brachte L. R. Müller, damals Augsburger Assistent, kurze „klinische Beiträge zur Physiologie des sympathischen Nervensystems". Besagt schon der Name „Sympathicus", dass dieses Nervensystem dazu berufen ist, dem Körper seelische Bewegungen mitfühlen zu lassen, so lehrt auch die klinische Erfahrung, dass der Sympathicus im ganzen auf Gefühlsschwankungen reagiert. Dabei kommt es zu mehr oder weniger fixierten Reaktionen der Gefässe und Drüsen auf einzelne Affekte. Im einzelnen weist Referent auf die Zusammenhänge zwischen Affekterregung und Funktionsstörungen einzelner Organe (Magen, Darm, Herz, Niere) hin und auf die Beeinflussbarkeit der Hautgefässe und der Drüsentätigkeit durch seelische Momente. Als Erklärung dient damals die Annahme, dass durch Allgemeinempfindungen, wie Lust, Sorge und Angst, eine „quantitative Veränderung der tierischen Elektrizität" bedingt wird, auf welche die perzipierenden Organe des Sympathicus im Rückenmark in ihrer Weise reagieren. Bickel (Berlin) hat den Einfluss von Affekten auf Sekretionsprozesse im Verdauungskanal nach Pawlow an Kranken studiert; im Tierversuch sah er bei einem Hund mit Magenfistel die Magensaftsekretion bei Vorhalten einer Katze fast momentan versiegen. Rheinbold (Kissingen) hat bei einer Frau infolge seelischer Erregung Glykosurie in Verbindung mit Ikterus gesehen.

In demselben Jahr berichteten Otfr. Müller und Siebeck (aus der Rombergschen Klinik in Tübingen) über die Vasomotoren des Gehirns. Einzelne Vasomotorengebiete sind in gewissen Grenzen unabhängig. Gehirnplethysmogramme zeigen eigene Gefässreaktionen des Gehirns, vor allem hat sich gezeigt, dass das Gehirn keineswegs bedingungslos den Schwankungen des Blutdrucks ausgesetzt ist. Es ist vielmehr in der Lage, den Tonus seiner Gefässe in äusserst vielgestaltiger Weise veränderten Lebensbedingungen selbständig anzupassen. Erst ganz extreme Drucksteigerungen überwinden die primären nervösen Impulse, die den Hirngefässen zukommen, und dehnen sie passiv aus.

1920 brachte Leschke (Berlin) einen Beitrag zur klinischen Pathologie des Zwischenhirns, dessen Beziehungen zum Diabetes mellitus, zur Dystrophia adiposo-genitalis, zu Störungen der Wärmeregulation, der Pupilleninnervation und der Blutgefäss- und Schweissdrüseninnervation er erörterte. Anschliessend berichteten Brugsch, Dresel, F. H. Lewy über die Stoffwechselneurologie der Medulla oblongata. Auf Grund experimenteller Untersuchungen am Kaninchen, wobei mittels einer Nadel scharf umschriebene Verletzungen erzeugt wurden, sowie auf Grund der Stoffwechselbefunde und späterer systematischer histologischer Untersuchungen suchten sie nachzuweisen, dass durch Zerstörung des sogenannten sympathischen Vaguskerns auch nur auf einerSeite, Hyperglykämie und Glykosurie erzeugt werden kann, ohne gleichzeitige Vermehrung der Harnmenge und des Kochsalzes. Verletzungen in der unmittelbaren Nähe des Kerns steigern nur den Blutzucker. Andererseits sind Ganglienzellen in der Formatio reticularis an der medialen Seite des Corpus restiforme unmittelbar neben dem Parotis-Sekretionscentrum als Centrum des Salz- und Wasserstichs anzusehen.

Frank (Breslau) referierte über die parasympathische Innervation der quergestreiften Muskulatur und ihre klinische Bedeutung. Eine parasympathische Innervation der Muskulatur im fördernden Sinne wird geschlossen aus der starken Steigerung des Tonus nach Physostigmin, Nachlassen des Tonus nach Scopolamin, zweier antagonistisch wirkender parasympathischer Mittel. Versuche mit Durchschneidung der vorderen und hinteren Wurzel sprechen für das Vorliegen nicht unterbrochener parasympathischer Fasern im Nerv. — Die engen Beziehungen zwischen vegetativen Centren und endokrinem System werden 1926 von L. R. Müllers Mitarbeiter Greving gewürdigt; er zeigt die Nervenbahnen des Zwischenhirn-Hypophysensystems: Faserbündel des Hinterlappens ziehen zum Nucl. supraopticus und paraventricularis. Ersterer hat Beziehungen zum Wasserhaushalt, der zweite zum Kohlehydratstoffwechsel. — Die Abhängigkeit des Diabetes insipidus vom vegetativen Nervensystem und der Hypophyse besprach Veil (München); er unterscheidet hyperchlorämisch-oligochlorurische und eine hypochlorämische Form. Bei ersterer erweist sich das Hypophysin als wirksamer. Piqûre in den 4. Ventrikel ergibt die hypochlorämische Form.

Über die Sensibilisierung des vegetativen Systems durch überweiche Röntgenstrahlen (Grenzstrahlen) berichtete E. Schilling (Jena) 1930; über die Bedeutung der Chronaxie für vegetative Probleme der inneren Medizin von Knorre (Berlin) 1931.

Neurosenlehre und Psychotherapie. Den ersten Beitrag aus dem Gebiete psychonervöser Störungen finden wir 1889, als Fürbringer über die Impotentia virilis sprach. Die Hauptursache der Störung ist die Neurasthenie. Das Übersehen eines organischen Leidens — Diabetes, Nierenerkrankung, Tabes — kann allerdings zu Fehldiagnosen führen. Dringend warnt er vor der Anwendung lokaler Prozeduren, die nur beim Vorliegen entzündlicher Prozesse angezeigt sind. Sonst kann die Behandlung nur eine psychotherapeutische sein. Zur Kennzeichnung des Temperaments, mit dem Fürbringer seine Attacke gegen eine unsinnige und schädliche Lokalbehandlung führte, sei der folgende Satz zitiert: „Welch traurigen Sakrifizien ungeschickter und brutaler Lokalfanatiker, die meist eben der Hochschule entsprungen waren, und sich lüstern zeigten nur noch nach instrumentellen Angriffen auf die unschuldige Harnröhre à tout prix, ich in meiner Praxis begegnet bin mit ankurierter Urethritis und Cystitis und von Stund an fast auf den Nullpunkt gesunkener Potenz, aber desto quälenderen allgemeinen und lokalen nervösen, geradezu desolaten Zuständen, ist schier unglaublich.“

1892 berichtete Binswanger über Erfolge der Suggestivtherapie bei Hysterie, Zwangsneurosen, Alkoholismus und Morphinismus. Hypnosen wirken durch die in der Atmosphäre des Heilkräftigen gegebenen Suggestionen.

1920 versuchte Kugler (Gmunden) ein praktisches System der Neurosen zu geben und wies auf die innigen psychophysischen Wechselbeziehungen hin. Bei allen vegetativ innervierten Organen gibt es sowohl einen Weg von der Organerkrankung zur Neurose als auch einen von der Neurose zur Organerkrankung.

1921 und 1923 berichtete Heyer seine berühmt gewordenen Versuche über hypnotische Beeinflussung der Magenfunktionen (S. 89).

1923 berichtete Deutsch über hypnotische Experimente zur Deutung der Entstehung von Organneurosen; 1924 behandelte Hansen das Problem der Organdetermination in den psychogenen Neurosen (vgl. S. 91).

Eine Organfixation entstehe bei Einbeziehung des Organs in das neurosenbildende Erlebnis und bei unbewusster Benutzung des Organs als Symbolausdruck. Die richtige Deutung dieser Symbolsprache, insbesondere der Ausdrucks- und Abwehrreaktionen, weise den Weg zu der für die Therapie wichtigen Aufdeckung des Kausalzusammenhangs.

1927 berichtete Hansen über hypnotische Beeinflussung der Wärmeregulation. Bei Abkühlung auf 12° C wird der Stoffwechsel des unbekleideten Menschen stark gesteigert, der O-Verbrauch steigt um 30%. Suggeriert man einem Hypnotisierten bei 12° C, dass es warm ist, so steigt der Stoffwechsel nicht an, während ein bekleideter, in Zimmerwärme befindlicher Hypnotisierter, dem man die Suggestion der Kälte gibt, die charakteristische Erhöhung des O-Verbrauchs zeigt. Seelische Erlebnisse bestimmen also physiologische Funktionen, die unabhängig vom Wollen und Wünschen sind; die seelisch erlebte Welt ist eine Realität, welche tief in organisches Geschehen eingreift.

1931 bewies Wittkower von der Hisschen Klinik in Bestätigung und Fortführung der Heyerschen Versuche die affektive Beeinflussung der Magenfunktion. Unter Affekteinwirkung konnte durch Zunahme des peristolischen Tonus im Corpus ventriculi ohne nachweisbare direkte Beteiligung der Muscularis propria mucosae durch Raffung der Magenwand eine Ummodellierung des Schleimhautreliefs bewirkt werden, die den bisher als Gastritis gedeuteten Bildern durchaus analog ist.

Inzwischen hatten sich die Erkenntnisse der modernen Psychotherapie, vor allem dank der Ausbreitung der Freudschen Psychoanalyse, zu einer eigenen Wissenschaft herausgebildet, und seit dem Jahre 1926 tagten im Anschluss und in der Nähe der Kongresse für innere Medizin ärztliche Sonderkongresse für Psychotherapie. Das ernste Bestreben unseres Kongresses, dieser Zeitströmung gerecht zu werden, und vom Standpunkt der Klinik zu ihr Stellung zu nehmen, zeigt sich darin, dass bereits im Jahre 1927 das Thema „Psychotherapie“ zum Verhandlungsgegenstand gemacht wurde.

Als Referent konnte Gaupp (Tübingen) darauf hinweisen, dass die Psychotherapie, d. h. die Behandlung des Kranken durch Einwirkung auf seine Seele, die älteste Form der Behandlung darstelle, ja so alt wie die Menschheit selbst sei. Aber die neue Psychotherapie will mehr sein als nur künstlerische Begabung, Takt und Menschenbeherrschung, und dem Kranken mehr bieten als Trost, Ablenkung und Erweckung von Vertrauen und Glauben. Sie ist eine Spezialwissenschaft. Nach einer Skizzierung des Leib-Seele-Problems gibt er eine Darstellung der Freudschen Psychoanalyse und der Lehren von Adler und Jung. Die Konzeption des Unbewussten, dessen Region allerdings von Freud phantastisch bevölkert sei mit dämonisch das Ich bedrängenden Gebilden, der Vorgang der Verdrängung selbst, die Bedeutung des Ödipuskomplexes und die Erlösung des Kranken durch die psychoanalytische Klarlegung, sind anzuerkennen. Das Überbetonen des sexuellen Moments lehnt Gaupp ab. Auch sei es ein Irrtum, anzunehmen, dass das Bewusstmachen früher unbewusster Seelenvorgänge stets und auf die Dauer heilend wirke. In nicht wenigen Fällen ist die Neurose und Psychose als Flucht in die Krankheit die verhältnismäßig beste Form der Lösung einer unabwendbaren traurigen Lebenslage, stellt damit eine Lebenslüge, aber zugleich das Lebensglück dar. Bei der Mehrzahl der Nervenkranken reicht die Einsicht allein zur Heilung nicht aus. Zur Analyse der Persönlichkeit muss notwendig die Synthese durch eine sinnvolle Psychagogik treten. In praktischer Beziehung sei zu betonen, dass einfachere Formen neurotischer Erkrankungen auch durch einfache Suggestivbehandlung angegangen werden können. Zum Schluss wirft Gaupp die Frage auf, ob nicht an die Seite der Psychotherapie der Einzelpersonen eine solche einer Gruppe von Menschen, einer Bevölkerungsschicht oder gar eines ganzen Volkes, einer ganzen Zeit treten müssen. Er weist auf die tiefen Wandlungen hin, die sich in den letzten Jahrzehnten vollzogen haben, auf die seelische Entwurzelung, die Gefahren des Individualismus, dem die Mehrzahl der Menschen in ihrer Schwachheit nicht gewachsen sind. Der Verlust religiöser Bindung, die seelische Zerrüttung des Volks nach der Katastrophe des Weltkriegs haben tiefe Wirkungen hervorgerufen. Dem Arzt erwachsen hier grosse Aufgaben. Doch Kenntnis der Masse setzt die Erkenntnis der Einzelseele voraus. Ihr widme sich der Arzt. Wenn er mit offener Seele die Nöte und Leiden des kranken Menschen täglich erlebt, so wird wachsende Erfahrung ihn gewinnen lassen, was — gleichgültig bei welcher Methode — schliesslich den Erfolg geben kann: Weisheit, Kraft und Güte.

Der zweite Referent, Fleischmann (Nassau), behandelte das Thema vom Standpunkt der Praxis, betonte die Notwendigkeit genauester körperlicher Untersuchung vor Einleitung der psychotherapeutischen Behandlung und bespricht die verschiedenen Formen systematischer und unsystematischer Psychotherapie, deren Auswahl im Einzelfall von der Art der Erkrankung und der Persönlichkeit des Kranken, nicht zuletzt aber auch von der Neigung und Veranlagung des Arztes abhänge. Von körperlichen Erkrankungen sind der Psychotherapie vor allem zugänglich: Herz- und Kreislaufstörungen, Asthma, Sekretions- und Motilitätsstörungen des Magens und Darms, verschiedene gynäkologische Affektionen, wie Fluor, Dysmenorrhoe, Vaginismus, endokrine Störungen, Ekzeme und alle Erkrankungen mit psychischer Überlagerung.

In der Diskussion arbeitete Heyer von Fr. Müllers Klinik in München den Gegensatz zwischen der neuen und alten Psychotherapie schärfer heraus. Der alte Arzt, wie der Patient seiner Zeit, hatten eine feste Stellung und Bindung in Gesellschaft, Staat, Religion; Verstehen und Vertrauen war leicht zu erzielen. Heute stehen Arzt und Patient isoliert da; zur Herstellung des Kontaktes bedarf es anderer, tiefer eindringender Methoden. Demgegenüber wurde von anderer Seite betont, dass die neue Psychotherapie auf denselben Grundlagen beruhe wie die alte. Beide wirken durch die Anbahnung eines innigen Vertrauensverhältnisses zwischen Patient und Arzt. Das inbrünstige Vertrauen des Patienten sei nur zu erzielen durch Vervollkommnung der Persönlichkeit des Arztes, welche durch Wissen und Können imponiere. Hattingberg hält es für notwendig, dass der Psychotherapie treibende Arzt selbst analysiert sei. Nur wer selbst tiefste seelische Erschütterung bis zur Verzweiflung erfahren hat, vermag angeblich die erschütterte Seele anderer zu verstehen und zu heilen.

Von Einzelthemen aus dem Gebiete nervöser Erkrankungen wurde auf den Kongressen vor allem die Frage der Schlaflosigkeit und das Krankheitsbild der traumatischen Neurose erörtert.

Das Problem der Schlaflosigkeit fand 1914 in Referaten von Gaupp (Tübingen), Goldscheider, Faust (Würzburg), sowie in Mitteilungen von Curschmann (Rostock), Roemheld (Hornegg), Kohnstamm und Friedländer (Freiburg), eine sehr eingehende Erörterung. In seinem einleitenden Referat sprach Gaupp über Wesen und Behandlung der Schlaflosigkeit. Der Schlaf kann nur als psychologisches Phänomen betrachtet werden. Beim Gesunden entspricht dem subjektiven Gefühl der Müdigkeit der objektive Tatbestand der Ermüdung. Diese beiden Begriffe müssen scharf auseinandergehalten werden. Das Eintreten des Schlafes ist in erster Linie an die Müdigkeit, nicht an die Ermüdung gebunden. Trotz Ermüdung kann die Müdigkeit durch Dazwischenkunft wichtiger Ereignisse und Erregungen verscheucht werden. Körperliche und geistige Überanstrengung macht schlaflos. Wille und Interesse besitzen wesentlichen Einfluss auf den Schlaf. Wertvoll ist die teleologische Betrachtung der Schlaffunktion. Indem der Schlaf der körperlichen und geistigen Erholung dient, gewinnt er nach Claparède den Charakter eines Instinkts, entsprechend dem Ausspruch des Philosophen Bergson: „Dormir, c'est se désinteresser". Entscheidend ist die Einstellung zum Einschlafen. Affektruhe, Fernhaltung erregender Sinnesreize, Schaffung der gewohnten äusseren und inneren Schlafbedingungen, der Wille zum Einschlafen und die Fähigkeit, seine Gedanken in der Gewalt zu haben, sind die wichtigsten Voraussetzungen des Schlafes, vor allem des Einschlafens, während der weitere Ablauf des Schlafes sehr wesentlich vom Grade der Ermüdung abhängen kann. Aber auch bei vorhandener Müdigkeit und Ermüdung kann der Akt des Einschlafens durch Erregung verhindert werden. Die Angst vor dem Nichteinschlafenkönnen kann geradezu den Charakter eines Zwangsvorgangs gewinnen. Ausser dem Symptom des erschwerten Einschlafens spielt die frühzeitige und häufige Unterbrechung des Schlafes eine erhebliche Rolle. Bei diesen Störungen sind hauptsächlich körperliche Ursachen zu beschuldigen. Therapeutisch muss die Ausschaltung der Störungen, welche die Schlafbereitschaft aufheben, erreicht werden: Ruhe, Ablenkung, Affektindifferenz. Wenn auch stets die Beseitigung der Ursache angestrebt werden muss, so lassen sich symptomatische Mittel nicht immer entbehren.

Auch Goldscheider geht davon aus, dass der Schlaf Ausdruck des Erholungsbedürfnisses des Organismus ist und durch einen Zustand tiefster Ebbe der nervösen Erregbarkeit zustandekommt. So kommt es, dass einerseits die Tätigkeit, andererseits die Ruhe schlaffördernd wirkt. Schlaflosigkeit beruht demnach auf einer Störung der Selbstregulierung, indem die natürliche Depression der nervösen Erregbarkeit durch andere Einflüsse gestört wird, gleichviel ob es sich hierbei um Überreizung der Nervenzellen durch übermäßige Beanspruchung oder um eine erhöhte Labilität der nervösen Erregbarkeit oder um krankhaft gesteigerte Erregungszustände handelt; das allen Schlafstörungen Gemeinsame ist die Beeinträchtigung des normalen Gefälles der Erregbarkeit der Nervenzellen. Dieses neuro-dynamische Prinzip muss unser therapeutisches Denken und Handeln leiten. Bei der psychologischen Behandlung ist ausser blosser Suggestivwirkung eine Disziplinierung im weitesten Sinne notwendig. Physikalische und diätetische Maßnahmen wirken unterstützend. Eine eingehende Besprechung der einzelnen Schlafmittel unter besonderer Berücksichtigung zugrundeliegender körperlicher Erkrankungen schliesst sich an. Über Chemie und Pharmakologie der Schlafmittel referierte der Pharmakologe Faust, während der erfahrene Sanatoriumsarzt Roemheld über die diätetische Beeinflussung der Schlaflosigkeit besonders bei Dyspeptikern sprach. A. Fränkel (Heidelberg) behandelt die Schlafstörungen der Herzkranken durch Kräftigung des Herzens, insbesondere durch Strophantinkuren; Morphin will er bei diesen Kranken nur dann anwenden, wenn die Digitalistherapie auch in dieser Form erfolglos war. Curschmann will die Psychotherapie im wesentlichen auf Behandlung der Einschlafstörungen beschränkt wissen. Nach seiner Erfahrung steht die Schlaflosigkeit besonders häufig mit Zwangsvorstellungen und -handlungen in Zusammenhang. Hier erreicht die Hypnose mehr als Wachsuggestion und Persuasion. Kohnstamm weist auf eine besonders schwere Form der Schlafstörung hin, die bei schizothymen Persönlichkeiten infolge einer Amnesierung des krankmachenden seelischen Inhalts entsteht. Hier ist die Aufhebung der Amnesierung durch das von ihm angegebene „palinmnestische“ Verfahren die Methode der Wahl.

Interessante Untersuchungen über die Schlafkurve des Menschen brachte Regelsberger (Erlangen) 1927. Durch eine Methode fortlaufender Messung der Alveolarluft unter Anwendung von Nasenventilen hat er eine grosse Reihe organischer und funktioneller Schlafstörungen sowie den Einfluss von Schlafmitteln auf die Schlafkurve beobachtet und weite Analogien zwischen Temperatur und Schlafkurve gefunden. Die Schlafkurve bei nervöser Schlaflosigkeit ist insofern bemerkenswert, als sich die hier meist vorhandene Einschlafhemmung in unregelmäßigem, oft tief einschneidenden Zackenverlauf äussert.

Das Thema **„Traumatische Neurose“** beschäftigte bereits im Jahre 1893 den Kongress und fand hier eine ebenso sachliche wie von höchster ärztlicher Ethik getragene Erörterung. Strümpell legte in seinem einleitenden Referat dar, dass seit dem Zustandekommen der Unfallgesetzgebung auch ohne nachweisbare grobe mechanische Einwirkung gehäuft neurotische Erkrankungen von deutlicher Wesensverwandtschaft mit Hysterie und Neurasthenie auftreten. Charakterisiert sind sie durch eine dauernde psychische Verstimmung, welche gewöhnlich hypochondrisch-melancholisch gefärbt ist, durch gewisse Hautanästhesien, Störungen der

Sinnesorgane, insbesondere eine konzentrische Gesichtsfeldeinengung, durch bestimmte motorische Ausfalls- und Reizerscheinungen sowie vasomotorische und sekretorische Anomalien. Ist auch die Möglichkeit feinerer mechanischer Commotionsveränderungen im Gehirn und Rückenmark nicht immer von der Hand zu weisen, so kann für die meisten Fälle eine solche abgelehnt werden. Entscheidend für die Diagnose ist der psychische Gesamteindruck der Kranken und die Berücksichtigung der sozialen und charakterlichen Verhältnisse. Bewusste Simulation sei selten. Mutig seine Feststellung: „Wollte man wegen der Unbeständigkeit gewisser Symptome und wegen der Neigung der Kranken zu sichtlichen Übertreibungen stets an der Realität der Krankheit zweifeln, so müssten wir Nervenärzte beinahe die Hälfte unserer Privatpatienten ebenfalls für Simulanten erklären". Bezüglich der Gewährung von Renten sollten wir Ärzte allerdings möglichst zurückhaltend sein, weil die Wiederaufnahme der Arbeit der wirksamste Heilfaktor ist. Will man nachträgliche psychologische Einwurzelung der Krankheit vermeiden, so muss der Grundsatz bei der Behandlung von Unfallneurotikern heissen: Principiis obsta!

Wernicke (Breslau) polemisierte gegen Oppenheims Annahme einer Schädigung motorischer und sensibler Rindencentren und gegen Charcots Deutung der traumatischen Neurose als Hysterie. Meist läge eine Übertreibung an sich kleiner Störungen vor, die zum Teil bewusster Art sei. In die Gesetzgebung müsste das Prinzip der Verantwortlichkeit aufgenommen werden, bei Simulationen Rentenentziehung erfolgen. Die Begutachtung solle der behandelnde Arzt vornehmen. Infolgedessen tritt er für Psychiatrie als Prüfungsfach ein.

Der Nervenarzt Bruns (Hannover) verlangt, dass man keine moralischen Wertungen gutachtlich einfügt und das „non liquet" ruhig als Urteil ausspricht. Der Berliner Psychiater Jolly weist darauf hin, dass auch Hysterie zur Unmündigkeit führen könne. Schultze (Bonn) betont, dass traumatische Neurose nur ein Symptomenkomplex sei. Man müsste von Hysterie, Melancholie usw. sprechen. Andere Redner wiesen auf die Schwierigkeit hin, Simulation auszuschliessen. Die ernste und sachliche Aussprache klang in die Mahnung aus, dass die Ärzte niemals Feinde der Kranken werden sollten.

Seitdem hat die traumatische Neurose nur noch in zwei Einzelvorträgen den Kongress beschäftigt.

1907 referierte Honigmann (Wiesbaden) auf Grund von Beobachtungen an Kriegsteilnehmern (russischen Offizieren) über die Kriegsneurose und kam zu dem Ergebnis, dass weitaus die meisten Unfallnervenkrankheiten echte Neurosen darstellen, bei denen nicht physikalische, sondern psychische, nicht materielle, sondern seelische Erschütterungen die Hauptrolle spielen, wenn auch in einem gewissen Teil der Fälle organische Veränderungen die Ursache wenigstens eines Teiles der Symptome bilden.

1910 berichtete Nägeli (Zürich) über Endergebnisse bei traumatischer Neurose in der Schweiz. Von 138 Fällen, bei denen eine einmalige Kapitalabfindung stattgefunden hatte, ist die grosse Mehrzahl (115) voll erwerbsfähig geworden. Diese Erfahrung berechtigt zu dem Schluss, dass die traumatische Neurose nicht die schwere Krankheit sei, als die sie vielfach hingestellt werde. Bei definitiver Erledigung aller Rechtsansprüche tritt rasch bleibende Vollerwerbsfähigkeit ein. Daher könne in Zukunft eine bleibende Erwerbsunfähigkeit bei traumatischer Neurose nicht mehr angenommen werden, sondern nur eine vorübergehende. Allerdings ist auch nach seiner Meinung Vorsicht geboten bei der Beurteilung aller schweren chirurgischen Verletzungen, besonders des Schädels. Die hierdurch bedingten Folgezustände können eine ernste Prognose haben. Fr. Schultze schliesst sich der günstigen prognostischen Beurteilung der traumatischen Neurosen im allgemeinen an und berichtet, dass er von 169 Rentenempfängern nach Jahren nur 15% verschlimmert, die Hälfte ohne Verschlimmerung und ein Drittel geheilt gefunden habe.

Nach dem Weltkrieg ist das Thema der traumatischen Neurose auf unserem Kongress nicht wieder zur Sprache gekommen.

7. Blutkrankheiten.

Anämie. Nachdem wichtige klinische Einzelbefunde bei perniziöser Anämie 1887 besprochen waren — Lichtheim hatte sowohl auf die ursächliche Bedeutung der Wurminfektionen, besonders des Botryocephalus, als auch auf das Vorkommen tabesähnlicher Rückenmarksaffektionen im Verlauf schwerer Erkrankung hingewiesen — wurde der damalige Stand des Wissens 1892 in grossen Referaten über schwere anämische Zustände wiedergegeben. Der Leipziger Pathologe Birch-Hirschfeld erörtert die Differentialdiagnose zwischen der damals noch häufigen Chlorose und dem von Biermer zuerst hervorgehobenen Krankheitsbild der perniziösen Anämie, die sich durch klinische Zeichen wie durch Blutuntersuchung abgrenzen lässt. Sekundäre Anämie scheint den Boden von perniziöser Anämie vorzubereiten. Es handelt sich um gesteigerten Zerfall der Blutkörperchen, wie insbesondere aus den Eisenpigmentablagerungen und dem häufigen Ikterus hervorgeht. Eine primäre Störung der Blutkörperchenbildung ist nicht nachzuweisen. Der Zerfall ist toxisch bedingt. Das rote Knochenmark stellt eine sekundäre Regenerationserscheinung dar. Es fehlt bei rasch verlaufenden Fällen. Für die Behandlung empfiehlt sich Arsen, ausserdem Bluttransfusion, deren Anwendung freilich grosse Gefahren bedingt. Das Korreferat hat Paul Ehrlich, der über die von ihm eingeführte Färbetechnik und die damit zu erzielende färberische Blutanalyse berichtet, wie sie uns heute vollkommen geläufig und für die Diagnostik der perniziösen Anämie unentbehrlich ist. Für die damalige Klinik war die Demonstration der Mono- und Megoloblasten, ihr Nachweis im Blut und Knochenmark und ihre Bedeutung für die Diagnostik der perniziösen Anämie, die Lehre von der Entstehung der weissen Blutkörperchen im Knochenmark, von dem Übergang der Mononucleären in Polynucläre etwas völlig Neues. Bei der perniziösen Anämie besteht Leukopenie und relative Lymphocytose. Auch das Bestehen einer aregeneratorischen Form wird von Ehrlich hervorgehoben. In der Diskussion zeigt Dehio, dass die Bandwurmanämie durch das Absterben der Bandwürmer im Darm und die Resorption ihrer Fäulnisprodukte eintrete. Pepper und Stenger (Philadelphia) weisen auf die Bedeutung der Magenachylie bei der perniziösen Anämie als ein koordiniertes Symptom hin. Sie glauben, dass die Zerstörung der roten Blutkörperchen durch ein Gift entsteht, welches sich im Magen und Darm entwickelt.

Ein zweites Referat wird 1910 über die sekundäre Anämie erstattet. Dietrich Gerhardt schildert die klinischen Merkmale der hauptsächlichen Formen der Anämie nach Blutungen, bei ungünstigen Ernährungsverhältnissen, nach chronischen Infektionen, bei Carcinomen, bei Leberkrankheiten und Gravidität und die Abgrenzung von der Biermerschen Anämie, die sich nach klinischen Untersuchungen und der Blutanalyse durchführen lässt. Für die Therapie steht das Eisen im Vordergrund, welches sich nicht nur bei der Chlorose empfiehlt, dagegen bei der perniziösen Anämie im Stich lässt, für welche Arsen das beste Medikament bleibt. Empfohlen wird Bluttransfusion. Nützlich ist das Höhenklima, die Kuhnsche Saugmaske ist zweifelhaft. Häufige kleine Blutentziehungen haben sich nicht bewährt, ebensowenig die theoretisch begründete Ölsäuretherapie. In der Diskussion hebt Schaumann die fliessenden Grenzen zwischen sekundärer und perniziöser Anämie bei Botryocephalus hervor. Matthes spricht 1913 über die Bedeutung der Glossitis bei perniziöser Anämie, die Hunter für einen Beweis toxisch-infektiöser Einwirkung angesehen hat. Es ist heute besonders hervorzuheben, dass Matthes den unbedingt tödlichen Charakter der perniziösen Anämie trotz mancher Remissionen betont.

Erich Meyer, damals Kliniker in Strassburg, weist auf die perniziöse Anämie der Pferde hin, welche von Tier zu Tier übertragbar ist. Sie hat klinisch wie anatomisch mit der menschlichen Erkrankung die grösste Ähnlichkeit. Naegeli (Tübingen) hat Untersuchungen über die Serumfarbe bei perniziöser Anämie und Chlorose angestellt, welche von einem besonderen fetthaltigen Farbstoff herrührt. Im übrigen empfiehlt er zur Beurteilung der Bestandteile des Serums an gelösten Stoffen die Refraktometrie mit der Viscosimetrie zu kombinieren.

Ob Darmbakterien eine ursächliche Bedeutung bei der Entstehung der perniziösen Anämie besitzen, prüfte Seyderhelm 1924 in der Weise, dass er bei Hunden in den unteren Abschnitten des Dünndarms durch eine Fascienligatur eine Passagebehinderung erzeugte. Es entwickelte sich in vielen Fällen eine reichliche Besiedelung des Dünndarms und des Magens mit Colibacillen und nach einiger Zeit das typische Bild der schweren hyperchromen Anämie mit Hämosiderose der Leber und Milz. 1926 studierte Schott die Wirkung injizierten Perniciosablutes am Kaninchen. Wiederholte Gaben von Perniciosablut ergaben stürmische hämolytische Erscheinungen, wie sie beim normalen Blut nicht beobachtet wurden. Rosenthal fand eine starke hämolytische Wirkung von Abbauprodukten des Eiweisses, Aminen und Oxyaminen, auf das Blut der Kaninchen. Von Zadek wurden hämolytische Vorgänge im ganzen Ablauf der perniziösen Anämie quantitativ verfolgt. Es zeigte sich ein Parallelismus zwischen den Exacerbationen der Krankheit und dem Bilirubingehalt des Serums, Urobilingehalt der Faeces einerseits und zwischen der Steigerung der Sauerstoffzehrung der Erythrocyten und den klinischen Remissionen auf der anderen Seite. Veil konstatierte Übereinstimmung der Harnfarbe mit dem Grade der Hämolyse; dabei wurde hauptsächlich das Uroerythrin als Mittelprodukt zwischen Hämoglobin und Urobilin gemessen.

1928 tritt der grosse Umschwung der Behandlung durch die Lebertherapie hervor. Seyderhelm berichtet über die Resultate von Minot-Murphy und anderer amerikanischen Autoren sowie über die eigenen Erfahrungen. Die Erscheinungen der perniziösen Anämie verschwinden durch Lebergenuss. Eine befriedigende theoretische Erklärung ist vorläufig nicht zu geben. Für einen hämolysehemmenden Einfluss der Leberbehandlung sprechen die guten Erfolge bei ausgesprochenen Giftanämien (Botryocephalus, Lues und Gravidität). Die guten Resultate der neuen Behandlungsmethode wurden von allen Seiten bestätigt; nur Naegeli berichtete auch von Versagern, doch scheinen seine Präparate nicht genügend wirksam gewesen zu sein. Hanssen wies darauf hin, dass im Norden Norwegens Perniciosa kaum beobachtet wird, was mit der reichlichen Fischernährung der Bevölkerung zusammenzuhängen scheint; einige Jahre später berichtet er von der Heilung durch Fischleberverfütterung. Schon in der ersten Diskussion über die Lebertherapie berichtete Beckmann über wirksame injizierbare Leberextrakte, die er bei Hunden und bei Perniciosakranken anwandte. In praktisch anwendbarer Form stellte Gänsslen (1930) Extrakte her, welche, in Mengen von wenigen Kubikzentimetern täglich injiziert, die Heilung herbeiführten. Selbst die prognostisch so ungünstigen Rückenmarkserkrankungen (Funiculosen) erwiesen sich der Besserung zugänglich (Schilling 1930). In neuester Zeit wurden auch durch Präparate aus Schweinemagen Heilungen erzielt (Snapper, Rosenow 1930).

Hämolytischer Ikterus. 1900 erscheint die Mitteilung des damaligen Strassburger Extraordinarius Minkowski über eine hereditäre, unter dem Bilde eines chronischen Ikterus mit Urobilinurie, Splenomegalie und Nierensiderosis verlaufende Affektion, durch welche die Lehre vom hämolytischen Ikterus begründet worden ist. Minkowski deutet die Erkrankung als eine besondere Anomalie im Umsatz des Blutpigments, vielleicht als Folge einer primären Veränderung der Milz. In der Diskussion weist Senator auf eine ähnliche Veränderung von Ikterus bei Mutter und Tochter hin, die ebenfalls vergrösserte Milz, im Urin keine Gallenfarbstoffe und keine wesentlichen Krankheitserscheinungen dargeboten hatten. „Es hat uns sehr viel Kopfzerbrechen gemacht, um diese Fälle von Ikterus in die gewöhnliche Rubrik der Leberkrankheiten einzureihen.“ 1913 berichtet Kahn, Assistent der Lütjeschen Klinik in Kiel, zuerst von der Heilung des hämolytischen Ikterus durch Milzexstirpation. In der Diskussion werden gleiche Erfolge von Decastello in Wien berichtet. Milzexstirpation heilt auch die von Frank als Thrombopenie bezeichnete Werlhoffsche Krankheit; 1923 zeigt Frank, dass durch die Operation nicht immer die Blutplättchen vermehrt werden; es spielen also offenbar noch andere Veränderungen besonders wohl der Blutgefässe bei der Entstehung der Krankheit eine Rolle.

Der **Leukämie** wird 1899 die erste grosse Besprechung gewidmet. Der Innsbrucker Pathologe Löwitt entwickelt in einem noch heute gültigen Sinne die Unterschiede zwischen Leukocytose und Leukämie; sein Referat gipfelt in der Behauptung infektiöser Ätiologie und Demonstration eines von ihm entdeckten Sporozoons, das er auch Tieren übertragen kann. Die Existenz dieses Parasiten wird im nächsten Jahr durch den Wiener Hämatologen Türk in einer denkwürdigen Polemik endgültig als Täuschung erwiesen. Der Korreferent Minkowski geht besonders auf die chemischen Kenntnisse von den Leukocyten und deren Beziehung zu Ehrlichs Farbenanalyse ein. Er weist auf die hohe Harnsäureausscheidung und Phosphorsäurevermehrung hin und entwickelt die Klinik der Leukämie in einer auch heute noch maßgebenden Einteilung in akute und chronische Formen der Leukämie und Lymphämie, welche unserer heutigen Einteilung in myeloische und Lymphocytenleukämie entspricht. — Zeitlich voraus gehen die klinischen Mitteilungen Albert Fränkels über die akut-lymphatische Leukämie, die 1897 zum ersten Male beschrieben wird. Die histologischen Präparate demonstriert Karl Benda. Troje, Assistent von Albert Fränkel, zeigte zum ersten Male die Kariokynese der Erythrocyten und Leukocyten bei akuter Leukämie mittels der Ehrlichschen Färbungen. Litten weist auf die Ähnlichkeit des klinischen Verlaufs mit Infektionskrankheiten hin.

1905 wird von Hoffmann (Düsseldorf), sowie von Paul Krause (Bonn) und Linser (Tübingen) der Einfluss der Röntgenbestrahlung auf die Leukämie berichtet. Übereinstimmend geben die Autoren an, dass harte Röntgenstrahlen auf Milz und Knochen angewendet zur Verkleinerung der Milz und Verminderung der Leukocyten mit vermehrter Harnsäureausscheidung führen, wonach es zur wesentlichen Besserung im Krankheitsverlauf kam. Schon bei dieser ersten Mitteilung wird betont, dass eine wirkliche Heilung nicht eintrete. Der nächste Kongress 1906 bringt Mitteilungen über histologische Untersuchungen des Pathologen Schridde (Marburg), über Unterscheidungen der Myeloblasten und Lymphoblasten und embryologische Untersuchungen blutbildender Organe von Naegeli (Zürich). Er weist myeloide Herde in der Leber und in der Milz nach. Schliesslich demonstriert Türk (Wien), dass es auch bei myeloischen Leukämien lymphoides Gewebe gibt. Er hat in seltenen Fällen auch klinisch massenhaft lymphoide Elemente auftreten sehen, die vielleicht durch Monocytenwucherung (Splenocyten?) entstanden sind. Naegeli trennt die Lymphocyten von den Myeloblasten und auch Erich Meyer, damals noch Assistent der Müllerschen Klinik in München, will den Übergang des lymphoiden Gewebes in myeloides nicht anerkennen. 20 Jahre später nimmt Schilling die Diskussion wieder auf

(1925). Die als Monocytenleukämie diagnostizierte Erkrankung ist nach seiner Feststellung in den meisten Fällen eine Systemerkrankung der myeloischen Gruppe, bei welcher die Zellen eine Mittelstellung zwischen den Myeloblasten und den Myelocyten einnehmen. Diese Art der weissen Blutelemente lässt sich von den echten Monocyten morphologisch trennen, so dass diese Leukämieform als eine monocytoide Myeloblastenleukämie erkannt werden kann. — Gewissermaßen eine Ergänzung zum Kapitel Leukämie bildet die ausführliche Würdigung der Morphologie der weissen Blutzellen im Rahmen der klinischen Diagnostik, über welche Schilling 1926 vorträgt. Mit grosser Regelmäßigkeit führen die verschiedensten infektiösen, toxischen Prozesse, aber auch nervöse, hormonale, cardiovasculäre Störungen zu bestimmten Veränderungen des weissen Blutbildes, ferner auch der kolloiden und elektrolyt-chemischen Plasmastruktur. Die Blutzellsysteme lassen sich mit grosser Genauigkeit auseinanderhalten, unter ihnen bieten die leukocytären Gruppen die grösste Reaktivität. Die fortlaufende Beobachtung des einfachen Blutbildes im gefärbten Präparat gibt reichen Aufschluss über die Veränderungen im Gesamtorganismus. Sie fördert die diagnostische und prognostische Beurteilung der Krankheit und bildet eine sehr wertvolle Methode zum Studium der Veränderungen im Gesamtorganismus.

Polycythämie. 1904 beschreibt Geisböck (München), übrigens im Rahmen eines Vortrags über die praktische Bedeutung der Blutdruckmessung, zum ersten Male in Deutschland das Krankheitsbild der Polycythämie mit erhöhtem Blutdruck, ohne Milzvergrösserung. In der Kenntnis dieser nach Geisböck, in Frankreich nach Vaquez benannten Krankheit sind wir über die damals gegebene Beschreibung wenig hinweggekommen. In bezug auf die Entstehung macht sich Geisböck die Vorstellung, dass Nerveneinflüsse auf das Herz und die Vasomotoren zur Erhöhung des Blutdrucks führen, den er primär für die Vermehrung der roten Blutkörperchen in Anspruch nimmt. Therapeutisch hat er den Aderlass als symptomatisches Mittel bewährt gefunden. 1929 wurde über den Nutzen der von Lichtwitz empfohlenen Milzfütterung ohne abschliessendes Ergebnis diskutiert.

Blutgerinnung. Die Vorgänge bei der Blutgerinnung wurden von Stuber in einer Reihe von Vorträgen (1922—1928) erörtert. Der Fermenttheorie wurde eine kolloidchemische Auffassung der Blutgerinnung gegenübergestellt. Umwandlungen der Plasmakolloide und Salze sollte die Gerinnung einleiten. Die Beobachtung, dass im Beginn der Gerinnung eine vermehrte Glykolyse nachweisbar ist, führte zu der Auffassung, dass die bei der Blutzuckerzerstörung entstehenden Säuren die elektronegativen Plasmakolloide zur Entladung bringen und damit die Gerinnung einleiten. Glykolysehemmende Mittel, angeblich besonders das Fluor, verhindern auch die Blutgerinnung. Es wurde im hämophilen Blut eine verzögerte Glykolyse und dabei ein auffallend niedriger Fluorgehalt gefunden; dieser Fund ist seitdem nicht bestätigt worden.

Transfusion. Blutübertragung wird zuerst 1892 von Ziemssen zur Behandlung anämischer Zustände als subcutane Blutinjektion empfohlen, wobei er bis zu 440 *ccm* Blut ohne schädliche Folgen subcutan injiziert. Er empfiehlt aber auch im Gegensatz zu dem Chirurgen von Bergmann und trotz der Gefahren der eventuellen Embolie die intravenöse Bluttransfusion, wobei das aus der Vene des Blutspenders in die Blutspritze eingezogene Blut mittels einer zweiten Hohlnadel unmittelbar in die Vene des Blutempfängers injiziert wird. Bei strenger Asepsis hat er in mehreren Fällen ausser leichten Schüttelfrösten keine schädlichen Folgen gesehen. Die Mitteilung hat wohl deshalb Bedeutung, weil hier zum ersten Male die direkte Punktion der Vene geübt wird. Die direkte Transfusion hat sich damals nicht durchgesetzt, weil sich bei häufigerer Anwendung doch die schweren Folgen häuften. Auch der unmittelbar nach Ziemssen gemachte Vorschlag von Landois (Greifswald), das zu transfundierende Blut durch Hinzufügen von Blutegelextrakt ungerinnbar und damit ungefährlich zu machen, hat der Transfusion nicht den Weg bahnen können. Werner Schulz, damals Assistent von Grawitz am Charlottenburger Krankenhaus, hebt 1910 zuerst die Bedeutung der Arteigenheit des Blutes für die Transfusion hervor und empfiehlt Feststellungen von eventuellen Aglutinationen zwischen Spender- und Empfängerblut vor der eventuellen Transfusion. Diese Mitteilung scheint der erste Vorläufer der später maßgebend gewordenen Blutgruppenbestimmung. Auch der Norweger Hanssen, der 1911 die Transfusion grösserer Blutmengen bei perniziöser Anämie empfiehlt, wendet defibriniertes Blut an, nachdem er es in einer Vorprobe mit dem Blutserum des Empfängers gemischt und Fehlen von Hämolyse und Agglutination festgestellt hat. Bürger, der 1927 über Stoffwechseluntersuchungen nach sehr zahlreichen Transfusionen berichtet, hat nur Verwandtenblut verwendet, z. T. defibriniert, z. T. direkt nach Beck übertragen. Erleichtert wird die Transfusion durch Verwendung paraffinierter Gefässe (Stahl 1926), während Lampert (1931) mit einem aus Bernstein hergestellten Apparat Athrombit die Gerinnung des Blutes für längere Zeit verhindern konnte und damit die Ausführung der Transfusion wesentlich zu erleichtern verspricht.

Hämophilie. Die Bluterkrankheit wird erstmalig 1908 von den damaligen Heidelberger Assistenten Morawitz und Lossen besprochen. Das hämophile Blut gerann nur nach Zusatz von Fibrinferment, nicht nach Chlorcalcium. Es fehlt an Thrombokinase, während die notwendigen Kalksalze in genügender Menge vorhanden sind. Als Ursache der Hämophilie nehmen die Autoren in Übereinstimmung mit Sahli an, dass der Chemismus der Fermentbildung durch den Mangel an Thrombokinase gehemmt sei; dabei sind Gefässveränderungen nicht mit Sicherheit auszuschliessen. Es handelt sich also um eine ererbte chemisch minderwertige Anlage des Zellprotoplasmas, die wahrscheinlich nicht nur die Zellen des Blutes betrifft. Die Autoren betrachten ihre Feststellung nicht als abschliessend, „weil die Lehre von der Blutgerinnung gewiss noch manche Wandlung erleben wird.“ Ganz neue Gesichtspunkte haben Stuber und Lang (Freiburg) in die Lehre von der Hämophilie hereingetragen, indem sie 1928 parallel der Gerinnungsverzögerung eine sehr starke Verzögerung der Glykolyse feststellten, wobei sie in Blutkörperchen und Blutplättchen die Ursache der Abartung suchten. Als letzte Ursache der Glykolysehemmung betrachteten sie die Zunahme des Fluors im hämophilen Blut, welche leider nicht bestätigt worden ist.

Schliesslich ist von den auffallenden Heilerfolgen zu berichten, welche 1930 von Niekau (Tübingen) durch Anwendung eines von dem spanischen Apotheker Llopis dargestellten Geheimpräparates Nateina erzielt wurden; es besteht aus einer Mischung zahlreicher Vitamine mit Kalksalzen und würde, wenn die günstigen Wirkungen allgemein bestätigt würden, zur Stütze der Theorie dienen, dass es sich bei der Hämophilie um eine Mangelkrankheit handele, bei der vitale Eigenschaften der Blutzellen eine Einbusse erlitten hätten.

Zum Schluss dieses Kapitels seien noch einige bemerkenswerte Einzelmitteilungen aus dem Gebiet der allgemeinen Hämatologie referiert.

1890 sprach der Dresdener Krankenhausleiter Schmaltz über das Verhalten des spezifischen Gewichts des Blutes, das in verschiedenen Krankheiten herabgesetzt ist. Die diagnostisch wichtige Anwendung dieser Methode ist durch die Bestimmung der Blutsenkungsgeschwindigkeit in den Hintergrund gedrängt worden. 1902 demonstriert Sahli sein jetzt noch allgemein gebräuchliches Hämometer und in den nächsten Jahren finden wir methodische Mitteilungen von Jaksch über den Eiweissgehalt des Blutes, der sich in Blutkrankheiten vermindert, so dass die Anämie sich als eine Hydrämie darstellt; ferner eine Mitteilung von Egger (Arosa) über die Vermehrung der roten Blutkörperchen im Höhenklima, bei dem die Sauerstoffspannung vermindert ist.

Von der blutstillenden Wirkung intravenöser Injektion hypertonischer Salzlösung hat v. d. Velden 1909 berichtet. Kurz nach der Injektion von 3—5 ccm 4—10%iger NaCl-Lösung findet ein Übertritt von Gewebswasser ins Blut und eine Erhöhung der Gerinnungsfähigkeit ein; es ist die Zunahme einer Gerinnung befördernden Substanz nachweisbar. Auf eine „Autoregulation“ durch Blutverdünnung, also eine Art von Autotransfusion führt v. d. Velden die lebensrettende Gerinnung nach grossem Blutverlust zurück.

1910 machte Morawitz, damals Extraordinarius in Freiburg, die Feststellung, dass das Blut anämischer Tiere schneller seinen Sauerstoff abgibt und durch Kohlensäure ersetzt, als normales Blut, mit anderen Worten: anämisches Blut atmet intensiv, während normales Blut diese Eigenschaft in sehr viel geringerer Weise zeigt. Die Untersuchung ergab, dass die Atmung von jugendlichen Erythrocyten ausgeübt wird, also als ein Maßstab der Regeneration verwertet werden kann.

8. Stoffwechselkrankheiten.

Diabetes.

Der Stand des Wissens von der Zuckerkrankheit in den 80er Jahren des vorigen Jahrhunderts erhellt aus Referaten von Stockvis (Amsterdam) und Hoffmann (Dorpat) 1886. Von der Pathogenese der Krankheit, die nach Curschmanns Ausspruch „ein Lieblingskind, aber auch ein Sorgenkind der Medizin ist", wird auf diesem Kongress wenig verhandelt. Maßgebend sind die von Claude Bernard begründeten Anschauungen von der Glykogenie. Der Diabetes gilt als der Ausdruck überstürzter Verzuckerung des Glykogens, wodurch das Blut mit Traubenzucker überladen und die Glykosurie hervorgerufen wird. Die Herabsetzung des respiratorischen Quotienten deutet anderseits auf die Möglichkeit eines verringerten Zuckerverbrauches in der Muskulatur. Auch ist die Säureüberladung des Blutes bereits bekannt. Das Referat hält sich an die klinischen Erscheinungen, besonders der Albuminurie, die durch eine echte Nierenschädigung durch zirkulierenden Zucker, Diacetsäure und Ammoniak hervorgerufen wird und die unter Umständen zur Nierenschrumpfung unter Zuckerschwund führen kann. Auch das Koma wird ausführlich besprochen und hierfür nach Frerichs Kreislaufschwäche oder Säureintoxikation verantwortlich gemacht. Eiweissnahrung scheint die Diacetkörper zu vermehren. Zum tödlichen Ausgang kommt es durch Versagen der Niere, so dass das Koma sich immer noch als eine Art Urämie darstellt. Für die Therapie ist die Beschränkung der Kohlehydrate, mit Ausnahme von Inulin und Mannit, die Hauptsache. Auch Milch ist verboten, da der Milchzucker in Traubenzucker überführt wird. Beschränkung der Glykosurie kann auch durch Fasten nach Cantani herbeigeführt werden. Wichtig ist Bewegung, Allgemeinpflege, seelische Beruhigung. Der Korreferent Hoffmann beschäftigt sich mit den verschiedenen Formen des Diabetes, wobei er neben fettsüchtigen, gichtischen, syphilitischen, neurotischen auch einen pankreatischen nennt. Aber dieser, bei dem die Pankreaserkrankung durch Fettstühle festgestellt wird, ist ausserordentlich selten. Nervenstörungen kombinieren sich oft mit Diabetes und der Zusammenhang mit Kopftraumen erscheint sicher. In der Therapie ist Hoffmann nur bei den akzidentellen, vorwiegend neurogenen Formen für radikale Kohlehydratentziehung, während er bei konstitutionellen Formen zur Vorsicht mit reiner Fleischkost rät und mildere Kuren, auch Badekuren und medikamentöse Behandlung (Eisen, Chinin, Opium, Salicylsäure) gelegentlich anwendet. In der Diskussion tritt Naunyn für strenge Fleischdiät ein, während Mering in schweren Fällen gemischte Diät empfiehlt. Der Karlsbader Arzt Hertzka rät zu individualisierender, abwechselnd zwischen strenger und Kohlehydratdiät. Von Interesse ist die Mitteilung von Finkler (Bonn), der selbst das Pankreas exstirpiert hat, ohne Diabetes zu erzeugen und sich mit Bestimmtheit gegen einen

Zusammenhang von Diabetes und Pankreaserkrankung ausspricht. Im übrigen wird die Bedeutung von allgemeiner Hygiene und Psychotherapie in der Diskussion mehrfach hervorgehoben.

Während also die klinische Erfahrung und vielfach subjektives Ermessen im Vordergrund steht, meldet sich die experimentelle Pathologie zum Wort, welche die pathogenetischen Anschauungen und die therapeutischen Grundsätze im Laufe der Jahre vollkommen verändert. In derselben Sitzung, welche die klinischen Referate bringt, spricht J. von Mering[1] über experimentellen Diabetes. Kurz vorher hatte er bekanntgegeben, dass man durch subcutane Einspritzung von Phloridzin bei Tieren Zuckerausscheidung hervorrufen könne. Nun trägt er in Erweiterung seiner Befunde vor, dass der durch Hunger glykogenfrei gemachte Hund nach Phloridzin 19% Zucker ausscheide, dass die Glykosurie durch Fleischnahrung, aber nicht durch Fett gesteigert würde. Es ist dadurch sichergestellt, dass Zucker im diabetischen Organismus aus Eiweiss gebildet werden kann. Es ist wahrscheinlich gemacht, dass der diabetische Organismus nicht abnorm viel Zucker bildet, sondern dass er den eingeführten und aus Eiweiss entstandenen nicht genügend verwerten kann. Ja Mering glaubt schliesslich, aus seinen Versuchen schliessen zu dürfen, dass das Eiweiss ein Glykosid sei. Der Phloridzindiabetes wird in den folgenden Jahrzehnten öfter zum Gegenstand der Forschung. Kolisch und Biedel zeigen 1900, dass das Blut der Nierenvenen beim Phloridzindiabetes mehr Zucker enthält als das der Nierenarterie, woraus auf die Eigenbildung des Zuckers in der Niere geschlossen wird. Bekanntlich war schon vorher die Verminderung des Blutzuckergehalts beim Phloridzindiabetes von Mering sichergestellt worden. Versuche von Frank und Isaak zeigen 1910 die Unterschiede des Pankreasdiabetes und des Phloridzindiabetes am phosphorvergifteten Tier. Gibt man Hunden auf der Höhe des Pankreasdiabetes eine grosse Phosphordose, so fällt der Blutzuckergehalt sehr schnell auf einen fast normalen Wert; bekommen sie den Phosphor von Anbeginn des Pankreasdiabetes an, so finden sich exzessiv hohe Blutzuckerwerte. Auf der anderen Seite unterscheidet sich das phosphorvergiftete Tier bei Phloridzininjektion nicht vom normalen. Damit ist ein neuer Beweis erbracht, dass der Phloridzindiabetes von den glykogenen Funktionen der Leber vollkommen unabhängig ist.

1921 hat Grote (Halle) den Einfluss innerer Sekrete auf die Phloridzinglykosurie geprüft und dabei festgestellt, dass gleichzeitige Injektion von Thyreoidin die Glykosurie fördert, während Thymusextrakte hemmen,

[1] 1849—1907. Aus der klinischen Schule von Frerichs, dessen Assistent er 1873—77 war, arbeitete später bei Hoppe-Seyler in Strassburg, wurde 1890 Polikliniker und 1894 Kliniker in Halle. Neben seinen grossen Diabetesarbeiten ist seiner Zusammenarbeit mit Emil Fischer zu gedenken, aus der die Einführung der Barbitursäuren als Schlafmittel hervorging. Fr. Müller sagt in seinem Nachruf auf Mering 1908: „dieser grosse blonde Rheinländer mit den lachenden Augen war wirklich ein genialer Mann, er war auch ein Chemiker von ungewöhnlichem Wissen; ihm war der Blick des Entdeckers eigen. . .“

woraus sich die Abhängigkeit der Phloridzinwirkung von der hormonalen Lage bzw. vom autonomen Nervensystem zu ergeben schien. 1923 stellt Bauer (Wien) fest, dass auch bei Leberparenchymerkrankungen unter Phloridzin die Glykosurie beträchtlich stärker ist als bei Normalen, übrigens unter wesentlicher Verminderung des Blutzuckers. Bekanntlich ist schon frühzeitig die Zuckerausscheidung nach Phloridzin von Caspar und Richter als Maß der Nierenfunktion benutzt worden; noch in letzter Zeit ist die Brauchbarkeit des Verfahrens für funktionelle und in gewissem Sinn für anatomische Nierendiagnostik von neuem bestätigt worden (Hetenyi 1925).

Die Phloridzinversuche bildeten den ersten verheissungsvollen Schritt in der Aufklärung der Pathogenese des Diabetes.

Weit bedeutungsvoller war die 1889 erfolgte Entdeckung des Pankreasdiabetes, über welchen Mering und Minkowski im Jahre 1889 im Zentralblatt für klinische Medizin berichtet hatten. Dass die Ursache des Diabetes in Störungen der Bauchspeicheldrüse gelegen sein sollte, schien klinischen und anatomischen Erfahrungen zu widersprechen. Im Jahre 1891 bringen die Verhandlungen eine Mitteilung von Sandmeyer, dem damaligen Assistenten des hervorragenden Physiologen Külz, dass er im Pankreas eines neunjährigen Kindes, welches an Coma diabeticum zugrunde gegangen war, zwar einen kleinen Degenerationsherd im Halsmark, aber weder makroskopisch noch mikroskopisch Veränderungen im Pankreas gefunden hatte. Demgegenüber war nun die Mitteilung Minkowskis[1] selbst auf dem Kongress von 1892 von besonderer Bedeutung. Der Diabetes nach Pankreasexstirpation wird mit Sicherheit verhütet, wenn ein kleiner Teil der Bauchspeicheldrüse subcutan transplantiert wird. Der Diabetes tritt auf, wenn die Gefässe des Transplantats unterbunden werden. Dies Experiment, welches den erneuten und nun unangreifbaren Beweis für die ätiologische Bedeutung des Pankreas brachte, enthüllt uns zugleich die Tatsache, um deren Feststellung Minkowski noch ein Jahrzehnt bemüht blieb, dass im Pankreas eine Substanz bereitet und durch die Blutbahn den Organen zugeführt wird, deren Fehlen den Diabetes verursacht. Klar erschienen schon damals Minkowski die therapeutischen Aussichten, die das Experiment darbot. Seine Versuche, den Diabetes durch Verfütterung der Bauchspeicheldrüse, durch Injektion einer frisch bereiteten Infusion aus dem Pankreas zu verhindern, schlugen gänzlich fehl. Es hat bekanntlich mehr als 30 Jahre gedauert, bis die Ursache dieser Fehlschläge aufgeklärt und die therapeutische Verwertung der Minkowskischen Entdeckung ermöglicht wurden.

Die Verhandlungen der nächsten Jahre bringen nur Mitteilungen mehr

[1] 1858—1931. Es wird wohl einen leisen Schatten über unsere Jubiläumstagung breiten, dass Oskar Minkowski, der dem ersten Kongress beigewohnt und seitdem kaum auf einer Tagung gefehlt hat, im letzten Jahre von uns geschieden ist. Als Schüler Naunyns, mit dem er bis zu dessen Hingang eng verbunden blieb, hat er die grosse Tradition der Frerichsschen Schule ruhmreich fortgeführt.

kasuistischen Inhalts. Leo zeigte, dass Kohlehydratzufuhr trotz hoher Glykosurie das Körpergewicht erheblich steigern kann. Ebstein empfahl für die Ernährung das sehr eiweisshaltige Aleudonatbrot. v. Noorden empfahl für die Diagnostik zur Feststellung der diabetischen Anlage, namentlich bei Fettleibigen, die Toleranzprüfung mit 100 g Glykose. Er erklärte den Diabetes der Fettleibigen aus einer teilweisen Unfähigkeit der Zuckerverbrennung bei anhaltender Fähigkeit, Zucker in Fett umzuwandeln.

1898 wurde wieder ein grosses Referat über die Zuckerkrankheit erstattet, aber leider nicht von den berufenen Forschern, sondern von dem Bonner Pharmakologen Leo, der die Entstehung des Diabetes hypothetischerweise auf eine im Körper kreisende toxische Substanz zurückführt, die den Zuckerverbrauch hemmt. In bezug auf die diätetische Behandlung folgt er den bekannten Grundsätzen und berichtet von eigenen noch unvollkommenen Versuchen, den Diabetes durch Preßsäfte von Hefezellen zu beeinflussen. Aus der Diskussion sei die Mitteilung von Blumenthal, damals Assistent der Leydenschen Klinik erwähnt, über die günstige Wirkung von Pankreasextrakten bei Diabetikern, wobei „bei der Injektion leicht Abscesse und Nekrosen auftraten und das tryptische Ferment bisher sich nicht von dem glykolytischen Ferment hat trennen lassen"; auch die Mitteilung von Martin Jacoby, dass das glykolytische Ferment von dem beim menschlichen Zuckerverbrauch wirksamen Ferment streng zu scheiden sei. Aber was der Diskussion ihre Bedeutung gibt, ist doch die Beteiligung Minkowskis, der einerseits von neuen, leider immer noch vergeblichen Versuchen berichtet, Pankreasextrakte für die Therapie des Diabetes zu verwerten, andererseits mit Energie die Bedeutung des Pankreas für die Pathogenese des Diabetes vertritt. Es hatte nämlich der Prager Kliniker Jaksch sich dagegen ausgesprochen („ich möchte vom klinischen Standpunkt darauf aufmerksam machen, wir dürfen uns von der Entdeckung Minkowskis als Kliniker und als Ärzte nicht zuviel blenden lassen"). Jaksch verwies auf die Glykosurie bei Phosphorvergiftung, bei der die Leber verfettet, das Pankreas aber intakt sei. Und er schliesst daraus, dass das Pankreas vielleicht für die experimentelle Pathologie wichtig sei, „dass es nur einen Diabetes gibt, und zwar das klinische Bild, wie es der Karlsbader Arzt zu Hunderten sieht, wie es durch Erkrankungen der Leber entsteht." Minkowski weist demgegenüber darauf hin, dass es kein Beweis ist, „wenn man mit den jetzigen Hilfsmitteln das Pankreas normal findet. Wir wissen noch zu wenig von den Veränderungen in den Zellen des Pankreas, als dass man sicher sagen kann, das Pankreas ist normal. Man kann nur sagen, man hat keine Veränderungen gefunden." Aber Jaksch bleibt trotzdem dabei: es „existieren Veränderungen diabetischer Natur, die mit Pankreaserkrankung nichts zu tun haben."

Wieder folgen viele Jahre ems'ger Einzelstudien. 1898 ist zum ersten Male vom Saccharin die Rede, das freilich von Bornstein noch als einigermaßen gefährlich angesehen wird.

1900 berichtet der leider früh verstorbene Prager Assistent Schwarz, ein Schüler Naunyns, Versuche über Acetonbildung, die er auf gesteigerten Fettzerfall zurückführt, Bial (Kissingen) 1901 über chronische Pentosurie, die von Salkowski entdeckte, harmlose Stoffwechselstörung, welche leicht mit Diabetes verwechselt werden kann; die Pentose stammt aus den Kernsubstanzen und kann augenscheinlich vom Pentosuriker nicht genügend zersetzt werden. Wir erfahren von dem hemmenden Einfluss experimenteller Nephritis auf den Pankreasdiabetes (Ellinger) und von der vorübergehenden Glykosurie, welche Hoppe-Seyler (Kiel) bei geschwächten Landstreichern gefunden hat und die er als Vagantenglykosurie bezeichnet. Bemerkenswert ist, dass er bei gelegentlichen Obduktionen häufig Schrumpfung des Pankreas gefunden hat. In der Diskussion macht Noorden auf die vorübergehende Glykosurie nach seelischen Erregungen, besonders die Angstglykosurie, und Strauss auf den Einfluss chronischer Unterernährung auf dieselbe aufmerksam.

Die Veränderungen des Pankreas bei Arteriosklerotikern werden 1904 von Hoppe-Seyler demonstriert. In 16 Fällen von nachgewiesenen arteriosklerotischen Veränderungen hat er achtmal Diabetes gefunden. Ein neues Symptom des Coma diabeticum, das sich für die Diagnostik sehr brauchbar erwiesen hat, wird von Paul Krause beschrieben, die Hypotonie der Bulbi. Falta berichtet von der Verschiedenheit der ausgeschiedenen Zuckermengen nach Ernährung mit verschiedenen Eiweisskörpern (Casein, Fibrin usw.) und schliesst auf eine verschiedene Geschwindigkeit der chemischen Vorgänge, durch die der Zucker aus dem Eiweiss gebildet wird.

Auf die Abhängigkeit der Zuckerausscheidung von der Aussentemperatur macht 1905 Lüthje[1], damals Extraordinarius in Erlangen, aufmerksam. Der pankreasberaubte Hund scheidet bei erhöhter Aussentemperatur weniger Zucker aus. Der Verfasser, der damals wie später sich ebenso als exakter Experimentator wie physiologisch gebildeter Kliniker beweist, zieht aus seinen Versuchen ebenso theoretische wie praktische Schlussfolgerungen. Er zeigt in Übereinstimmung mit Rubners Theorien, dass die Wärmequelle lediglich im Spaltvorgang des Eiweissmoleküls gelegen ist. Für die Praxis ergibt sich aus diesen Versuchen die Bedeutung der Umgebungstemperatur für die Patienten; das Besserbefinden von Diabetikern in der Wärme, die besseren Erfolge von Karlsbader Kuren im Sommer sind bekannt. Zwei Jahre später berichtet Lüthje, inzwischen in Frankfurt, Versuche über den Blutzuckergehalt normaler Tiere bei wechselnden Temperaturen; er kann zeigen, dass je höher die Aussentemperatur, desto niedriger der Blutzuckergehalt; und umgekehrt, je niedriger die Aussentemperatur, desto höher der Blutzuckergehalt.

Unsere Kenntnisse über die Acetonbildung werden 1906 von Bär, dem Assistenten Naunyns in Strassburg, und Embden (Frankfurt a. M.)

[1] † 1915 als Kliniker in Kiel an Fleckfieberinfektion, die er sich in einem Kriegsgefangenenlager zugezogen hat, 44 Jahre alt.

wesentlich gefördert. Fettsäuren mit ungerader C-Zahl und verzweigten Ketten gehen nicht in Oxybuttersäure über. Aminosäuren liefern bei Verfütterung Oxybuttersäure. Und Embden zeigt in Versuchen mit Leberdurchströmung, dass Acetonbildung nur aus aliphatischen Säuren mit gerader C-Zahl stattfinden kann, dass Aminosäure in Aceton übergehen kann, wenn die C-Zahl ungleich ist, dass der Verlust der Carboxylgruppe beim Abbau zu Reihen mit gerader C-Zahl führt. Embden berichtet später von der getrennten Bestimmung des Acetons und der Acetessigsäure und zeigt, dass der Anteil des Acetons an den Ketonkörpern des Urins gewöhnlich sehr gering und in schweren Fällen höchstens 25% beträgt. Der positive Ausfall der Gerhardtschen Reaktion beweist vor allen Dingen das Vorhandensein der Acetessigsäure. Auch bei den Durchströmungsversuchen mit Amino- und aliphatischen Säuren wird vorwiegend Acetessigsäure gebildet. 1909 zeigt er, dass bei der Durchströmung der Leber sich Milchsäure nicht nur aus Kohlehydraten, sondern auch aus Aminosäure, insbesondere dem Alanin bildet. Isaak zeigt 1912, dass zwischen Acidose und Kohlehydratabbau bestimmte Beziehungen bestehen, derart, dass die Acidose um so grösser ist, je mehr der Kohlehydratabbau vermindert wird.

Falta und Gigon berichten die 1907 noch paradox scheinende Tatsache, dass schwere Fälle von Diabetes bei kohlehydratreicher Kost mehr Zucker verwerten als bei eiweissreicher, dass sie empfindlicher sind gegen Eiweiss als gegen Kohlehydrate. In der Behandlung schwerer Fälle wird es danach vorteilhafter sein, vorerst das Eiweiss stärker einzuschränken in der Nahrung als die Kohlehydrate, besonders wenn gleichzeitig Acidose besteht. Langstein beschreibt 1909 schweren Diabetes bei einem achtmonatigen Säugling und macht auf die Seltenheit des Diabetes in diesem Alter aufmerksam. Hierbei wird zum ersten Male die Haferkur erwähnt, die sich bei diesem Säugling bewährt hat, ohne die Prognose auf die Dauer verbessern zu können. Ausführliche Besprechung fand diese von Noorden eingeführte Kur 1911 durch Magnus Levy; er fand die Zuckersenkung durch Hafer beträchtlicher als die des Stärkemehls. Magnus Levy ist geneigt, eine spezifische Beschaffenheit des Hafermehls, insbesondere seine leichte Gärungsfähigkeit, als Ursache anzunehmen, während Minkowski dem geringen Eiweissgehalt des Hafermehls die guten Wirkungen zuschreibt. Falta zeigt 1912, dass bei richtiger Anwendung von jeder Art von Mehlfrüchten praktisch dieselben Wirkungen erzielt werden können wie durch Hafermehl.

Frank und Isaak versuchen durch die Einwirkung von Cholin und Adrenalin in den Mechanismus der Blutzuckerbildung einzudringen und können nur im allgemeinen konstatieren, dass der Sympathicus unter der Einwirkung chemischer Substanzen sicher die Regulierung beherrscht, dass aber ein Einfluss des autonomen Nervensystems nicht nachweisbar ist. Auch die inneren Sekretionen des Pankreas scheinen nicht von autonomen Nerven beeinflusst zu werden; das Cholin, welches die Saftsekretion des Pankreas steigert, lässt den Blutzuckergehalt unverändert.

Falta berichtet über Versuche, die er mit Joslin in dem Ernährungslaboratorium von Benedikt in Boston angestellt hat, um die Intensität der Verbrennungsprozesse beim Diabetes festzustellen. Es zeigte sich, dass schwere Diabetiker bei direkter Calorimetrie keine erhöhte Wärmeproduktion im Hungerzustand haben; auch der Eiweissumsatz ist nicht gesteigert. Er kommt zu der Erklärung, dass beim menschlichen Diabetes doch noch so viel Pankreasfunktion vorhanden ist, dass trotz der starken Glykosurie immer noch Kohlehydrate verbrennen, und dass es sich um eine relative Insuffizienz des Pankreas gegenüber der gesteigerten Bildung bzw. Mobilisierung des Zuckers handele. Aus der Diskussion heben wir die Bemerkung Magnus Levys heraus, welcher den Unterschied zwischen experimentellem Pankreas- und klinischem Diabetes nur in der Plötzlichkeit der Entstehung und der allmählichen Gewöhnung erblickt und den Umsatz des Diabetikers nur von der Ernährungsweise abhängig findet.

Michaud, Assistent von Lüthje, der jetzt Kieler Kliniker ist, berichtet über Versuche beim Hund mit Eckscher Fistel. Die Pankreasfunktion ist bei diesen nicht aufgehoben. Adrenalin ist unwirksam. Man kann daraus die hepatogene Entstehung der Adrenalinglykosurie schliessen. 1913 trägt Lüthje selbst über die günstige Wirkung von Zuckerklistieren bei Diabetikern vor. Im Tierversuch führen Zuckerlösungen, die in die Pfortader eingespritzt werden, zu stärkerer Ausscheidung, als wenn sie in die Vena femoralis eingespritzt werden.

Landsberg und Morawitz (Greifswald) haben Versuche zur Klärung der Frage angestellt, ob beim Pankreasdiabetes der Zuckerverbrauch vermindert ist. Sie zeigen, dass die überlebenden Extremitäten normaler und pankreasdiabetischer Hunde bei Durchblutung etwa gleiche Mengen Zucker verbrauchen.

Grafe (Rostock) berichtet 1914 und 1921, dass die Karamelisierung des Zuckers durch Einwirkung starker Hitze genügt, um denselben für den Diabetiker assimilierbar zu machen. Die Verträglichkeit grosser Gaben von Karamel bei leichten und schweren Diabetikern wird von mehreren Seiten bestätigt. 1924 berichtet Kerb (Freiburg), dass die wirksamen Bestandteile der Karamelsubstanzen Glukosane sind, Zuckeranhydride, die vom Diabetiker assimiliert werden und mit denen man die Acidosis bekämpfen kann. Nimmt man an, dass die Störung des Glykogenhaushalts beim Diabetiker auf der Unmöglichkeit beruht, aus Glukose das Anhydrid zu bilden, so würde die Zufuhr glykogenbildender Glukosane eine wahre Substitutionsheilung bedeuten!

Eine Zusammenfassung der therapeutischen Prinzipien der Vor-Insulin-Ära wurde 1921 in grossen Referaten von Noorden und Minkowski gegeben. Dass leichte Fälle mit entsprechender Kohlehydratentziehung zuckerfrei zu machen seien, darüber bestand Einigkeit. Aber auch in bezug auf die schweren Fälle hatten die Standpunkte sich insofern genähert, als von beiden Referenten Regelung der Eiweisszufuhr und Einschränkung des gesamten Stoffumsatzes gefordert wurde. Noordens Regeln waren im einzelnen sehr kompliziert, da er häufigen Wechsel verschieden strenger Diätanordnungen empfahl, die unter möglichst geringer Glykosurie und Acetonurie einen guten Ernährungszustand erhalten könnten. Seine kohlehydratfreie Diät unterscheidet volle und halbe Fleischkost, Gemüse-Eierkost, verschärfte Gemüsekost. Die strengste Schonungskost stellt nach amerikanischem Vorbild die Hungerkur dar, der die knappe Dauerkost ähnlich ist. Die Kohlehydratkuren sind das unentbehrliche Hilfsmittel zur Bekämpfung der Acidosis, die trotz allem schliesslich zum unvermeidbaren Koma führt. Minkowski sieht den Fortschritt der Therapie darin, dass man in der Beschränkung der Eiweisszufuhr und des Gesamtkostmaßes sehr viel weiter gehen kann, als man früher für möglich gehalten hatte und dass man durch längere Eiweissbeschränkung eine Hebung der Toleranz für Kohlehydrate erzielt; so erklärt sich auch die gute Wirkung der Hungerkuren. Die früher übertriebene Kohlehydratentziehung bietet grosse Gefahren für die schweren Fälle, da sie die Acidosis begünstigt, aber durch übertriebene Zufuhr von Kohlehydraten werden leichte Fälle in schwere überführt und durch Unterernährung geschädigt. Die Diskussion legt anscheinend endgültig den Standpunkt fest: Eiweissbeschränkung und Kohlehydratzufuhr in schweren Fällen, wenngleich Noorden betont, dass auf die Dauer mit der strengen Anwendung nicht zu helfen sei „morituri te salutant“. Hervorzuheben sind die Bemerkungen von Goldscheider über die Überempfindlichkeit, welche beim Diabetes vorliege, die durch die Reizbarkeit des Gesamtorganismus wie durch die Summe der zufliessenden Reize beeinflusst wird. Ein nervöses Übertragungscentrum verbindet das centrale mit dem trophischen Nervensystem und leite physische wie psychische Reize nach beiden Richtungen. Auch für die Diätetik ist deswegen der jeweilige Reizbarkeitszustand des Gesamtorganismus wichtig; die Ernährung ist als Reizbildner den äusseren Lebensbedingungen zu vergleichen. Deswegen wirkt Ruhekur ebenso wie Badekur oft sehr günstig und die Persönlichkeit muss berücksichtigt werden. Weitere Modifikationen der diätetischen Therapie sind später einerseits von Petrén[1] (1920 und 1929), anderseits von Porges (Wien) eingeführt worden, von denen der erstere eine sehr fettreiche Kost unter Eiweissbeschränkung, der andere gerade Fettmangel bei mittlerer Eiweiss- und Kohlehydratzufuhr empfahl. Beide rühmten ihre Erfolge, woraus man sieht, auf wie verschiedene Weise die Diätbehandlung des Diabetes zum Ziele führen kann.

Der gewaltige Umschwung, den die Entdeckung des Insulins durch Banting und Best in der Behandlung des Diabetes hervorgebracht hat, wird in den Verhandlungen zuerst andeutungsweise von Petrén 1923 erwähnt, der ein Koma geheilt hat. Die ganze Tragweite geht aus dem grossen Referat hervor, das Minkowski selbst 1924 erstattet. Auch die deutschen Erfahrungen bestätigen die Angaben der amerikanische

[1] Kliniker in Lund, der durch häufige Teilnahme an unserem Kongress seine Verbundenheit mit der deutschen Wissenschaft bekundet hat † 1929. Seine wissenschaftliche Bedeutung und sein sympathisches Wesen sichern ihm ein ehrenvolles Andenken in der deutschen Klinik.

Entdecker, dass durch Insulin nicht nur Hyperglykämie und Glykosurie, sondern alle Begleiterscheinungen und Äusserungen der diabetischen Stoffwechselstörungen beseitigt werden. Offenbar ist das Insulin das Produkt, dessen Mangel das eigentliche Wesen des Diabetes bildet; es ersetzt dem Diabetiker das, was ihm fehlt! So hat die Entdeckung des Insulins genau die Voraussage erfüllt, die Minkowski aus seiner Entdeckung und Erforschung des Pankreasdiabetes gefolgert hat. Obwohl das Insulin die endogene Produktion des Pankreas mit seinem feinen Regulationsbetrieb nur teilweise ersetzen kann, ist es doch der alten diätetischen Therapie wesentlich überlegen, denn das Insulin befähigt den diabetischen Organismus zu höheren Leistungen, während die Diät bestenfalls nur die Ansprüche an die herabgesetzte Leistungsfähigkeit anzupassen vermag. So beweist das Insulin seine wahre Heilkraft in den schweren, früher sicher verlorenen Fällen, besonders im Koma, welches bei rechtzeitiger und ausreichender Insulinzufuhr sicher zu retten ist. Was Minkowski über die Praxis der Insulintherapie referiert, braucht hier nicht wiederholt zu werden, weil es inzwischen ärztliches Allgemeingut geworden ist. Nur die von ihm zitierten Sätze Joslins seien bewahrt: „Das Insulin ist ein Mittel für die Weisen und nicht für die Toren; das gilt für die Patienten wie für die Ärzte. Wenn man Verstand braucht, um einen Diabeter durch Diät zu behandeln, so braucht man um so mehr Verstand, um es mit Insulin zu tun.“ Dagegen soll kurz der damalige Stand der Theorie der Insulinwirkung berichtet werden, so wie er sich nach Minkowskis Referat darstellt. Dass das Insulin den peripheren Verbrauch des Zuckers vermehrt, geht mit Sicherheit einmal aus der Tatsache hervor, dass auch bei entleberten Tieren der Blutzucker durch Insulin gesenkt wird (Mann und Magath), andererseits aus dem Nachweis, dass nach Einspritzen von Insulin in eine periphere Arterie auch beim pankreasdiabetischen Tier das aus der zugehörigen Vene entnommene Blut stärkere und schnellere Abnahme des Zuckergehalts zeigt als das Herzblut (Frank-Nothmann). Auch das Verhalten des respiratorischen Quotienten nach Insulinzufuhr spricht im Sinne der Verbrauchstheorie. Aber das Wie der Einwirkung ist noch gar nicht sicher zu erkennen. Greift das Insulin direkt an den Erfolgsorganen an oder durch Vermittlung trophischer Nerven? Beeinflusst es den Übertritt des Zuckers aus dem Blut in die Gewebszellen, vielleicht durch Lösung irgendwelcher Bindungen, oder durch Einwirkung auf die Permeabilität der Zelloberfläche? Oder bringt es vielleicht das Zuckermolekül in eine reaktionsfähige Form? Oder spielt es eine entscheidende Rolle auf irgendeiner Stufe des Zuckerabbaus, sei es bei der Bildung der Hexosephosphorsäure, oder bei der anoxybiotischen Aufspaltung oder der oxybiotischen Milchsäureverbrennung? Die Verhandlungen der letzten Jahre sind erfüllt von Versuchen, diese Fragen zu beantworten. Minkowski selbst würdigt durchaus die Möglichkeit, dass das Insulin auch in den Kohlehydratumsatz in der Leber eingreift und dort den Wiederaufbau der Kohlehydrate begünstigt, wie es in den Verbrauchsorganen ihre Spaltung und ihren Abbau vermittelt.

Reizvoll dürfte es sein, hier zu bewahren, was Minkowski über den Hergang bei der Entdeckung des Pankreasdiabetes berichtet. Danach hat ihn in keiner Weise der Wunsch geleitet, die Ursache des Diabetes zu erforschen, er wollte vielmehr im Verein mit Mering im Anschluss an dessen Untersuchungen über Lebertranersatzmittel die Fettspaltung bei Pankreasverlust studieren! Es fiel ihm auf, dass der erste entpankreaste Hund reichlich Urin entleerte, er untersuchte den Urin auf Zucker und so war die Entdeckung des experimentellen Pankreasdiabetes durch Minkowski eigentlich ein Zufall! In hervorragender Weise hat sich hier dem Glück das Verdienst verkettet, indem der grosse Forscher nun in jahrelanger vorbildlicher Forschungsarbeit bemüht war, das Wesen der Stoffwechselstörung zu erforschen!

In den letzten Jahren ist von der Praxis der Insulinbehandlung nicht mehr viel die Rede gewesen; nur Petrén hat 1927 von seinen Erfolgen bei der Komabehandlung berichtet; dagegen wurde 1931 von der Organisation der Insulinbehandlung im Wege der öffentlichen Fürsorge erörtert; Gottschalk hat aus seinem Wirkungskreis das Koma fast ganz verbannt, im letzten Jahr kam nur ein Komafall in sämtlichen Krankenanstalten von Stettin zur Behandlung; auch in Dresden hat Rostoski durch Nachbehandlung der Hospitaldiabetiker gute Resultate erzielt; Katsch (Greifswald) hat zu solchem Zweck mit grossem Erfolg ein Diabetikerheim auf Rügen eingerichtet; im Gegensatz dazu waren nach Reinweins Bericht in Würzburg von 140 entlassenen Diabetikern trotz diätetischer Vorschriften und Insulinversorgung nach 6 Jahren 53 (= 38%) gestorben, darunter 20 an Koma.

Grossen Raum nimmt auch in den Verhandlungen des letzten Jahrzehnts die wissenschaftliche Erforschung des Diabetesproblems ein. Wir erwähnen den Nachweis des Acetaldehyds, das im Blut und Harn besonders acidotischer Diabetiker reichlich vorhanden ist (Stepp 1921); ferner aus dem gleichen Jahr Laquers Untersuchungen in Embdens Laboratorium über den Abbau der Kohlehydrate im Muskel; er fand, dass die Menge der Milchsäure, welche bekanntlich das Maß der Kohlehydratzersetzung darstellt, durch Zusatz von Glykogen zum Muskelbrei wesentlich gesteigert wird, während Traubenzuckerzusatz die Milchsäure nicht vermehrt; danach ist Traubenzucker selbst im Muskel unverbrennbar, es stellt wohl die Transport-, aber nicht die Reaktionsform dar; erst durch Umwandlung oder Abbau wird Dextrose verbrennungsfähig.

Viel Arbeit wird dem Insulinproblem gewidmet. Besonders hervorheben möchte ich die sehr subtilen und exakten Untersuchungen von Grafe (1925 Rostock, 1927 Würzburg). Mit seinen Mitarbeitern zeigt er durch Versuche mit der Warburgschen mikroanalytischen Methode an feinen Lebergewebsschnitten, dass durch Insulin die Glykogenumsetzung durch Insulin anoxybiotisch bis zu $^1/_7$ herabgesetzt wird; auch die Desamidierung des Eiweisses war in der Leber des Insulintieres sehr beeinträchtigt, was sich durch die verminderte NH_3-Bildung beweisen liess. Es erweist sich danach für Glykogenolyse und Proteolyse der Leber das Insulin als Antagonist des Adrenalins; man sieht auch in diesen Versuchen die Gegensätzlichkeit zwischen Insulinwirkung und Diabetes. Die späteren Versuche Grafes (mit Meythaler) beziehen sich auf die Regulation der Insulinproduktion. Es wurden Hunden je 5 ccm hochkonzentrierte Zuckerlösung unter gleichen Bedingungen in die Art. femoralis bzw. in die pancreatico-duodenalis injiziert und danach der Blutzucker in der Peripherie bestimmt; er war nach der Femoralisinjektion gesteigert, nach der Injektion in die Art. pancreatica blieb die Steigerung aus oder der Blutzucker sank. Damit war bewiesen, dass die Blutzuckerregulation hormonal, durch den Blutzucker selbst erfolgt. Bertram (Hamburg) erzielte Verstärkung und Verlängerung der Insulinwirkung durch gleichzeitige Proteininjektion. Nothmann (Breslau) fand Insulin in der Leber normaler Hunde auch nach Pankreasexstirpation, während alle andern Organe danach insulinfrei werden; er führt darauf das Fehlen der Acidose bei experimentellem Pankreasdiabetes zurück. Cobet und Nothmann finden nicht unbeträchtliche Ausscheidung von Insulin durch den Harn Gesunder und leichter Diabetiker, während in schweren Fällen, auch im Koma, selbst nach reichlichen Injektionen von Insulin dies Hormon im Urin fehlt. Es scheint, dass nur überschüssig gebildetes Insulin zur Ausscheidung kommt, doch ist die Erklärung unsicher. Den Insulingehalt des Blutes unter verschiedenen Einwirkungen hat zuletzt Nothmann geprüft; kleine Mengen von blutzuckersenkender Substanz sind immer im Blut vorhanden; nach Traubenzuckerinjektion wird die Menge vermehrt; nach Pankreasexstirpation und beim schweren Diabetiker schwindet das Insulin aus dem Blut. Injektion von Adrenalin führt nach anfänglicher Verminderung zu einer Vermehrung, Ergotamin zu einer Steigerung, Pituglandol zu einer Verminderung des Blutinsulins. Das bemerkenswerteste Resultat aber ist, dass nach einer Injektion von Insulin alles Insulin aus dem Blute verschwindet, sowohl das körpereigene wie das exogen zugeführte!

Meyer-Bisch (Göttingen) erweist eine blutzuckersteigernde Wirkung des äusseren Pankreassaftes, der gewissermaßen ein Antiinsulin enthält; es bleibt ungeklärt, ob diese Substanz mit der Regulation des Zuckerstoffwechsels etwas zu tun hat.

Marx (von der Bonner Poliklinik) zeigt enge Beziehungen zwischen den Schwankungen des Blutzuckers und dem Wasserwechsel, welche mit Wahrscheinlichkeit auf gleiche Beanspruchung von Leber und Muskulatur, oder auf die Funktion gemeinsamer Regulationsapparate im Zwischenhirn hinweisen.

Der amerikanische Arzt Wilder von der Mayoklinik berichtet über Fälle von Pankreasinselgeschwülsten, die zum Symptomenbild der Hypoglykämie geführt haben; durch stündliche Zuckerzufuhr konnten die Krämpfe verhindert werden; aus den Lebermetastasen wurde reichlich Insulin gewonnen; es handelt sich also um Hyperinsulinismus, in analoger Weise wie etwa Adenome der Schilddrüse zu Hyperthyreoidismus führten. Solche Fälle sind extrem selten; sie illustrieren das allgemein pathologische Axiom, dass Geschwulstzellen die Funktion des Muttergewebes ausüben.

Bürger (Kiel) hat die Insulinwirkung bei Muskelarbeit studiert und gefunden, dass Arbeit allein den Blutzucker in die Höhe treibt, die Kombination von Insulin und Arbeit aber den Blutzucker weit mehr vermindert, als es das Insulin allein bewirkt. Die Erklärung sucht Bürger in der Vielseitigkeit der Arbeitswirkung, welche einerseits Leberglykogen auf trophisch-reflektorischem Weg mobilisiert, anderseits durch Erweiterung der Muskelcapillaren dem Insulin breitere Angriffsflächen eröffnet. Den Beweis für diese Theorie, die den Hauptwirkungsort des Insulins in die Muskulatur verlegt, findet Bürger in Versuchen, welche die Wirkungslosigkeit des Insulins bei abgedrosselter Muskulatur nach Abklemmung der Iliacae und Subclaviae ergeben.

Es werden wohl noch viel Beobachtungen und viel Experimente notwendig sein, bis der komplizierte Mechanismus der Insulinwirkung in all seinen Phasen aufgeklärt sein wird.

Das Streben nach Ersatzmitteln des Insulins hat die Schule von Minkowski zum Studium der Guanidine geführt, welche hypoglykämische Zustände herbeiführen. In den ersten Jahren nach dem Krieg berichtet E. Frank mit seinen Mitarbeitern wiederholt von der Prüfung der Giftwirkung des sehr wirksamen Dimethylguanidins und der unwirksamen Diäthylverbindung. 1924 weist er auf die Analogie zwischen Insulin- und Guanidinwirkung hin, aber von den therapeutischen Erfolgen, die er später mit den zehn- und zwölfmal methylierten Guanidinen (Synthalin A und B) erzielt hat, wird auf unserem Kongress nicht berichtet. Nur gelegentlich einer Mitteilung von Reinwein (Würzburg) über ein neues Pflanzen-Alkaloid Galegin, das in grossen Dosen Hyper- in kleinen Dosen Hypoglykämie verursacht, wird Franks Synthalin erwähnt. Adler (Leipzig) empfiehlt es in Kombination mit Insulin bei azidotischen Diabetikern, die nach Insulin allein nicht säurefrei werden und Minkowski tritt lebhaft für das weitere Studium synthetisch darstellbarer Substanzen zur Behandlung des Diabetes ein.

Besondere Aufmerksamkeit verdient der Diabetes der Schwangeren, über den Umber 1920 berichtet. Diabetische Frauen konzipieren selten, sie können trotz schwerer Erkrankung gesunde Kinder austragen, aber sie sind doch sehr gefährdet. Umber beschreibt mehrere Fälle tödlichen Komas. Von dem wirklichen Diabetes ist die Laktosurie zu scheiden (Milchzucker gärt nicht), vor allem aber die geringfügige Glykosurie, welche renalen Ursprungs ist.

Dem sogenannten renalen Diabetes kommt eine prinzipielle Sonderstellung zu; obwohl schon 1896 in seinen klinischen Grundlinien festgestellt, wird er 1913 zum erstenmal in den Verhandlungen erwähnt. E. Frank (Breslau) referiert, dass es sich hierbei um geringfügige Glykosurien bei normalem Blutzuckergehalt handelt, die durch Kohlehydratzulagen in der Nahrung nicht erhöht werden, ebenso wie der Blutzucker dabei nicht zum abnormen Steigen gebracht wird. Frank hat durch Uran, Chrom, Quecksilber beim Kaninchen in kleinen Dosen eine auf die Nieren zu beziehende Zuckerausscheidung hervorgerufen, die längere Zeit anhält und durch Wiederholung der Dosen zu einer dauernden gemacht werden kann. Im Anschluss an Porges beschreibt Frank eine in der Schwangerschaft vorkommende oder durch Zuckergaben hervorzurufende Glykosurie bei Normoglykämie als renalen Ursprungs. 1921 definiert Frank den renalen Diabetes als intermittierende oder dauernde Absonderung zuckerhaltigen Harnes bei einem unterhalb des Schwellenwerts sich bewegenden Blutzuckergehalt. In dieser Erklärung ist die relative Bedeutung der Blutzuckerwerte festgelegt. Je nach der Empfindlichkeit der abnorm funktionierenden Nierenzelle wird wahrscheinlich der eine schon bei einem subnormalen Blutzuckerspiegel, der andere erst bei einem der Schwelle sich nähernden Wert Glykosurie zeigen. Die Ursache ist unklar; Frank nimmt Ionenverschiebungen und Reaktionsänderungen in Protoplasmen der Nierenzellen an. Die renale Glykosurie kommt hereditär und familiär vor, sie stört das Wohlbefinden nicht und bedarf keiner diätetischen Behandlung. 1924 hat Matthes betont, dass die Erkrankung vom Pankreas unabhängig und von Insulin nicht beeinflusst werde. 1928 machen Nothmann und Cobet sehr wahrscheinlich, dass der sogenannte Hungerdiabetes der Hunde zum Typus der renalen Glykosurie gehört, denn auch bei vorgeschrittener Karenz steht den Tieren noch ausreichend Insulin zur Verfügung.

Was die Verhandlungen über Nebennierendiabetes bringen, wird im Kapitel der endokrinen Drüsen berichtet.

Gicht.

Die Diskussionen über die Gicht spiegeln die Bemühungen wieder, in ein wenig aufgeklärtes Gebiet der Pathologie Licht zu bringen. Wenn dies auch nur zu einem geringen Teil gelungen ist, so sehen wir doch, dass die Fortschritte der physiologischen Chemie fortschreitend verwertet werden. In dem ersten Referat (1889) ordnet der Göttinger Kliniker Ebstein die klinischen Symptome, indem er die primäre Gelenkgicht, die in Anfällen verläuft, der primären Nierengicht entgegenstellt, welche als chronische Nephritis in langsamem Verlauf zur Schrumpfniere führt. Dazu treten die prämonitorischen und die intervallären Erscheinungen, Schmerzen in den Muskeln und im Periost sowie Ermüdungsgefühle und die visceralen Erscheinungen, als welche er die Magendarmstörungen, die Erkrankungen der Harnorgane, die Neuralgien und die neurasthenischen Depressionen zusammenfasst. Ebsteins Theorie stellt die Harnsäure in den Mittelpunkt des Geschehens. Sie wird vom Gichtkranken vermehrt gebildet, sie staut sich in den Säften, führt zur Primärnekrose der Gewebe, in die sich nachträglich Urat ablagert. Die verminderte Ausscheidung der Harnsäure ist eine Folge der lokalen Retention. Der Gichtanfall entsteht, wenn die Stauung der Säfte sich zur Stockung steigert. Die nekrotisierten Gewebsteile bilden durch ihre saure Reaktion aus dem neutralen Urat der Säfte das saure Salz, welches wir in den gichtischen Nekrosen finden. Die diätetischen Vorschriften Ebsteins laufen in Übereinstimmung mit den Vorschriften der grossen englischen Gichtärzte auf mäßige, einfache Ernährung und kräftige Körperbewegung hinaus. Das adäquate Getränk ist lediglich Wasser. Alkalische Wässer werden mit Rücksicht auf die zu erstrebende starke Alkalescenz der Säfte empfohlen. Aus demselben Grunde wird vorwiegend vegetarische Diät, besonders aber reichlicher Obstgenuss, empfohlen. Der medikamentösen Behandlung steht er sehr skeptisch gegenüber. Salicylsaures Natrium hält er ebenso wie Colchicum nur für symptomatisch wertvoll.

Das Korreferat von E. Pfeiffer[1] zeigt, wie sehr ein vorzüglicher Praktiker sich von unsicheren Experimenten und falschen Theorien irreführen lassen kann. Er stützt sich auf Versuche der Filtration des Urins Gichtkranker über Filter, die mit Harnsäure beschickt sind; er kommt aus diesen methodisch ganz unzulänglichen Versuchen zu dem Schluss, dass die Harnsäureausscheidung im Anfall vermehrt ist und bezeichnet die Angaben Garrods, dass während des Gichtanfalls die Harnsäureausscheidung vermindert sei, als grundfalsch. Er stützt sich ferner auf Versuche mit Einspritzungen chemisch reiner Harnsäure in steriler Kochsalzlösung in das menschliche Unterhautzellgewebe, welche zu lokalen Entzündungen führen, die durch Alkalien gesteigert, durch Mineralsäuren vermindert werden, und vergleicht diese Wirkung mit dem natürlichen Gichtanfall, den er nun ebenso durch Alkali verschlechtern, durch Säure zur Besserung bringen will. So kommt Pfeiffer, der übrigens in Wiesbaden, dem Wallfahrtsort vieler Gichtkranker, eine sehr erfolgreiche Praxis ausgeübt hat, zu der Empfehlung, durch die er sich in Gegensatz zu Vorgängern und Nachfolgern stellt, dass Gichtkranke reichlich Fleisch essen sollen. Eier sind erlaubt, dagegen ist Milch vorsichtig zu geniessen, da dieselbe durch die gleichzeitig eingeführte Milchsäure ungünstig wirken kann. Kohlehydrate, vor allem Stärkemehl und Zucker, werden vermieden, weil durch sie Säuerung im Magen und Vermehrung der freien Harnsäure verursacht wird. Zum Glück werden Gemüse, Salate und Früchte als äusserst zuträglich bezeichnet, da sie die Säfte und den Urin alkalisch machen. Medikamentös werden die Alkalien als harnsäurelösend empfohlen, insbesondere aber der Gebrauch der alkalischen Mineralwässer. Aus seiner Harnsäurefiltriermethode gewinnt Pfeiffer schliesslich den Beweis für diagnostische und therapeutische Bedeutung der Wiesbadener Mineralbäder. 20 Kochbrunnenbäder vermindern die gebundene Harnsäure beträchtlich, ja sie kann bis auf Spuren herabsinken. Den akuten Gichtanfall, der dadurch entsteht, „dass unlöslich und schmerzlos deponierte Harnsäure plötzlich in leicht lösliche schmerzhafte Modifikationen verwandelt wird," behandelt er mit Salzsäure oder salicylsaurem Natrium. Die lokale Behandlung mit Umschlägen und Massage ist erfolglos.

[1] E. Pfeiffer hat sich um den Kongress als langjähriger Schriftführer 1887—1912 besondere Verdienste erworben, † 1917.

Ein theoretischer Fortschritt und eine bessere Begründung therapeutischer Maßnahmen war erst durch den Fortschritt der physiologischen Chemie zu erwarten. 1896 berichtet Albrecht Kossel[1] von seinen berühmt gewordenen Untersuchungen über Nucleinsubstanzen, dem Hauptbestandteil der Zellkerne, aus welchen die Harnsäure entsteht. Die in Milch und Eidotter enthaltenen phosphorreichen Körper liefern keine Nucleinbasen und infolgedessen auch keine Harnsäure; sie werden als Paranucleine von den Nucleinen abgetrennt. Aus diesen Untersuchungen hat Weintraud[2] wichtige Schlüsse für die Diätetik gezogen, über die er auf dem Kongress berichtet. Er hat sowohl durch reine Nucleinpräparate als auch durch Verfütterung von Kalbsthymus bei Mensch und Tier im Blut wie im Urin reichlich Harnsäure nachweisen können. Als Bildungsstätte für dieselbe kommen in erster Linie die Leber, in zweiter die Milz, sicher nicht die Niere, in Frage. Der nächste Fortschritt wird zwei Jahre später von Magnus Levy, damals in Strassburg, berichtet, welcher stets im Blut der Gichtkranken in Übereinstimmung mit Garrod Harnsäure vorfand. Aber ein deutlicher Unterschied des Harnsäuregehalts im Blut im Anfall gegenüber dem freien Intervall ist nicht vorhanden. Auch die Alkalescenz des Blutes zeigt sich weder innerhalb noch ausserhalb des Anfalls verändert; auch ist die Alkalescenz durch medikamentöse Alkalizufuhr nicht zu vermehren. Ob in den Gichtgeweben im Anfall lokale Reaktionsveränderungen vorkommen, wie es Ebstein wollte, bleibt zweifelhaft. Von theoretischem Interesse ist, dass Minkowski nach Thymusfütterung beim Hunde eine Harnsäure ähnliche Substanz darstellt, die er später als Allantoin erkannt hat. In späteren Versuchen (1900) setzt sich Weintraud mit der Bedeutung der Hippursäure auseinander, die sich ebenfalls nach Nucleinfütterung vermehrt nachweisen lässt. Die darin enthaltene Benzoësäure ist aber sicherlich ein Fäulnisprodukt des Eiweisses und auch das Glykokoll hat nichts mit Nucleinen und Gicht zu tun, so dass die damals empfohlene Verwendung der Chinasäure gegen die Gicht theoretisch ungerechtfertigt ist, wie sie denn auch praktisch sich nicht bewährt hat.

1899 berichtet His, damals junger Extraordinarius in Leipzig, über das Schicksal von harnsaurem Natrium, welches in Aufschwemmungen ins Unterhautgewebe oder in seröse Höhlen und Gelenke von Tieren gespritzt wird. Es zeigt sich wie bei den gewöhnlichen Fremdkörpern eine starke Phagocytose, aber die Zelleneinwanderung ist stärker, die erzeugte Nekrose ist intensiver und örtlich weiter ausgedehnt als bei anderen Fremdkörpern. Der Schluss ist daraus zu ziehen, dass es sich um Wirkung eines Gewebsgiftes handelt. Die

[1] Damals Professor der Physiologie in Marburg, später in Heidelberg; Nobelpreisträger, † 1927.

[2] Damals Leiter der Breslauer Poliklinik, vorher Assistent bei Gerhardt und Naunyn, seit 1898 Oberarzt des städtischen Krankenhauses in Wiesbaden. Seine hervorragenden wissenschaftlichen Arbeiten betrafen vorwiegend Gicht und Diabetes. Er hat dem Kongress als ständiger Schriftführer von 1912 bis zu seinem frühen Ende 1920 ausgezeichnete Dienste geleistet.

experimentell erzeugten Herde haben eine grosse Ähnlichkeit mit den Gichtnekrosen, ohne jedoch mit denselben identisch zu sein. Für die Fortschaffung kommt ebensowohl die Phagocytose wie die chemische Löslichkeit in Frage. Damit erscheint die Ebsteinsche These von der Primärnekrose bei der gichtischen Ablagerung wesentlich erschüttert.

Über die Lösungsverhältnisse der Harnsäure berichtet His 1900. Die Löslichkeit des sauren Urats wird durch Natriumsalze vermindert, durch Lithiumsalze wird die Dissoziation des sauren Urats nicht begünstigt, auch Kohlensäure stört die Dissoziation.

Das Schicksal der Harnsäure bei der Gicht bleibt dauernd das Ziel experimenteller Bemühungen. 1907 berichten Brugsch und Schittenhelm, dass die Bildung der Harnsäure verlangsamt und verringert ist, wozu noch eine verzögerte Zerstörung trete. Sie glauben, dass die Harnsäure im Körper zersetzt werden kann und dass die Stoffwechselstörung der Gicht in einer Verminderung des fermentativen Harnsäureabbaus bestehe. Minkowski betont die Möglichkeit, dass die Harnsäure beim Gichtiker in einer nicht ausscheidbaren Bindung im Blute kreise. Wesentlich sind Versuche von Umber und Retzlaff vom Jahre 1910, wonach bei intravenösen Injektionen von Harnsäure in Piperazinlösung vom Gichtiker nur 8—24%, vom Normalen 80—94% ausgeschieden werden. Der Kampf der Theorien bleibt unentschieden, da das Tatsachenmaterial nicht ausreicht. Auf die theoretische Aussichtslosigkeit der Alkalitherapie macht Gudzent aufmerksam, da es nicht möglich ist, den Natriumgehalt des Blutes zu steigern, wie es für leichtere Löslichkeit des Mononatriumurats notwendig wäre, dagegen glaubt er, durch radioaktive Substanzen, insbesondere auch durch Radiuminhalation die Blutharnsäure zu vermindern. Dass der U-Gehalt des Blutes durch Atophan und Radium vermindert wird, zeigt Steinitz in neuen Versuchen.

1913 wird die Atophanwirkung besprochen, die die früheren Autoren geneigt waren, auf die vermehrte Harnsäureausscheidung zurückzuführen. Es wird gezeigt, dass Atophanderivate, welche die U-Ausscheidung nicht steigern, ebenfalls eine gute Wirkung bei der Gicht zeigen. Es ist also die Harnsäuremobilisierung für die Heilwirkung nicht als ausschlaggebend zu betrachten.

1914 nimmt Thannhauser noch einmal das Problem der U-Ausscheidung auf, indem er dieselbe nach Injektionen von Adenosin und Guanosin beim Gesunden und beim Gichtiker vergleicht. Es zeigt sich, dass die ausgeschiedenen Mengen bei beiden Kategorien gleich gross sind, aber beim Gichtiker geschieht die Ausscheidung viermal langsamer. 1920 sucht Gudzent der alten Vorstellung, dass die Gicht auf einer primären Fesselung der Harnsäure durch die Gewebe, einer sogenannten Uratohistechie, beruhe, neue experimentelle Grundlagen zu geben. Er hält den erhöhten Blutharnsäuregehalt nicht mehr für entscheidend bei der Gicht. Er findet, dass injizierte Harnsäure vom Gesunden, nachdem sie ins Gewebe abgewandert ist, schnell wieder zur Ausscheidung kommt, während sie in schweren Gichtfällen überhaupt nicht wieder ausgeschieden wird. Er glaubt, dass bei der Gicht im Gewebe übersättigte U-Lösungen entstehen, aus denen zu irgendeiner Zeit die Urate ausfallen müssten. Die Hypothese von der Haftung der Harnsäure im Gewebe wird später von ihm durch Untersuchung des U-Gehalts der Organe sowohl bei Hühnern als auch an verschiedenen menschlichen Leichen und an operativ gewonnenen Organen gestützt, ohne dass sich entscheidende Werte ergeben. — Das weitere Eindringen in das verwickelte Problem der Gichtpathogenese wird wohl nur durch bessere chemische Kenntnis der Vorstufen der Harnsäure möglich sein. Hier eröffnen die Mitteilungen Thannhausers über fermentative Abspaltung der tierischen Nukleinsäure (1930) gute Aussichten.

Fettsucht.

Der Göttinger Kliniker Ebstein bespricht 1885 in ausführlichem Referat die verschiedenen Entfettungskuren. Es gab damals eine Banting-Kur, die in fast ausschliesslichem Fleischgenuss bestand, eine Oertel-Kur, schon in Frankreich von Dancel erprobt, die die Flüssigkeitsbeschränkung neben Muskelbewegung in den Vordergrund stellt, und schliesslich die von Ebstein selbst inaugurierte Methode, welche die Gesamtnahrungsmenge herabsetzt, im Verhältnis aber mehr Fett als gewöhnlich zubilligt. Der Korreferent Henneberg setzt als Vertreter der landwirtschaftlichen Fütterungslehre die Grundsätze der Tierzüchter in bezug auf Anfettung auseinander. In der Diskussion wird von dem Physiologen Zuntz auf die Bedeutung der Wasserverdunstung aufmerksam gemacht, die bei Kohlehydratnahrung bedeutend stärker ist als bei Fettnahrung. Je grösser die Wasserverdunstung, desto grösser der Fettverlust, weil die Wärmemenge, welche zur besseren Verdunstung erforderlich ist, durch Oxydation herbeigeschafft werden muss. Bei Kohlehydrataufnahme entsprechen 100 Volumina $0 = 100\ CO_2$, bei Fett nur 69. Je höher der Kohlensäuregehalt, desto stärker die Atembewegung, desto mehr Wasser wird also verdunstet. Durch den erhöhten Wärmeverlust wird also bei Kohlehydratnahrung mehr Körperfett verloren, als bei Fettnahrung. Im übrigen äussern sich verschiedene Kliniker vom praktischen ärztlichen Standpunkt über die Bedeutung der verschiedenen für die Entfettung maßgebenden Faktoren. Baelz, der deutsche Kliniker, der lange in Japan gewirkt hat[1], macht darauf aufmerksam, dass die Japaner, die ausschliesslich von Kohlehydraten (Reis und Bohnen) leben, schlank sind. Sie essen nur bis zur Sättigung und trinken sehr wenig Wasser; starke Teetrinker werden dick. Fett sind dort nur die Ringer, die viel mehr Fleisch, aber auch sehr viel Alkohol geniessen. Im übrigen wird auch von den Klinikern Bauer (München), Leube (Erlangen), Jürgensen (Tübingen) auf die Bedeutung von Arbeit, Alkoholentziehung hingewiesen, daneben werden auch die Mineralwasserkuren hervorgehoben,

[1] Vorher Assistent von Wunderlich in Leipzig. † 1912. Seine sehr lesenswerte Biographie aus der Feder seines Sohnes Toku ist vor kurzem erschienen. Verlag von J. Engelhorns Nachf., Stuttgart.

welche auf den Stoffzerfall einen nicht geringen Einfluss ausüben, was besonders aus Zuntzs Respirationsversuchen hervorgeht. — Erst 1923 wird die Fettsucht wieder erwähnt, indem Schmidt die Proteinkörpertherapie derselben beschreibt; durch Kombination von Milchinjektion mit kleinen Dosen von Thyreoidin erzielt er erhebliche Entfettung.

Das praktisch so wichtige Thema wird seither nicht wieder behandelt. Wir finden es erst wieder erwähnt, als die Bedeutung der endokrinen Drüsen für den Stoffwechsel in den Verhandlungen hervortritt. So berichtet Löning (Halle) 1906 von der Atrophie der Schilddrüse bei der Adipositas dolorosa (Dercumsche Krankheit) und 1914 zeigt Mohr mit Hilfe des Abderhaldenschen Verfahrens zum Nachweis der Abbaustoffe, dass in den meisten Fällen von Fettsucht Abweichungen in der Funktion nicht nur der Schilddrüse, sondern auch anderer endokriner Drüsen vorhanden sind.

Mineralstoffwechsel.

Zusammenfassend wurden die Fragen des Mineralstoffwechsels zuerst von Magnus-Levy (1909) behandelt. Der Einfluss der Mineralstoffe ist an deren Ionisierung gebunden und es können Wirkungen der einzelnen Ionen unterschieden werden. Als Beispiele von Störungen des Gleichgewichtes bestimmter Ionen wurden besprochen die klinischen Zustandsbilder der Acidose, der Rachitis und Osteomalacie, die Phosphaturie und die Ödembildung. Die Rolle des Kochsalzes bei dem nephritischen Ödem ist in den Seite 75 besprochenen Referaten von Widal und H. Strauss ausführlich gewürdigt worden. Die neueren Ergebnisse der Mineralstoffwechselforschung wurden im Jahre 1924 von Wiechowsky, Straub (Greifswald) und Freudenberg (Marburg) referiert. Schon Magnus-Levy bezeichnet die klinische Acidose als eine relative, eine Anhäufung saurer Valenzen im Blut, bei welcher durch kompensatorische Vorgänge die Wasserstoffionenkonzentration im Blut trotzdem unverändert bleibt. Straub verweist auf die Bedeutung der Überventilation, der Abgabe der gebundenen Kohlensäure durch die Atmung zur Erhaltung der aktuellen Blutreaktion. Auch bei der Acidose der Nierenkranken bleibt die Isohydrie des Blutes erhalten, wenn auch die Ionen im Blute eine bunte Verschiebung erfahren (Poikilopikrie) und der Gefrierpunkt erhöht wird. 1927 bezeichnet Magnus-Levy und Siebert den starken Ammoniakverlust als wahre Ursache der nephritischen Acidose (vgl. S. 77). Bei der Rachitis liegt nach Magnus-Levy eine Störung des Kalkstoffwechsels der Zellen vor, die Acidose führt zur Entkalkung. Freudenberg berichtet ausführlich über den Ionisationszustand des Kalkes im Blut, seine Bindung an Kolloide und die Erhöhung der Kalkionisation, seine Loslösung von den Eiweissmolekülen durch die Erhöhung der Wasserstoffionenkonzentration, die Säuerung bei der Rachitis. Im Gegensatz zu der Phosphationverminderung bei der Rachitis fand er eine Steigerung dieses Ions bei der kindlichen Tetanie.

Die Kochsalzretention bei der Bildung von nephritischen Ödemen bezeichnet Magnus-Levy als eine aktive Leistung der Zellen, ebenso wie die Chlorretention bei akuten Erkrankungen (Pneumonie). Auf die Möglichkeit einer trocknen Kochsalzretention weist Widal in seinem Referat hin. Es spielen dabei neben dem Kochsalz noch andere Stoffe, insbesondere der Harnstoff, eine Rolle. Eine eingehende Prüfung des Verhaltens der verschiedenen Ionen im Organismus finden wir in dem Referat von Wiechowski. Die einzelnen Ionen verteilen sich verschieden auf die Gewebe und das Blut. Im letzteren wiegen vor die Natrium-, Calcium- und Chlorionen, während das Gewebe höheren Gehalt an Kalium-, Magnesium- und Phosphationen aufweist. Die Tätigkeit der Körperzellen ist an die Anwesenheit bestimmter Ionen gebunden, es können aber einzelne Ionen wie das Na˙ und K˙, Cl′ und Br′ bei einseitiger Zufuhr sich gegenseitig vertreten. Es müssen daher die Untersuchungen des Mineralstoffwechsels stets in Form von Bilanzversuchen durchgeführt werden, was grosse methodische Schwierigkeiten ergibt. Wiechowski betont die grosse Bedeutung der Elektrolyten für die Zellfunktion, deren Erforschung noch ganz in Anfängen steht. Das Verständnis für die Rolle der Elektrolyte im Körper wird nach Straub durch die Kenntnis der Beziehungen der einzelnen Ionen zu den Kolloiden gegeben. Änderungen des Quellungszustandes, Flockungen der kolloiden Lösungen, Beeinflussung der Kolloidladung durch die elektrisch geladenen dissoziierten Ionen sind Phänomene, die exakt im Versuch zu verfolgen sind und sicher auch im lebendigen Organismus Analogien besitzen. Die Untersuchungen über die Wirkung der Elektrolyte auf das Protoplasma sind zuerst an Seeigeleiern, später an isolierten Organen höherer Tiere ausgeführt worden, in der Klinik steht der Bilanzversuch an erster Stelle. Nur unter Berücksichtigung der wechselnden Ausscheidungen durch die Niere, Darm, Lunge kann Einblick in den Mineralstoffwechsel gewonnen werden. Die enge Verbundenheit des Mineralstoffwechsels mit der Hormonwirkung und der Tätigkeit der nervösen Centra weist auf die besondere Bedeutung der Elektrolyte im Leben des gesamten Organismus. Dass die Leber bei ihrer Regulierung der Wasseraufnahme und -abgabe und des Säurebasengleichgewichtes enge Beziehung zu den Elektrolyten besitzt, konnte Beckmann (1927) zeigen. Die erwähnten Funktionen sind der Leberzelle selbst zuzuschreiben, welche ihre Leistung in Abhängigkeit von der Anwesenheit bestimmter Ionen ändern kann. In späteren Versuchen (1929) zeigt derselbe Autor, dass experimentelle Schädigung der Leber besonders durch Phosphorvergiftung zur Aufhebung der Retentionsfähigkeit für Kationen und zu Schwankungen im Anionendefizit führt. Daraus ist therapeutisch die Folgerung vorsichtiger Salzzufuhr bei Leberkrankheiten zu ziehen. — Für die Tätigkeit des vegetativen Nervensystems ist nach Kroetz (1927) das Verhältnis der Kalium- zu den Calciumionen maßgebend. Dieses Gleichgewicht wird von dem Organismus streng gewahrt. Die Frage der Wasserretention bzw. -abgabe unter dem Einfluss von alkalotischer bzw.

acidotischer Änderung des Stoffwechsels wurde von Oehme (1924), die Rolle des Quellungsdruckes der Kolloide für den Flüssigkeitsaustausch in den Capillaren und seine Beeinflussung durch Elektrolyte wurde von Schade (1924) behandelt.

9. Krankheiten der endokrinen Drüsen.

Unter den endokrinen Drüsen kommt zuerst die **Nebenniere** zur Besprechung. 1891 wird die Addisonsche Krankheit von Fleiner (Heidelberg) besprochen. Er bezweifelt, ob die Nebennierenerkrankung an sich das Krankheitsbild verursacht, da er bei zwei Fällen degenerative Veränderungen in dem Plexus solaris und den splanchnischen Nerven gefunden hat, welche die abdominellen Symptome und die allgemeine Asthenie erklären.

1901 berichtet Blum (Frankfurt a. M.) über den von ihm experimentell gefundenen Nebennierendiabetes. Er erzielt durch den Extrakt einer einzigen Hammelnebenniere bei Kaninchen eine Glykosurie von über 2% von 1—3tägiger Dauer. Vom synthetischen Suprarenin genügen 6 dmg, um bei einem Hund sehr starke Glykosurie zu erzeugen. Der Blutzuckergehalt steigt nach der Injektion an. Beim Hungertier ist die Glykosurie nicht zu erzeugen, dagegen kann sie durch nachträgliche Ölzufuhr bei Hungertieren entstehen, wodurch der Übergang von Fett in Kohlehydrate deutlich erwiesen scheint. Der Nebennierendiabetes unterscheidet sich also sehr wesentlich vom Pankreas- und Phloridzindiabetes, er ähnelt am meisten der Glykosurie beim Zuckerstich. Trotz dieser klaren Versuche hält der Autor eine innere Sekretion der Nebenniere für höchst unwahrscheinlich. Die Pathogenese des Nebennierendiabetes wird 1909 von Frank und Isaak (Wiesbaden) von neuem in Angriff genommen. Sie schliessen aus dem Ausbleiben der Hypoglykämie nach Nebennierenexstirpation, dass das Adrenalin nicht direkt, sondern auf dem Wege über die Leber wirkt. Durch Injektionen von Cholin wird die Adrenalinglykosurie nicht kupiert. Sie schliessen aus dem Fehlen des Antagonismus, dass die endokrine Funktion des Pankreas nicht unter dem Einfluss des autonomen Nervensystems steht.

1910 zeigt Porges (Wien), dass bei doppelseitiger Nebennierenexstirpation bei Hunden, ebenso wie bei der Addisonschen Krankheit, der Zuckergehalt des Blutes herabgesetzt ist, ähnlich wie es sich bei ermüdender Arbeit und beim Strychnintetanus verhält. Durch Adrenalininjektion kann man in solchen Fällen eine Glykogenneubildung verursachen, während bei phosphorvergifteten Tieren, bei denen durch Zuckerzufuhr eine Neubildung von Leberglykogen nicht möglich ist, die Adrenalin bildende Substanz der Nebenniere schwindet. Es scheint, dass die Adynamie bei Nebenniereninsuffizienz durch Kohlehydratmangel bedingt ist. Ein Jahr später wird durch Rahel Hirsch (Berlin) die besondere Wirkung des Adrenalins auf den Wärmehaushalt bewiesen, indem sie bei Injektionen des Adrenalins in Nebenniere, Pankreas und

Leber starke Temperaturstörung erzeugt, während die Organe morphologisch vollkommen intakt bleiben. Wie die Wirkung auf den Wärmehaushalt zustande kommt, bleibt ungeklärt. — 1922 zeigt Billigheimer, dass das Verhalten des Blutzuckers wie des Blutdrucks nach Adrenalininjektion von der Art der Ernährung abhängig ist. Nach Eiweissdiät zeigen die Kurven höheren Anstieg als nach Kohlehydraten. — Einen Einfluss des Adrenalins auf die Harnsäureausscheidung, der im Anfang in einer Verminderung, in späterem Stadium in einer Vermehrung besteht, erweisen Kraus und Oesterreicher. Die isolierte Harnsäureausscheidung scheint von dem Verhalten des Blutdrucks abhängig. Ob die Niere selber beeinflusst wird, ist unsicher. Gottschalk und Pohle zeigen, dass intravenöse Adrenalininjektionen starke Veränderungen der Wasserstoff-Ionen-Konzentration im Leberstromgebiet hervorrufen. Sie kommen zu dem Schluss, dass die Hyperglykämie durch die optimalen Reaktionsbedingungen des diastatischen Ferments in der Leber und durch Quellung der Leberzellmembranen hervorgerufen wird, wodurch dem Adrenalin erst die Wirkungsmöglichkeit im Inneren der Zellen geschaffen wird. Weinberg zeigt in seinen Versuchen, dass die Steigerung des Blutdrucks und des Blutzuckers nach Adrenalininjektion sowohl von der Konzentration der Adrenalinlösung, übrigens auch vom Ort der Applikation, abhängig ist. Während 0,00005 mg pro kg intravenös Steigerungen hervorrufen, gibt 0,0005 mg pro kg intramuskulär Blutdrucksenkung.

Die endokrine Funktion der **Schilddrüse** wird zuerst 1894 erwähnt, als Rehn die Heilwirkung eines Schilddrüsenextraktes bei kindlichem Myxödem erwähnt. 1896 wird die therapeutische Anwendung der Schilddrüsenpräparate zum Gegenstand eines grossen Referates gemacht, welches neben dem inneren Mediziner Ewald der Chirurg Bruns (Tübingen) erstattet. Ewald gibt in grossen Zügen die bisherige Geschichte der Schilddrüsentherapie, welche mit Schiffs Implantation bei entkropften Hunden beginnt, über die chirurgische Implantation bei der Kocherschen Krankheit zu Baumanns Entdeckung der jodhaltigen Bestandteile der Schilddrüse führt. Es zeigt sich, dass die chemisch dargestellten Substanzen nicht so sicher wirken wie die Gesamtpräparate frischer oder getrockneter Schilddrüse, welche den Stoffwechsel steigern, im Übermaß gereicht Hyperthyreoidismus erzeugen, aber beim Myxödem und Cachexia strumipriva von sicherer Heilwirkung sind, und bei Fettleibigkeit eine Einschmelzung des Fettes bewirken. Das chirurgische Referat von Bruns sucht den Zusammenhang zwischen Kropfoperation und Cachexia strumipriva zu präzisieren. Bruns zeigt, dass bei mäßiger Verkleinerung des Kropfes die Gefahr des postoperativen Myxödems nicht besteht. Von Bedeutung sind die Umsatzbestimmungen von Magnus Levy, deren Resultate heute noch zu Recht bestehen. Durch Schilddrüsenextrakte wird der Umsatz gesteigert. Es kommt aber auch zur Eiweisszersetzung, so dass die therapeutische Verwendung bei Fettleibigkeit nicht ungefährlich erscheint. Die Diskussion berichtet über mancherlei Versuche, die

Schilddrüsentherapie bei anderen Krankheiten, Rachitis, Tetanie, Zwergwuchs, auch Hautkrankheiten, zu verwenden, doch bleibt der Erfolg zweifelhaft. Auch Mb. Basedow wird meist verschlechtert, sichere Heilung gibt es nur bei Myxödem, Kretinismus, infantilem Myxödem und Struma.

1895 wird ein grosses Referat über Basedow-Krankheit von dem Berliner Neurologen Eulenburg erstattet, in welchem er nach einer Schilderung der klinischen Symptome die Theorien über die Entstehung der Krankheit bespricht. Sowohl die neurogene Theorie, welche die verschiedensten Versuche einer Erklärung durch Erkrankung bestimmter Partien des Nervensystems anführt, als auch die thyreogene Theorie, welche die Erscheinungen auf eine Hypersekretion von Schilddrüsensekret zurückführt, werden erörtert, mit dem Resultat, dass es sich bei Basedow um eine qualitativ veränderte Drüsensekretion handelt, da die Basedow-Strumen einen verminderten Jodgehalt haben. In der Therapie vertritt Eulenburg den Standpunkt der Superiorität der inneren Behandlung, in der neben klimatischen, physikalischen und diätetischen Einwirkungen besonders die Psychotherapie von Bedeutung sei, während die chirurgische Behandlung nur einen Notausgang darstelle. Die Resektion des Sympathicus bezeichnet er als groben Unfug. Im Anschluss daran berichtet Matthes über Stoffwechselversuche, welche in Bestätigung der Magnus Levyschen Feststellungen die Erhöhung des Gesamtumsatzes, aber auch der Eiweisszersetzungen bei chronischen Basedow-Fällen erweisen, und zwar steigen die Umsetzungen parallel der Verschlimmerung der Krankheit, während sie bei Besserung derselben sinken. Die Diskussion ist bemerkenswert durch die Bemerkungen des Marburger Poliklinikers Friedrich Müller, welcher die Erfolge des Thyreoidins in den Fällen parenchymatöser Struma bei jugendlichen Individuen hervorhebt, bei denen schon leichte Basedow-Symptome vorhanden sind. Er weist auch auf die eigentümlichen Symptome der Basedow-Krankheit im Klimakterium hin, die hauptsächlich bei solchen Frauen auftreten, welche schon vorher jahrelang Kropf gehabt haben. Es treten die Basedow-Erscheinungen bei diesen im umgekehrten Verhältnis zu der wechselnden Grösse des Kropfes auf. Dass beim Basedow das Schilddrüsensekret qualitativ verändert ist, glaubt er durch mikroskopische Untersuchungen der Schilddrüse beweisen zu können: der Inhalt der Acini ist weniger kolloid, mehr dünnflüssig und von anderer Reaktion gegenüber den Farbstoffen. Die zahlreich geschwollenen Lymphdrüsen am Hals beweisen die Beteiligung des Lymphgefäßsystems bei der Resorption des pathologisch veränderten Sekrets. Die Erhöhung des Eiweissumsatzes erscheint ihm als die Folge der gesteigerten Gesamtoxydationen. In bezug auf die Ätiologie steht er bemerkenswerterweise auf dem Standpunkt, dass das psychische Trauma überschätzt werde, obwohl sich bei neuropathischen Individuen viel öfter Basedow findet als bei Individuen mit robustem Nervensystem. So glaubt er, dass der Schreck hier kaum eine grössere Rolle spielt als der Ärger beim Ikterus.

In der weiteren Diskussion wird auch ein Fall von Basedow bei angeblich tertiärer Lues erwähnt, der durch Jod-Schmierkuren gebessert worden ist. In den folgenden Jahren werden verschiedene experimentelle Untersuchungen über Wirksamkeit chemisch isolierter Schilddrüsenpräparate gebracht, ohne einen sicheren Fortschritt zu begründen (Roos, Blum). 1904 berichtet Scholz (Graz) über die Resultate der Schilddrüsenfütterung bei Kretinismus, welche weniger befriedigend waren als beim Myxödem, dabei in einzelnen Fällen Basedow-Symptome verursacht haben.

Im Jahre 1906 wird der Gesamtfragenkomplex in grossen Referaten von Kraus und Kocher besprochen. Nach Kraus sezerniert die Schilddrüse einen Stoff, der im Follikel zu Kolloid jodiert und nachträglich an das Blut abgegeben wird. Jod ist überall in der Natur vorhanden. Im menschlichen Körper ist es in allen Organen in organischer Bindung, es kreist im Blut, in der Schilddrüse wird es gespeichert. Der Jcdstoffwechsel ist nicht die alleinige Leistung der Schilddrüse. Das Schilddrüsensekret vermag Gift zu binden. Die Acetonitrilvergiftung verläuft symptomlos nach Verfütterung von Schilddrüse (Reid-Hunt). Auch die Toleranz gegen Blausäure wird gesteigert (von Bergmann). Auch das Verhalten der Epithelkörper ist vollkommen verschieden. Die Beziehungen der Schilddrüse zum Knochenwachstum und zum Herzen sind noch ungeklärt. Was die Therapie anbetrifft, so hält Kraus die Chirurgie „an erster Stelle berufen, die Therapie des Morbus Basedowii zu übernehmen und mehr und mehr zu einer operativen zu gestalten. Über die Auswahl der Fälle und den Zeitpunkt des Eingriffs werden die unbefangenen Ärzte sich wohl bald einigen“.

Kocher spricht über Erfolge und Misserfolge der operativen Behandlung. Die Cachexia strumipriva zeigt eine Verlaufsdauer von durchschnittlich sieben Jahren bis zum Tode. Schilddrüsenpräparate (Thyreoidin) können 13 Jahre mit Erfolg verabreicht werden. Kachexie kann auch bei partieller Resektion durch Schädigung des Restes vorkommen. Die Symptome des Myxödems werden ausführlich beschrieben. Tetanie, die 9 mal unter 40 Totalexstirpationen vorgekommen ist, geht nicht mit der Kachexie parallel, sie wird sicher durch Verlust der Nebenschilddrüse erzeugt; deswegen ist subkapsuläre Exstirpation der Schilddrüse geboten. Kocher macht ausführliche Angaben über die histologischen Verhältnisse. Die Basedow-Krankheit umfasst nach Kocher drei Intensitätsgrade, die Struma vasculosa, die Struma Basedowificata und die Struma Basedowiana. Die letzte Form entspricht der typischen Basedow-Krankheit. Unter 216 Fällen sind 130 der letzten Kategorie vorhanden. Es ist bemerkenswert, dass Kocher von diesen nur 97 operiert hat. Die Gesamtzahl der Operationen beträgt 167. Von diesen sind 9 = 5,3% gestorben. Von den typischen Basedow-Krankheiten sind 56 geheilt, bei 28 wird die Heilung als vollkommen bezeichnet. Die Operation wirkt genau in dem Maße heilend: „als durch Ausschaltung und Beseitigung von Schilddrüsengewebe der üble Einfluss des krankhaft wirkenden Schilddrüsensekrets beseitigt wird.“ Bemerkenswert ist, wie in bezug auf die chirurgische Indikation der Chirurg sich zurückhaltender ausspricht als der Internist. „Alles ist Heilmittel, was die Tätigkeit der Schilddrüse einschränkt. Allen voran steht der Wegfall psychischer Reize durch geistige und körperliche Ruhe. Wichtig ist die Ernährung, als Ersatz des gesteigerten Eiweisszerfalls vielleicht die Anwendung thyreopriver Ziegenmilch und die Behandlung mit Phosphaten. Das radikale Heilmittel ist die operative Behandlung durch Ligatur und Excision nach Maßgabe des Grades der Hyperplasie.“ 1914 berichtet Stark (Karlsruhe) über 69 operierte Basedow-Fälle. 9 % sind gestorben, 30 % geheilt, 35—40 % gebessert, ein Verhältnis, das ungefähr den Kocherschen Zahlen entspricht.

In der Diskussion beschränkt sich Fr. Müller im wesentlichen auf klinische Besprechungen über die Ermüdbarkeit und die psychopathischen Zustände und die Möglichkeit der Verwechselung mit Tuberkulose, auch über die Herzstörungen der einfachen Struma, welche besonders den rechten Ventrikel betreffen und sich von dem bei Basedow kaum unterscheiden, über den Zusammenhang zwischen Schilddrüse und Glykosurie sowie über den Exophthalmus, der auf eine seröse Durchtränkung des retrobulbären Zellgewebes zu beziehen ist, welches durch toxische Einflüsse von der Schilddrüse erklärt wird. Es kann aber auch eine Vermittelung des Sympathicus angenommen werden.

Die Beziehungen der Syphilis zur Schilddrüse in ihren verschiedenen Stadien wird von Seiffert sehr ausführlich besprochen. Er kennt eine luetische Struma, interstitielle luetische Entzündungen, auch Gummata. Er hält ein luetisches Myxödem für unwahrscheinlich, den Zusammenhang mit Basedow für sehr unsicher. Mendel (Essen) hält die Syphilis der Schilddrüse für häufiger, als bisher angenommen wurde. Sie wird gewöhnlich den bösartigen Geschwülsten zugerechnet, ist aber in jedem Falle durch Jodkali zu heilen. Zusammenhang mit Basedow ist in keinem Falle konstatiert. — Oswald (Zürich) erklärt noch 1906 den Basedow für eine Insuffizienz der Schilddrüse. Die Meinungen über die Wirksamkeit des Serums und der Milch entkropfter Ziegen sind geteilt und namentlich über die Bestimmung des Zeitpunktes der operativen Behandlung existiert noch keine Einigkeit.

1906 wird auch zum ersten Male die Röntgenbestrahlung von Struma und Basedow erwähnt. Gilmer (München) hat bei parenchymatöser gefässreicher Struma sehr gute Erfolge, in sieben Fällen von Basedow gute Wirkung gesehen, rät aber zu grosser Vorsicht bei den Bestrahlungen, zu denen mittelharte Strahlen verwandt und Hautreaktionen vermieden werden sollen. Erst 1922 wird die Röntgenbestrahlung wieder erwähnt. Im Experiment zeigt Brösamlen (Tübingen), dass die Thyreoidea des Basedow-Kranken gegen Röntgenstrahlen viel empfindlicher ist, als die normale, denn schon bei sehr schwacher Strahlenwirkung, die auf die gesunde Schilddrüse gar nicht wirkt, wird bei Basedow der Blutzucker vermehrt.

1908 werden von Falta, Eppinger und Rudinger die berühmt gewordenen Versuche über die Wechselbeziehungen zwischen Schilddrüse, Pankreas und Nebenniere besprochen. Gegenseitige Förderung besteht zwischen Schilddrüse und chromaffinem System, Hemmung der Schilddrüse durch Pankreas und umgekehrt, übermäßige Zuckertoleranz beim Myxödem, bei Hyperthyreose leichte Glykosurie. Die Hormone stehen in enger Beziehung zum vegetativen Nervensystem.

Pick und Pineles (Wien) zeigen, dass Schilddrüsenexstirpation bei jungen Tieren schwere Aortenveränderungen verursacht, ebenso wie sich beim Athyreoidismus schwere Aortensklerose findet. Bei Kaninchen erzeugt das Adrenalin schneller Aortensklerose, wenn Schilddrüse verfüttert wird. Fürth und Schwarz zeigen, dass Jodothyrin bei intravenöser Injektion zu Blutdrucksenkungen führt. 1909 weist Falta auf die Wechselwirkung der endokrinen Drüsen im Kohlehydratstoffwechsel hin, welche eine hemmende oder beschleunigende Wirkung auf das vegetative Nervensystem zeigen. Es steigt nach Schilddrüsenfütterung die N-Ausfuhr im Harn, während die P_2O_5-Ausfuhr im Harn sinkt, im Kot steigt. Pankreas und Epithelkörper hemmen die Salzausscheidung. Auch im Salzstoffwechsel bestehen antagonistische Wechselwirkungen der Drüsen. 1910 macht Falta auf Vorkommen von Fettstühlen beim Basedow aufmerksam, woraus sich wiederum die Gegensätzlichkeit zwischen Thyreoidea und Pankreas ergibt. — 1912 macht Laudenheimer (München) darauf aufmerksam, dass gewisse typische Migräneanfälle auf Thyreoidin prompt reagierten. Er schliesst daraus, dass diejenigen Formen der Migräne, die mit einer asthenisch-vagotonischen Konstitution einhergehen, wahrscheinlich mit mangelhafter Funktion der Schilddrüse, gelegentlich auch der Hypophyse, zu tun haben.

1923 wird gezeigt, dass Thyreoidin auf den Darmtonus (Dams), auf die dem Eiweissabbau parallel gehende Ausscheidung von Kreatin und Kreatinin (Schenk) sowie auf den Viskositätsfaktor des Blutes, d. h. das Verhältnis der festgestellten zu der für den Eiweissgehalt normalen Viskosität (Neuschloss) einwirkt. — 1927 werden Untersuchungen über Wirkungen der vegetativen Gifte auf den thyrektomierten Hund bekanntgegeben; das Herznervensystem des schilddrüsenlosen Tieres reagiert weit intensiver auf Cholin und Adrenalin als vor der Operation; kleine Dosen von Cholin führen zwei Monat nach Entfernung der Schilddrüse zum Vorhofflimmern [Schliephake (Jena)]. 1927 und 1928 werden aus den Jenenser und den Münchener Kliniken eingehende Untersuchungen bekanntgegeben über die Verteilung des Jods im Blut und in den Geweben bei Normalen und Basedow-Kranken, wie sie durch die Fellenbergsche Methode ermöglicht sind; das sehr verwickelte Problem der Beziehungen zwischen Schilddrüse und Jodverbindungen, das für die Therapie von grösster Bedeutung ist, wird noch viel Arbeit erfordern. — Zum Schluss sei auf die Mitteilung von Bergmanns (1928) über die klinische Bedeutung der Reid-Hunt-Reaktion hingewiesen, in welchen, durch den Nachweis der acetonitrilbindenden Fähigkeit des Bluts im Mäuseversuch, die thyreotoxische Natur der sog. vegetativen Stigmatisation wahrscheinlich gemacht wurde.

Die Bedeutung der **Hypophyse** wird zuerst 1922 von Biedl zusammenfassend besprochen. Der rasche Fortschritt in der Erkenntnis der verwickelten Beziehungen der Hypophysenfunktionen, welche in den letzten Jahren erreicht wurde, ist aus den Verhandlungen des Jahres 1930 zu erkennen. Im Referat von Biedl ist die Bindung der verschiedenen Funktionen der Hypophyse an die einzelnen Abschnitte der Drüse in der auch jetzt gültigen Formulierung beschrieben. Der drüsige Vorderlappen, welcher entwicklungsgeschichtlich aus dem inneren Keimblatt stammt, liefert ein lipoides und granuläres Sekret, welches zum Teil direkt in das Blut abgegeben wird, zum Teil in den zystischen Hohlräumen der Drüse gespeichert wird. Das Vorderlappenhormon, welches als Tethelin bezeichnet wird, wirkt als Wachstumshormon, seine Hauptleistung fällt in die Wachstumsperiode des Organismus. Nach Exstirpation dieses Drüsenteils bei jungen Tieren wurde Zwergwuchs, Infantilismus beobachtet, in Analogie mit dem hypophysären Infantilismus, Nanosomia pituitaria, Senilismus, welche bei Menschen mit Unterfunktion oder Unterentwicklung bzw. destruktiven Prozessen an der Vorderhypophyse in Erscheinung treten. Im Gegensatz zu diesen Veränderungen führt die Hyperplasie und Bildung von eosinophilen Adenomen des Vorderlappens zu acromegalen Veränderungen und in der Zeit vor dem abgeschlossenen Wachstum eventl. zum allgemeinen Riesenwuchs. Diese grundlegenden Kenntnisse über die Funktion des Hypophysenvorderlappens sind durch spätere Untersuchungen bestätigt und erweitert worden. Die Isolierung des von Biedl beschriebenen Wachstumshormons durch Evans wird 1930 von Trendelenburg berichtet, welcher die experimentell nachweisbaren Wechselbeziehungen der Schilddrüse und der Keimdrüsen schildert. Die hemmende Wirkung des Keimdrüsenhormons auf die Tätigkeit des Hypophysenvorderlappens gewinnt besonderes Interesse durch die Isolierung der einzelnen spezifischen Hormone durch Aschheim und Zondek. Wird durch das eine, Prolan-A genannte Hormon, das Uteruswachstum und die Follikelreifung gefördert, so geschieht die Luteinisierung der reifen Follikeln durch ein zweites Hormon, das Prolan-B. Bei Hemmung der Ovarialtätigkeit während der Schwangerschaft und nach Ovarektomie tritt eine enorme Steigerung der Prolanproduktion und Ausschwemmung desselben durch die Niere ein; dadurch wird die Feststellung der Gravidität durch Nachweis dieser Prolanausscheidung im Mäuseversuch ermöglicht. Weitere Beziehungen bestehen zwischen der Hypophyse und der Schilddrüse; so schildert Trendelenburg die fördernde Wirkung des Schilddrüsenhormons auf die Produktion des Evanshormons. Aus der fehlenden Ansprechbarkeit auf Insulin und der starken reaktiven Hypoglykämie nach Insulinzufuhr, welche bei Kranken mit Acromegalie oft beobachtet werden, schliesst Lichtwitz in seinem Referat im Jahre 1930 auf korrelative Beziehungen des Hypophysenvorderlappens auch zu den Nebennieren und dem Pankreas.

Der Zwischenlappen der Hypophyse wird schon von Biedl als Stoffwechseldrüse bezeichnet, welche in enger Beziehung mit dem Hinterlappen steht und durch diesen das gebildete Inkret durch den Hypophysenstiel an die Stoffwechselcentra des Zwischenhirns abgibt. Der Zwischenlappen und das mit diesem durch den Hinterlappen verbundene Zwischenhirn sind die eigentlichen Centra, denen die verschiedenen Stoffwechselstörungen bei hypophysären Erkrankungen zuzuschreiben sind, ihrer Schädigung durch den wachsenden Vorderlappentumor bei der Acromegalie sind die Stoffwechselstörungen bei dieser Krankheit zur Last zu legen. Als häufigen Typ einer Stoffwechselstörung durch Läsion des Zwischenlappens bezeichnet Biedl die Dystrophia adiposogenitalis. Auf demselben Kongress bringen Leschke und Kestner genauere Besprechungen dieser Krankheit; während ausgesprochene Fälle meist bei Erkrankungen des Zwischenlappens und des Vorderlappens vorkommen, kann dasselbe Krankheitsbild auch bei Erkrankungen des Zwischenhirns (Hydrocephalus internus) zustande kommen und nicht vollkommen ausgesprochene Formen wurden in Fällen von reiner Erkrankung des Zwischenhirns durch Lues gefunden. Kestner berichtet über das Fehlen der spezifisch dynamischen Wirkung einer Eiweissmahlzeit bei normalem Grundumsatz bei hypophysären Erkrankungen; durch Präphysonzufuhr konnte die fehlende spezifisch-dynamische Wirkung wieder hergestellt werden. Die Auffassung der Fröhlichschen Krankheit ändert sich in den späteren Jahren und Trendelenburg rechnet diese zu den Erkrankungen des Vorderlappens der Hypophyse auf Grund des Fehlens von Prolan-A bei dieser Krankheit. Die von Leschke angedeuteten Zusammenhänge des Zwischenhirns mit der Hypophyse werden von Lichtwitz im Jahre 1930 ausführlich behandelt. Die pathologische Betrachtung muss von einer Einheit Hypophyse-Zwischenhirn ausgehen, wenn sie allen klinischen und experimentellen Möglichkeiten gerecht werden will. Dem Einfluss dieses Systems unterstehen der Wasser- und Mineralhaushalt, die Ödembildung, der Eiweißstoffwechsel, Zurückhaltung von N-haltigen Produkten, die Perspiratio insensibilis, der Kohlehydratstoffwechsel, der Fettansatz und die spezifisch-dynamische Eiweisswirkung. Die Beziehung der Hypophyse zu bestimmten Formen von Anämie, Chlorose, Erythrämie, Achylia gastrica, schliesslich noch zu den Nephrosen, Schwangerschaftsniere und der endokrinen chronischen Arthritis werden von Lichtwitz angedeutet. Er hebt weiter hervor, dass besonders der Wasserstoffwechsel nicht nur in Form des echten Diabetes insipidus gestört sein kann, sondern dass lediglich eine Chlorkonzentrationsschwäche ohne Polyurie die Krankheit andeuten kann. In den Referaten von Trendelenburg, Lichtwitz und in der Diskussion wird wiederholt auf die enge Verbindung der rein-hormonalen Einflüsse seitens der Hypophyse mit nervösen Vorgängen hingewiesen; besonders beim Wasserstoffwechsel ist der Einfluss des Zwischenhirns deutlich; so erwähnt Leschke, dass Zerstörung des Hypophysenhinterlappens nicht unbedingt zum Diabetes insipidus oder mellitus führt, dass die Dystrophia adiposogenitalis, welche gewöhnlich bei Störungen der Pars intermedia und des Vorderlappens der Hypophyse beobachtet wird, auch dann zustande kommt, wenn das Zwischenhirn (durch Hydrocephalus) gestört ist und die Hypophyse an sich normal befunden wird. Während Biedl in seinem älteren Referat nur allgemein die Vielseitigkeit der Hypophysenleistung erwähnt und Boruttau auf Grund eigener und Untersuchungen von Fuehrer eine abweichende Wirksamkeit verschiedener Extrakte auf den Uterus und die Gefässe feststellt, konnte Trendelenburg später über weitere Isolierung spezifisch wirkender Stoffe aus dem Hinterlappen der Hypophyse berichten, so die zuerst von amerikanischen Autoren getrennt dargestellten Pitocin oder Oxytocin und Pitressin oder Vasopressin, von denen die ersten auf den Uterus wirken, die letzteren blutdrucksteigernd, antidiuretisch und peristaltikanregend wirken. Die Erfahrungen mit den jetzt auch in Deutschland hergestellten Teilhormonen des Hinterlappens werden in dem Referat von Trendelenburg noch nicht berücksichtigt. Kasuistische Mitteilungen und einzelne experimentelle Beobachtungen über die Funktionen der Hypophyse wurden in den Diskussionen zu den Vorträgen zahlreich gebracht: nicht voll ausgebildete Zustände von hypophysärer Kachexie, für welche Lichtwitz den Namen Simmondssche Krankheit (ohne Kachexie) vorschlägt, anatomische Befunde bei encephalitischen Prozessen im Zwischenhirn, bei welchen es zu teilweiser Fettsucht kam (Pette), Ausbildung einer dauernden Hypertonie bei jahrelangem Gebrauch von Asthmolysin bei einem Asthmatiker (Misske), die postpartale Magersucht, bei welcher Curschmann eine herabgesetzte spezifisch-dynamische Wirkung fand, u. a. Die Diskussion über den Diabetes insipidus brachte auch auf dem letzten Kongress keine vollkommene Klarheit über diese Krankheit. Frank, welcher vor 22 Jahren die hypophysäre Genese dieser Erkrankung lehrte, lehnt die centralnervöse Regulierung dieser Störung ab und verlegt die Wirkung des Hypophysenhinterlappenhormons in die Niere. Auch nach Trendelenburg ist der Angriffspunkt des Hormons im Gewebe nicht erwiesen. Eine Störung im umgekehrten Sinn wie der Diabetes insipidus — eine Neigung zur Wasserretention im Gewebe nimmt Lichtwitz für einige Fälle von scheinbar hypophysär bedingtem Ödem an. Die Frage, ob es einen reinen hypophysären Diabetes melitus gibt, ist in den Referaten nicht entscheidend beantwortet worden. 1920 versuchten Brugsch, Dresel und Levy ohne Erfolg durch Reizung des Ganglion cervivale supremum, welches nach Weed und Cushing die Hypophyse innerviert, Steigerung des Blutzuckers zu erzielen; Lichtwitz deutet auf die bei der Acromegalie beobachtete Glykosurie, sieht aber in diesem Zusammenhang eher eine korrelative Störung des Pankreas, also eine pluriglanduläre Dysfunktion. Eine pluriglanduläre Insuffizienz wird von vielen Autoren bei sicher bestehender hypophysärer Erkrankung angenommen. Diese muss also stets im Zusammenhang mit anderen endokrinen Drüsen betrachtet werden.

Von der Bedeutung der weiblichen **Geschlechtshormone** ist in den grossen Referaten die Rede, welche im Jahre 1908 von Rosthorn (Heidelberg) und Lenhartz (Hamburg) über die Beziehung der weiblichen

Geschlechtsorgane zu inneren Erkrankungen erstattet werden. Rosthorn weist auf die Beziehungen des Ovariums zur Thyreoidea (Fettsucht), zum Herzen (Myom) und zur Blutbildung (Chlorose) hin, zeigt die Bedeutung der hormonalen Einflüsse im Kastrationseffekt und im Klimakterium und betont die Notwendigkeit, bei der Beurteilung anscheinend psychogener Zusammenhänge das Somatische besonders zu beachten. Lenhartz verweilt besonders bei den menstruellen Störungen, die sich in Magen, Herz, Psyche zu erkennen geben. Eine Änderung der endokrinen Prozesse kommt namentlich bei der Gravidität zustande, ebenso wie Pubertät und Laktation besondere Schwankungen im endokrinen Apparat hervorbringen. Lenhartz macht auf die Bedeutung der Psychotherapie dieser endokrinen Störungen aufmerksam und warnt vor intensiven operativen Maßnahmen.

Die neueste Entwicklung der Lehre von den Sexualhormonen hat auf dem Kongress noch keinen Widerhall gefunden.

10. Das Krebsproblem.

Die Mitteilungen über spezielle Diagnostik und operative Therapie lokalisierter Krebserkrankungen sind bei den Organaffektionen berichtet.

Die Strahlentherapie des Carcinoms ist auf dem letzten Vorkriegskongress ausführlich behandelt worden. Werner vom Heidelberger Krebsinstitut berichtete über den damaligen Stand der Bestrahlungstechnik, welche günstige Behandlungsresultate eigentlich nur bei den meist gutartigen Tumoren der Hypophyse und bei manchen Mediastinaltumoren erzielte, während bei den Carcinomen der inneren Organe höchstens auf vorübergehende Besserung zu rechnen war. Auch die Radiumtherapie, über die Lewin referierte, kam damals nur für die lokal angreifbaren Geschwülste der Haut, allenfalls der Mundhöhle in Betracht. Auch Lazarus (Berlin) äusserte sich damals sehr kritisch und betonte, dass alles noch im Werden, nichts abgeschlossen oder gesichert sei, aber er hoffte doch von der Zukunft bessere Resultate. Die weitere Entwicklung der Strahlentherapie wird auf unserem Kongress nicht wieder besprochen, das Thema ist dem neubegründeten Röntgenkongress abgetreten worden. Nur in theoretischer Beziehung wurde die Strahlentherapie noch einmal erwähnt, als Frik und Posener 1926 zeigten, dass der von Warburg aufgezeigte spezifische Stoffwechsel des Krebsgewebes durch intensive Röntgenbestrahlung zum Schwinden gebracht wird.

Die Ätiologie des Carcinoms wurde zuerst 1889 besprochen. Grosses Aufsehen erregte damals die Demonstration des Züricher Privatdozenten Hanau, künstlich überimpfter Carcinome; es handelte sich um Überimpfung eines bei einer Ratte spontan entstandenen Hornkrebses der Vulva in das Scrotum von zwei alten Ratten, welche danach an Carcinom des Peritoneums bzw. der Epididymis erkrankten. Die nach der Übertragung gewachsener Tumoren zeigten ebenfalls die Struktur des Hornkrebses. Hanau verwahrt sich ausdrücklich gegen die etwaige Annahme, als hätte er das Carcinom für eine Infektionskrankheit erklären wollen; er erklärt sein Versuchsresultat vielmehr für eine gelungene Transplantation wuchernder Körperzellen. Als 18 Jahre später C. Lewin von der Leydenschen Klinik in analoger Weise von einem Mammacarcinom der Ratte Impfcarcinomatose bei Ratten und Mäusen erzielt, handelte es sich schon um ein fast alltägliches Experiment, denn inzwischen war durch die Arbeiten von Jensen und besonders von Ehrlich die Übertragbarkeit der Tiergeschwülste und ihre immunisatorische Verhütbarkeit geläufig geworden. Inzwischen hatte auch Leyden über seine Bestrebungen berichtet, die infektiöse Natur des Krebses wahrscheinlich zu machen; er hatte im Ascites einer Krebskranken Amöben gefunden, die von dem früh verstorbenen Entdecker der Syphiliserreger Schaudinn als besondere Protozoenart anerkannt waren (1902) und denen sogar die Preussische Akademie der Wissenschaften die Ehre erwiesen hatte, sie in ihre Verhandlungen aufzunehmen; sie haben sich aber später nicht wiedergefunden. Leyden hielt an der infektiösen Natur des Carcinoms fest und brachte dafür besonders klinische Gründe bei. 1902 berichtete er über Übertragung eines Magenkrebses auf einen Menschen, der Mageninhalt eines Krebskranken versehentlich verschluckt hatte; merkwürdigerweise hatte Naunyn von einer analogen Beobachtung zu berichten.

Die Ätiologie des Carcinoms ist seitdem auf dem Kongress nicht mehr behandelt worden; es ist weder von den berühmten Versuchen Fibigers noch vom Teerkrebs, auch nicht vom Pflanzenkrebs zusammenhängend die Rede gewesen.

Dagegen ist die Einwirkung der Krebsgeschwulst auf den Stoffwechsel mehrmals ausführlich besprochen worden. Schon 1889 hat Fr. Müller, damals Extraordinarius in Bonn, über seine auf der Gerhardtschen Klinik in Berlin unternommenen Versuche berichtet. Er hat festgestellt, dass bei der Mehrzahl der Krebskranken eine Mehrausscheidung von Stickstoff stattfindet, die er auf die vergiftende Wirkung der Stoffwechselprodukte des Carcinoms zurückführt; in diesem Zusammenhang weist er auf andere toxische Symptome im Verlauf der Krebskrankheit, den grossen Gewichtsverlust, die Verminderung der Chloride im Urin, schliesslich das mehrfach beobachtete Coma carcinomatosum hin. Der erhöhte Eiweisszerfall wird durch Versuche der Leydenschen Klinik bestätigt; hinzugefügt wird, dass es gelungen ist, diesen Eiweisszerfall durch hohe Fettgaben bis unter die Grenzen des Normalen herunterzusetzen. Auch ein Tierversuch wird berichtet, der die Toxicität des Blutes Krebskranker illustrieren soll: ein im N-Gleichgewicht gehaltener Hund schied nach der Injektion von carcinomatösem Blutserum mehr überschiessendes N aus, als der N-Menge dieses Serums entsprach. Leyden selbst knüpfte an diese Versuche praktische Bemerkungen über die relativ guten Aussichten und den moralischen Nutzen der Ernährungstherapie beim Krebs innerer Organe.

39 Jahre vergehen, bis im Jahre 1928 dies Thema von neuem zur Verhandlung kommt. Diesmal berichtet O. Warburg über seine berühmten mikrochemischen Untersuchungen an feinsten Schnitten

von Krebsgewebe in sauerstoffgesättigtem Serum, bei welchen er neben der Atmung eine Gärung, d. h. neben der Bildung von CO_2 eine solche von Milchsäure nachweisen konnte. Die Spaltung des Zuckers in Milchsäure beträgt im Carcinomgewebe 5—10% des Eigengewichts pro Stunde, was der Leistung des Muskels im Zustand der Erstickung entspricht. Dass die Milchsäuregärung der Tumoren, die in vitro in allen prüfbaren Carcinomen festgestellt worden ist, auch in vivo stattfindet, ist durch den Nachweis eines Milchsäurezuwachses und der O-Abnahme im abströmenden Blut carcinomatöser Organe erwiesen. Darin liegt der Unterschied der Carcinomzelle von der normalen, dass die letztere unter aëroben Bedingungen nicht Milchsäure bildet, sondern zerstört. Das geordnete Wachstum normaler Zellen zieht seine Kräfte aus der Atmung, das ungeordnete Wachstum der Carcinomzelle aus den beiden Quellen der Atmung und der Gärung — die Mischung von Atmung und Gärung erklärt freilich nicht das ungeordnete Wachstum, aber es steht damit in Zusammenhang. Der Unterschied liegt nicht in der Gärung, sondern in der Atmung, die nicht imstande ist, die Gärung zum Verschwinden zu bringen, und zwar in den meisten Fällen, weil sie zu klein ist — in einigen wenigen Tumorstämmen nur war die Atmung gross, aber unwirksam. Warburg betont, dass sich eine Hoffnung für die Therapie an seine Entdeckung von dem besonderen Stoffwechsel der malignen Tumorzellen bisher nicht knüpfen lässt.

Auf derselben Tagung berichtete Grafe (Würzburg) über die klinischen Untersuchungen des Stoffwechsels Krebskranker. Die Unterernährung allein vermag die Kachexie nicht zu erklären. Die Untersuchung des Gesamtstoffwechsels ergab bei mehr als der Hälfte der Kranken mit bösartigen Geschwülsten eine deutliche Steigerung; diagnostisch und therapeutisch kann die Feststellung einer solchen, z. B. für die Frage der Operationsfähigkeit, von Bedeutung werden. Den Eiweißstoffwechsel konnte Grafe der Norm gegenüber nicht als verändert erweisen, besonders, wenn der erhöhte Nahrungsbedarf der Patienten mit berücksichtigt wurde; nur sehr selten bei fortgeschrittenen, zerfallenden Carcinomen des Magen-Darmkanals sind vereinzelt Erhöhungen des Eiweissminimums festgestellt. Das Krebsgewebe enthält eiweißspaltende Fermente; dies ist aber auch bei fötalem Gewebe der Fall, auch ist nicht sicher, dass solche Fermente das lebende Eiweiss im Körper angreifen können. Aus dem Auftreten der Peptidasen bei Krebskranken kann man mitunter diagnostische Schlüsse ziehen. — Bei Carcinomen des Magen-Darmkanals kann sich Erhöhung des Blutzuckers finden. Erhöhte Milchsäurewerte im Harn sind dagegen wohl durch Leberschädigung oder gleichzeitige Anämie bedingt. Fett- und Mineralstoffwechsel bieten ähnliche Änderungen gegenüber der Norm, wie viele andere Krankheiten. — Der Kräfteverfall der Krebskranken ist durch die Stoffwechseluntersuchungen keineswegs restlos geklärt. Die Natur der Stoffe, die vom Krebsgewebe abgesondert werden, oder bei seinem Verfall in den Körper gelangen, ist noch völlig unbekannt. Wir wissen auch nicht, ob es ein besonderes Krebstoxin gibt. Eine Fülle von Fragen bleibt ungelöst.

Über die immunbiologischen Arbeiten referierte Sachs vom Krebsinstitut in Heidelberg: Zu praktisch verwertbaren Ergebnissen haben die umfangreichen Studien über Immunitätsverhältnisse und die serodiagnostischen Bestrebungen bei Geschwulstkrankheiten bisher nicht geführt. Abgesehen von der durch Tierart, Rasse und Individuum bestimmten natürlichen Immunität gibt es zweifellos auch eine erworbene Resistenz. Bei der experimentellen Erzeugung von Tumoren durch Reizwirkung macht sie sich in Abwehrreaktionen des Organismus geltend, so dass die schliessliche Geschwulstbildung die Resultante eines mehr oder weniger langen Wettstreits zwischen Zelle und Organismus darstellt. — Eine künstliche Erzeugung erworbener Immunität im Tier kann ebenso durch Vorimpfung mit lebenden Zellen und Zellzerfallsstoffen, wie durch chemische, thermische und aktinische Einflüsse bedingt sein, so dass ähnlich wie bei der Reiztherapie die Wirkung auf unspezifische Einflüsse zurückgeführt werden muss. Auch bei den Bestrebungen, zu einer Serodiagnostik der Geschwulstkrankheiten zu gelangen, steht die unspezifische Blutveränderung im Vordergrund. Die erhöhte Kolloidlabilität erklärt eine Reihe von serologischen Reaktionen, die der Geschwulstkranke mit anderen Krankheiten gemeinsam hat; auch für die Freund-Caminersche cytolytische Reaktion und die Abderhaldensche Reaktion und ihre Varianten spielt die colloide Veränderung des Blutes eine wesentliche Rolle und deshalb sind auch sie nicht streng auf die malignen Geschwulstbildungen beschränkt. Die serodiagnostischen Ergebnisse, besonders für die Frühdiagnose sind bisher noch wenig befriedigend.

Aus den weiteren Vorträgen über das Krebsproblem und der sich anschliessenden Diskussion sei noch folgendes erwähnt: Rhoda Erdmann und E. Haagen (Berlin) berichten über die Begünstigung der experimentellen Erzeugung von Tumoren durch veränderte Ernährung, speziell durch den Wechsel vitaminreicher mit vitaminarmer Nahrung. Die Nahrungsänderung verändert auch die Atmungsgrösse der gezüchteten Zellen. Fischer-Wasels (Frankfurt a. M.) hat durch Gasbehandlung bösartiger Geschwülste die Transplantabilität bei Tiertumoren erheblich herabsetzen können. Durch eine Kombination der Gasbehandlung (Kohlensäure-Sauerstoffatmung) mit Eisenpräparaten und Farbstoffen wurde das Angehen eines Chondroms von 100 auf 45 heruntergedrückt. Die Versuche, diese Therapie auch bei Menschen anzuwenden, haben nicht zu befriedigenden Ergebnissen geführt. Fr. Müller (München) erinnert an die alte Arbeit, in der die damalige Methodik eine Steigerung des Eiweißstoffwechsels glaubhaft machte; es steigt aber nicht die N-Ausscheidung, sondern die der Harnsäure, und zwar stärker als im Verhältnis zu N zu erwarten wäre. Die N-Ausscheidung im Harn gibt keinen Maßstab für die Zellzerstörung im Körper, einen besseren gibt die Harnsäureausscheidung — das N kann im Körper wieder verwertet werden, die Harnsäure wird ganz ausgeschieden. Das eigentliche Wesen des Carcinoms ist nicht auf diesem Gebiete zu suchen und zu ergründen. — Fischer (Köln) erzielte nicht nur nach Pinselungen mit Teerpräparaten, sondern auch mit ihrer subcutanen, oder per Klysmazufuhr bei Mäusen Tumorbildungen an der Haut, im Magen und an der Bronchialschleimhaut, die vielleicht als Reaktionserscheinungen am Orte der Ausscheidungen zu deuten sind. Auch mit den Eiweissabbauprodukten Indol und Skatol wurden ähnliche Tumoren erzeugt, die Häufigkeit spontaner Tumoren aber muss bei der Beurteilung solcher Versuche berücksichtigt werden. — Caspari (Frankfurt a. M.) hat experimentell den Einfluss der Kost auf die Entwicklung von Impftumoren studiert. Er hält den Genuss von Rohkost in ätiologischer Hinsicht für nicht bedeutungslos, wenn auch noch nicht übersehbar; heisse Nahrung spiele eine Rolle, desgleichen der Vitamingehalt.

Also spiegelt sich in den Verhandlungen deutlich der unbefriedigende Stand des heutigen Wissens vom Krebsproblem. Dass es den kommenden Kongressen beschieden sein möchte, die Ursachen und die Wachstumsbedingungen des Krebses aufgeklärt zu sehen und seine Heilbarkeit zu erleben, das ist der sehnliche Wunsch, mit dem wir diesen Bericht schliessen.

Schlusswort.

Bei der Begründung des Kongresses hat Frerichs die Hoffnung ausgesprochen, dass „das Werk, welches wir heute beginnen, ein segensreiches sein möge, dass es fortwirken möge von Jahr zu Jahr".

Fortgewirkt hat der Kongress nun 50 Jahre, gross ist seine Mitgliederzahl, gefestet seine Organisation; hat sich das Werk auch als segensreich erwiesen?

Die Antwort liegt in dem Inhalt der Verhandlungen, die hier berichtet worden sind.

Das ist der Segen, den der Kongress gestiftet hat, dass er den Ärzten die Würde, den Reichtum und die hohe Bedeutung der inneren Medizin darstellt, welche in Wahrheit der Mittelpunkt und das Kernstück aller ärztlichen Tätigkeit ist. Jahr für Jahr sind die wechselnden Bezirke der inneren Heilkunde in neuer Beleuchtung, erhellt durch Fortschritte der Erkenntnis und der Heilmöglichkeit, gezeigt worden, Jahr für Jahr kamen die Einzelresultate eindringender Forscherarbeit zum Vortrag. Oft glich der Kongress einem erhabenen Springquell, der in wenigen Tagen ans Licht förderte, was an produktiven Kräften, unter der Oberfläche verborgen, ein Jahr lang sich ausgewirkt hatte.

Was der Kongress den Ärzten leistet, kann nicht durch das Studium der Zeitschriften, nicht durch den Besuch der Fortbildungskurse ersetzt werden, so wichtig diese Veranstaltungen auch sind. Was den Kongress vor diesen auszeichnet, ist die wache Kritik eines unbestrittenen Areopags berufener Sachverständiger, welcher die Arbeit wertet und den Schein verbannt, ist die freie Diskussion, welche die Erfahrung vieler zu Ehren bringt. Gewiss hat nicht jede Einzeltagung dem Idealbild entsprochen, aber das Streben nach dem hohen Ziele der Vervollkommnung ärztlicher Kunst und Wissenschaft war doch immer merkbar.

So stellen die Verhandlungen wie in einem Wandelbild den Fortschritt der inneren Medizin in den letzten 50 Jahren dar, der die Wirkungsmöglichkeit der Ärzte vergrössert und vertieft hat. So dürfen wir es sicherlich nicht zum wenigsten auf die segensreiche Wirksamkeit des Kongresses beziehen, wenn es nun in Deutschland eine wachsende Zahl von ausübenden Fachärzten für innere Medizin gibt, die auch an der wissenschaftlichen Arbeit sich tätig beteiligen. Zu wünschen wäre wohl, dass die geistige Teilnahme an unserem Kongress immer weitere Kreise der Ärzteschaft zur geistigen und praktischen Beschäftigung mit den Problemen der inneren Medizin anregte, denn von Rechtswegen sollte jeder praktische Arzt ein Facharzt für innere Medizin sein!

Sei die Hoffnung gestattet, dass in 50 Jahren kein ausübender Arzt in Deutschland der Gesellschaft fernbleibt, welche den Fortschritt der inneren Heilkunde auf ihr Banner geschrieben hat!

Die wesentlichste Aufgabe, welche Frerichs dem Kongress gestellt hat, war die Bewahrung der Einheitsidee des menschlichen Organismus, die Überordnung der Gesamtmedizin, wie sie die innere Heilkunde vertritt, über Spezialfächer und Hilfswissenschaften.

In dieser Beziehung hat das erste Halbjahrhundert des Kongresses die Hoffnungen seiner Begründer voll erfüllt und es ist keine Sorge mehr, dass es anders werden könnte. Wohl haben sich die Spezialitäten immer weiter entwickelt, und oft richtete sich bewegliche Klage unserer Vorsitzenden gegen weitere Abspaltung. Aber es ist doch anerkannt, dass die Spezialisierung nur der Entwicklung besonderer Erfahrung und der Ausbildung besonderer Technik dient, und unbestritten ist, dass der geistige Grund und das alle umschlingende Band in der inneren Medizin gelegen ist. In unseren Verhandlungen kommt das dadurch zum Ausdruck, dass Vertreter von Spezialitäten oft zur Erstattung von Referaten hinzugezogen wurden und sich an der Erörterung der strittigen Fragen beteiligten, auch dadurch, dass gemeinsame Tagungen mit anderen Vereinigungen von Spezialisten abgehalten werden. Es wird auch nicht mehr als Gefahr für unseren Kongress und seine Ideale angesehen werden, wenn selbst einzelne Teile unseres Gesamtgebietes, so die Verdauungs- und Stoffwechselkrankheiten, die Probleme des Kreislaufs, der Tuberkulose in Spezialgesellschaften besprochen werden. Unser Gebiet ist zu gross, als dass bei dem regen und vielseitigen Fortschritt der Arbeit, alle Teile zu jeder Zeit in gleicher Weise zur Pflege und Darstellungen kommen könnten. Da hat sich die Besprechung in Einzelgesellschaften, an der ja vielfach unsere Führer in maßgebender Weise beteiligt sind, als fruchtbar und nutzbringend erwiesen, und die Einheitsidee der inneren Heilkunde, die unser Kongress als unantastbares Palladium betrachtet, hat darunter nicht gelitten.

Schliesslich hat Frerichs es als eine Bedingung gedeihlicher Entwicklung des Kongresses bezeichnet, dass die innere Medizin den Hilfswissenschaften gegenüber selbständig bleiben müsse, dass eine Vormundschaft der pathologischen Anatomie, der experimentellen Pathologie oder Pharmakologie, ebensowenig wie der Physik, Chemie oder Physiologie, jemals geduldet werden dürfe. Die inneren Mediziner müssten Herren im eigenen Haus bleiben. Wenn in dieser Beziehung im Anfang noch Besorgnis bestanden hat, so zeigen die Verhandlungen bald, dass jeder Grund dafür fortfällt. Immer mehr erweist sich die Selbständigkeit der Kliniker, welche in freier Kritik das der Medizin Frommende aus den Ergebnissen der Hilfswissenschaften auswählen; wir sehen es schon im Beginn gegenüber den reichen Gaben der Bakteriologie, später in steigendem Maße gegenüber der Physiologie, der Chemie und der Pharmakologie. Wenn auch gelegentlich leise Abirrungen sich zeigen, die Grundlinie der vorsichtigen Kritik und des Primats der Beobachtung am kranken Menschen bleibt doch immer wieder gewahrt und betont.

Sehr zu statten kommt es der wissenschaftlichen Selbständigkeit der inneren Medizin, dass einzelne ihrer Vertreter sich so sehr in einzelne Hilfswissenschaften vertieft haben, dass sie deren Methodik beherrschten und mit deren Hilfe Probleme der Krankenbeobachtung selbständig zu lösen versuchen konnten. Wenn die Gefahr des Dilettantismus auf der einen, die der Entfremdung vom kranken Menschen auf der anderen Seite vermieden wird, so gereicht solche Personalunion von klinischer Medizin und exakter Naturwissenschaft dem inneren Kongress zum Nutzen und zur Ehre, weil sie in idealer Weise das Frerichssche Postulat von der absoluten Überlegenheit des Klinikers gegenüber der Hilfswissenschaft verwirklicht.

Der schönste Fortschritt aber, den die Verhandlungen zur Erreichung der hohen Ziele der Geltung, der Einheit und der Selbständigkeit der inneren Medizin aufweisen, liegt in ihrer mehr und mehr sich zeigenden Durchdringung mit den Errungenschaften der Psychologie. Die innere Medizin hat durch die Psychotherapie wesentlich verstärkte therapeutische Möglichkeiten und damit neues grosses Ansehen bei den Ärzten gewonnen. Die seelische Kraft, welche die gesamte Körperlichkeit durchdringt, alle Einzelfunktionen und ihr Zusammenspiel beeinflusst und reguliert, schlingt ein einigendes Band um alle Spezialitäten, die in der inneren Medizin mehr als je die alma mater erkennen. Die Erkenntnis, dass der Mensch, wenn auch Objekt der Naturforschung, doch durch seine seelische Organisation eigenen Gesetzen gehorcht, sichert dem Kliniker Selbständigkeit seiner Forschung und seiner ärztlichen Haltung gegenüber den Hilfswissenschaften.

So schreitet der Kongress für innere Medizin bei der 50. Wiederkehr seines Gründungstages, mit berechtigtem Selbstgefühl vorwärts auf der Bahn, die ihm sein Begründer gewiesen. Möchten Athene und Asklepios seinen weiteren Weg behüten!